মূল বিষয়

০৭ **মডিউল ০১:**
খাদ্য স্বাস্থ্যবিধি এবং নিরাপত্তা স্তর 3

১৯ **মডিউল ০২:**
খাদ্য নিরাপত্তা ব্যবস্থাপনা সিস্টেম এবং HACCP

৩৩ **মডিউল ০৩:**
খাদ্য নিরাপত্তা এবং খাদ্য স্বাস্থ্য বিধান

৪৪ **মডিউল ০৪:**
খাদ্য সুরক্ষা ব্যবস্থাপনা সরঞ্জাম

৫৫ **মডিউল ০৫:**
খাদ্য সুরক্ষা ও স্বাস্থ্যবিধি তত্ত্বাবধান

৬৬ **মডিউল ০৬:**
মাইক্রোবায়োলজি

৭৫ **মডিউল ০৭:**
দূষণের ঝুঁকি

৮৪ **মডিউল ০৮:**
দূষণ নিয়ন্ত্রণ

৯৩ **মডিউল ০৯:**
ব্যাকটেরিয়াল ফুড পয়জনিং এবং খাদ্য-জনিত রোগ

১০১ **মডিউল ১০:**
খাদ্য বিষক্রিয়া (ব্যাকটেরিয়া ছাড়া)

১০৮ **মডিউল ১১:**
খাদ্য অ্যালার্জি মূলসূত্র

১১৩ **মডিউল ১২:**
খাদ্য ব্যবসার জন্য অ্যালার্জেন নির্দেশিকা

১২১ মডিউল ১৩:
গ্রাহকদের জন্য অ্যালার্জেন গাইডলাইন

১২৬ মডিউল ১৪:
খাবার এবং তাপমাত্রা নিয়ন্ত্রণ

১৩৪ মডিউল ১৫:
তাপমাত্রা পরীক্ষা, যাচাই এবং রেকর্ড করা

১৪১ মডিউল ১৬:
খাদ্য পচন এবং সংরক্ষণ

১৫০ মডিউল ১৭:
খাদ্য প্রাঙ্গণ এবং সরঞ্জাম: ডিজাইন এবং নির্মাণ

১৬০ মডিউল ১৮:
আবর্জনা নিষ্কাশন, পরিষ্কার এবং জীবাণুমুক্তকরণ

১৬৯ মডিউল ১৯:
পোকামাকড় ব্যবস্থাপনা

১৭৮ মডিউল ২০:
খাদ্য লেবেলিং এর সাধারণ নীতিসমূহ

১৮৪ মডিউল ২১:
একটি খাদ্য লেবেলের উপাদানসমূহ

১৯০ মডিউল ২২:
পুষ্টি লেবেলিং

১৯৬ মডিউল ২৩:
ব্যক্তিগত পরিচ্ছন্নতা

২০৪ মডিউল ২৪:
স্টাফের জন্য খাদ্য নিরাপত্তা এবং স্বাস্থ্যবিধি প্রশিক্ষণ

২১০ মডিউল ২৫:
কোভিড-১৯ চলাকালীন খাদ্য নিরাপত্তা ও স্বাস্থ্যবিধি

মডিউল ০১: খাদ্য স্বাস্থ্যবিধি এবং নিরাপত্তা স্তর 3

খাদ্য নিরাপত্তা ভূমিকা

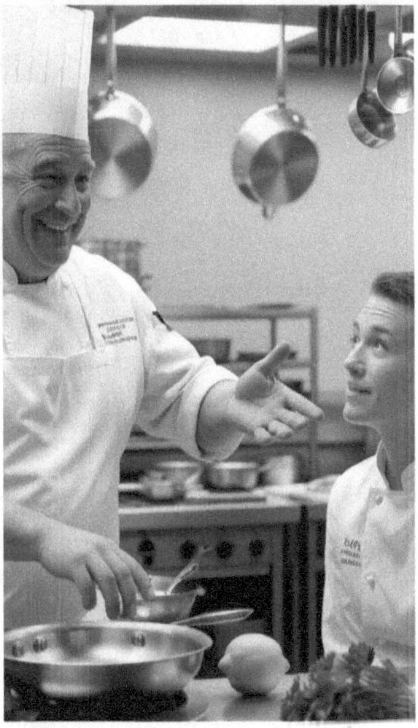

ম্যানেজার, শেফ এবং রান্নাঘর ও খাদ্য প্রস্তুতি এলাকার সকল তত্ত্বাবধানকারী কর্মচারীদের খাদ্য সুরক্ষার প্রতিটি দিক সম্পর্কে নির্মাতা থেকে ভোক্তা পর্যন্ত সম্পূর্ণভাবে পরিচিত হওয়া প্রয়োজন। তাদের দায়িত্ব হল নিশ্চিত করা যে সমস্ত আইনগত মান পূরণ হচ্ছে এবং ব্যবসার মানসম্পন্ন সেবা ও খাদ্যের সুনাম সর্বোচ্চ মানে বজায় রাখা হয়েছে। শেষ পর্যন্ত, তত্ত্বাবধায়ককেই ক্যাটারিং পরিবেশে খাদ্য সুরক্ষার কোনো লঙ্ঘনের জন্য জবাব দিতে হবে। এই কোর্সটি আইনের মাধ্যমে এবং সাধারণ বুদ্ধির আলোকে খাদ্য সুরক্ষার অর্থ ব্যাখ্যা করবে এবং সমস্ত ধরণের তত্ত্বাবধায়কদের দেখাবে কীভাবে একটি ক্যাটারিং কোম্পানি বা প্রতিষ্ঠানে মান বজায় রাখতে 'সুশৃঙ্খল ভাবে পরিচালনা' করা যায়।

মডিউল ০১: খাদ্য নিরাপত্তা এবং স্বাস্থ্যবিধি ভূমিকা

খাদ্য নিরাপত্তা – ভূমিকা: আমরা খাদ্য সুরক্ষার মৌলিক বিষয়গুলো দিয়ে শুরু করব, যাতে আপনি খাদ্য সুরক্ষা ও আইন সম্পর্কিত নীতিমালায় একটি মজবুত ভিত্তি পেতে পারেন।

এই মডিউলে নিম্নলিখিত বিষয়গুলো নিয়ে আলোচনা করা হবে:

» খাদ্য নিরাপত্তা কি?
» খাদ্য নিরাপত্তার গুরুত্ব।
» নিম্নমানের স্বাস্থ্যবিধি এবং খাদ্য বিষক্রিয়ার ক্ষতি।
» উন্নতমানের স্বাস্থ্যবিধির উপকারিতা।

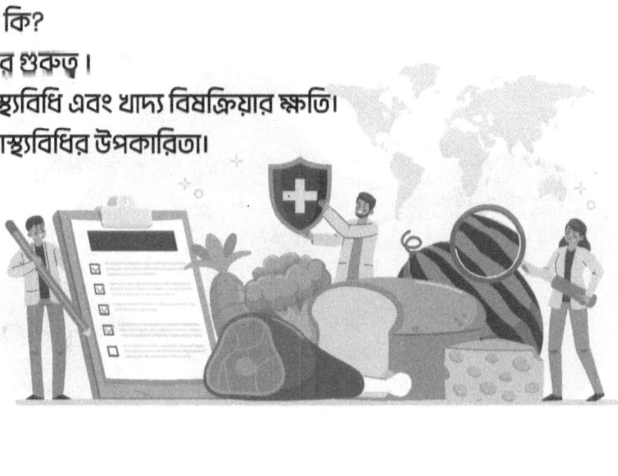

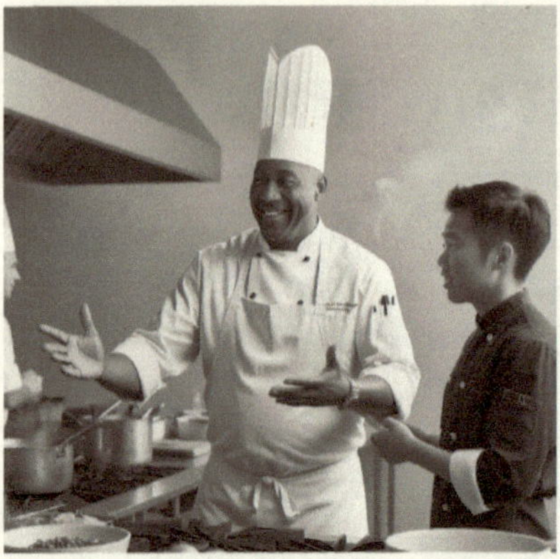

খাদ্য সুরক্ষা পরিচিতি:

খাদ্য সুরক্ষার সাথে সম্পর্কিত কিছু গুরুত্বপূর্ণ পরিভাষা

» উচ্চ-ঝুঁকিপূর্ণ খাদ্য
» নিম্ন-ঝুঁকিপূর্ণ খাদ্য
» প্রস্তুত-ভোজনের কাঁচা খাদ্য
» প্রস্তুতির সময় কাঁচা খাদ্য
» খাদ্য বিষক্রিয়া
» গ্যাস্ট্রোএন্টারাইটিস
» বাহক
» ঝুঁকিপূর্ণ গোষ্ঠী

খাদ্য নিরাপত্তা কি?

ক্যাটারিংয়ে বেশ কিছু প্রধান পরিভাষা ব্যবহৃত হয়। এই মডিউলটি আপনাকে শেখাবে কীভাবে এই পরিভাষাগুলো ব্যবহার করবেন, যা আপনি শিখছেন এবং খাদ্য প্রস্তুতকারক ও পরিবেশন এলাকায় তত্ত্বাবধায়ক হিসেবে আপনার ভূমিকায় প্রয়োগ করবেন।

মূল পরিভাষাগুলো হলো:

খাদ্য নিরাপত্তা: খাদ্য প্রস্তুত, সংরক্ষণ, রান্না এবং পরিবেশনের সময় নিরাপদ পদ্ধতি অনুসরণ করা, যাতে পরিবেশক বা ভোক্তার ক্ষতি এড়ানো যায়।

খাদ্য নিরাপত্তার ঝুঁকি: এমন একটি উপাদান যা উপরোক্ত সংজ্ঞা অনুযায়ী খাদ্য নিরাপত্তার জন্য বিপদ সৃষ্টি করতে পারে।

দূষণ: খাদ্যে এমন বস্তু, রাসায়নিক বা জীবাণুর উপস্থিতি যা খাদ্য নষ্ট করতে পারে বা ভোক্তার ক্ষতির কারণ হতে পারে।

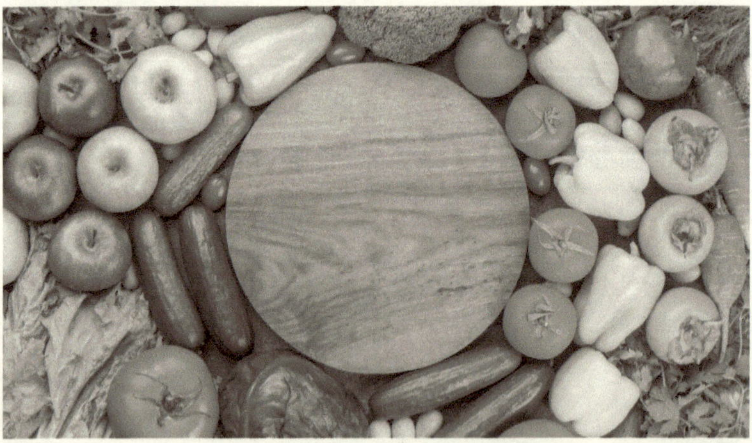

খাদ্য নিরাপত্তা কি?

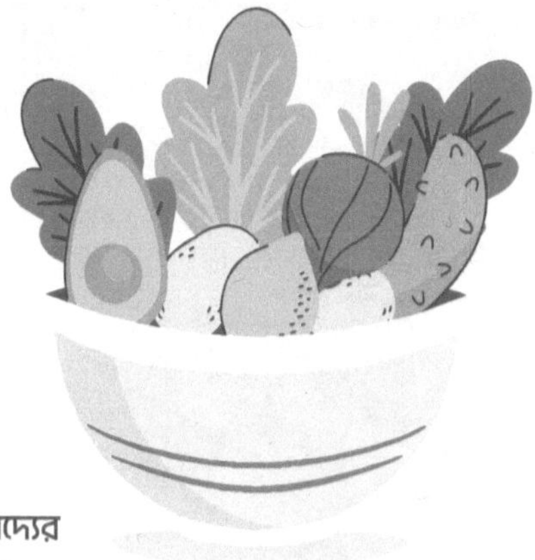

ক্রস-দূষণ : ক্ষতিকারক ব্যাকটেরিয়া, রাসায়নিক বা বস্তু অন্য খাদ্য, পাত্র, সরঞ্জাম বা কর্মী এবং অন্যান্য ব্যক্তিদের মাধ্যমে স্থানান্তরিত হওয়া।

খাদ্যে বিষক্রিয়া: সাধারণত টক্সিন বা ব্যাকটেরিয়া দ্বারা সৃষ্ট অসুস্থতা, যা ডায়রিয়া, বমি এবং ফ্লু-জাতীয় লক্ষণ সৃষ্টি করে।

খাদ্যজনিত রোগ : খাদ্যের নষ্ট হওয়া থেকে জীবাণু বা টক্সিন দ্বারা সৃষ্ট অসুস্থতা।

খাদ্য নিরাপত্তা ব্যবস্থাপনা পদ্ধতি (FSMS): খাদ্যের ঝুঁকি নিয়ন্ত্রণের একটি পদ্ধতি, যার লক্ষ্য খাদ্য নিরাপদ করে তোলা।

বিপদ বিশ্লেষণ এবং সমালোচনামূলক নিয়ন্ত্রণ পয়েন্ট (HACCP): খাদ্যে জৈবিক, রাসায়নিক এবং শারীরিক ঝুঁকি প্রতিরোধে একটি কার্যকর FSMS নিশ্চিত করার জন্য আন্তর্জাতিক সরকারি সংস্থাগুলোর গৃহীত আনুষ্ঠানিক প্রোটোকল।

খাদ্য নিরাপত্তার গুরুত্ব

সকল খাদ্যকর্মীর নৈতিক ও আইনগত দায়িত্ব রয়েছে জনসাধারণের প্রতি, যারা খাদ্য পণ্যের ক্রেতা এবং ভোক্তা উভয়ই। এই দায়িত্বগুলি সর্বদা মনে রাখা এবং নিশ্চিত করা তত্ত্বাবধায়কের কাজ।

খাদ্য অবশ্যই রাখতে হবে:

» খাওয়ার জন্য নিরাপদ।
» ঝুঁকি থেকে সুরক্ষিত।
» ভোক্তার জন্য ক্ষতিকারক নয়।

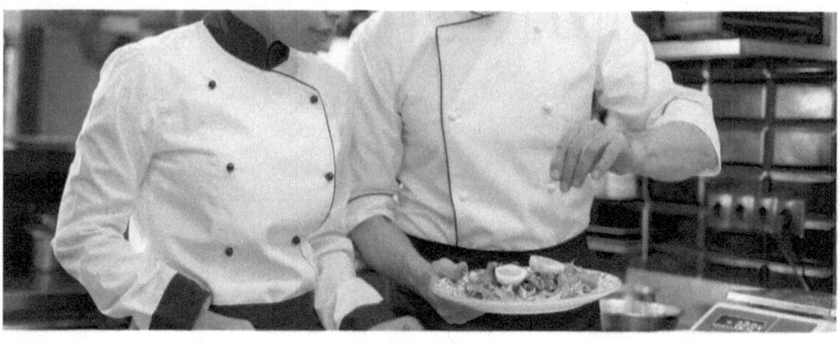

খারাপ স্বাস্থ্যবিধি এবং খাদ্য বিষক্রিয়ার ক্ষতি:

খাদ্যের ভুল পরিচালনা মারাত্মক পরিণতি ডেকে আনতে পারে। এর ফলে হতে পারে:

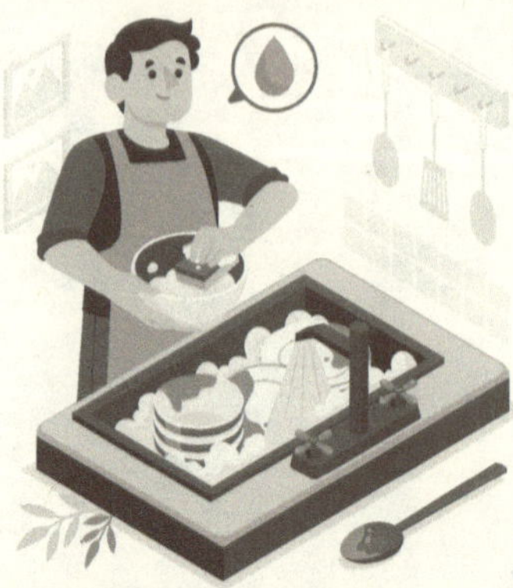

» খাদ্য বিষক্রিয়া
» পোকামাকড়ের উপদ্রব
» ব্যবসায়িক ব্যয়ের বৃদ্ধি
» আইনি মামলা এবং জরিমানা
» চাকরি হারানো
» আইনি ব্যবস্থা গ্রহণ
» ব্যবসা বন্ধ হয়ে যাওয়া
» কারাদণ্ড
» খারাপ প্রচারণা
» অতিরিক্ত অপচয়

উচ্চমানের স্বাস্থ্যবিধির উপকারিতা

খাদ্যের সাথে কাজ করার ক্ষেত্রে স্বাস্থ্যবিধি অত্যন্ত গুরুত্বপূর্ণ। উচ্চমানের স্বাস্থ্যবিধি নিশ্চিত করে যে আপনি:

» খাদ্য বিষক্রিয়া প্রতিরোধ করতে পারবেন।
» আপনার খাদ্যে সম্ভাব্য অ্যালার্জি প্রতিক্রিয়া প্রতিরোধ করবেন।
» আইন মেনে চলবেন এবং আপনার ক্রেতা ও ভোক্তাদের প্রতি দায়িত্ব পালন করবেন।
» আপনার খাদ্য এবং কর্মপরিবেশের নিরাপত্তা বজায় রাখবেন।
» দূষণ এবং ক্রস-কন্টামিনেশন হ্রাস ও নিয়ন্ত্রণ করবেন।
» অপচয়ের পরিমাণ কমাবেন।
» আপনার প্রতিষ্ঠানের কার্যক্ষমতা বাড়াবেন।
» আপনার স্থাপনাগুলো খাওয়ার জন্য নিরাপদ এবং থাকার জন্য আরামদায়ক করে তুলবেন।
» কর্মীদের মধ্যে ভালো মনোবল বজায় রাখবেন।
» ক্রেতাদের এবং খাদ্য শিল্পে একটি ভালো সুনাম ধরে রাখবেন।

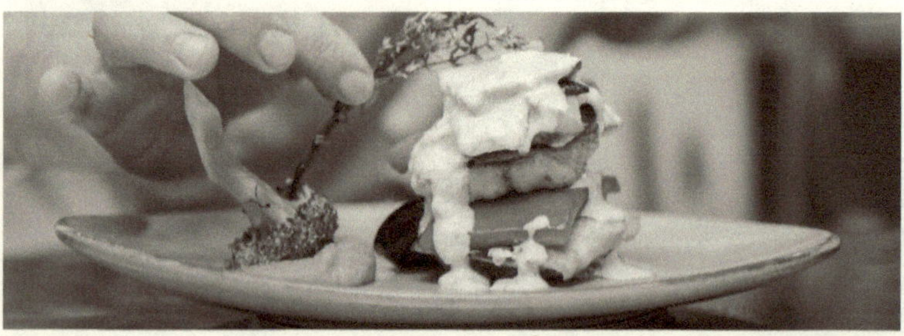

খাদ্যজনিত অসুস্থতা

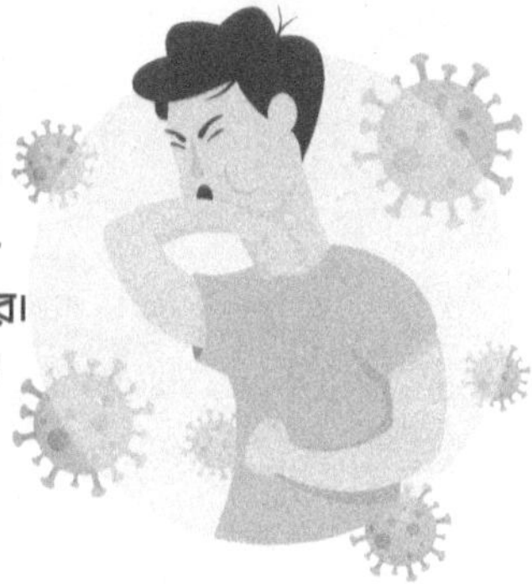

খাদ্যজনিত অসুস্থতা টক্সিন, ব্যাকটেরিয়া, ভাইরাস বা পরজীবী দ্বারা সৃষ্ট হয়, যা খাদ্য দূষিত করেছে। এই ধরনের অসুস্থতা সাধারণত "ফুড পয়জনিং"-এর তুলনায় কয়েক দিনের বেশি স্থায়ী হতে পারে। অনেকেই খাদ্যজনিত অসুস্থতার জন্য বাইরে খাওয়াকে দোষারোপ করেন - এবং অনেক ক্ষেত্রেই তারা সঠিক হন।

কোন খাদ্যগুলো খাদ্যজনিত অসুস্থতা সৃষ্টি করে?

বেশিরভাগ খাদ্যেই খাদ্য বিষক্রিয়া সৃষ্টিকারী উপাদান থাকতে পারে, তবে সাধারণত যেগুলি দোষী হতে দেখা যায় সেগুলোর মধ্যে অন্তর্ভুক্ত:

» **মাংস -** কাঁচা, অপরিপক্ব বা ভুলভাবে সংরক্ষিত মুরগি, শূকর, গরু ও ভেড়ার মাংস খাদ্যজনিত অসুস্থতা সৃষ্টিকারী ব্যাকটেরিয়া ছড়ানোর জন্য একটি উপযুক্ত মাধ্যম।

» **ডেইরি পণ্য (দুধ ও ডিম) -** কাঁচা, অ-পাস্তুরিত দুধ ব্যাকটেরিয়ার জন্য একটি আদর্শ পরিবেশ, যেমন পনির, দই এবং ডিমও।

» **কাঁচা ফল ও সবজি -** কাঁচা উদ্ভিদজাত খাবার তাদের পৃষ্ঠে ব্যাকটেরিয়া ধারণ করতে পারে এবং উৎপাদন প্রক্রিয়ার যেকোনো সময়ে তা দূষিত হতে পারে।

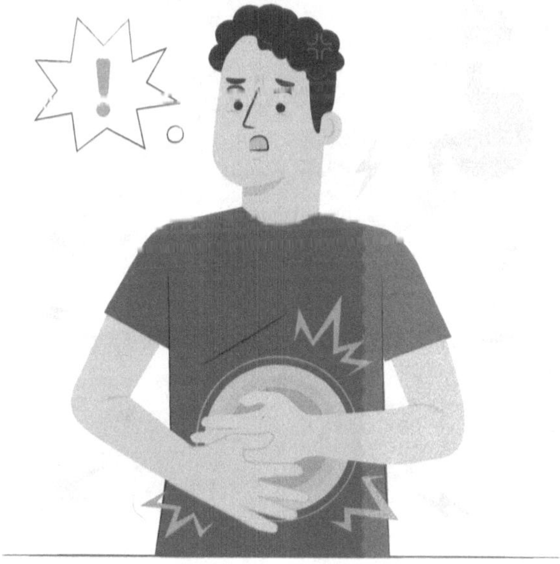

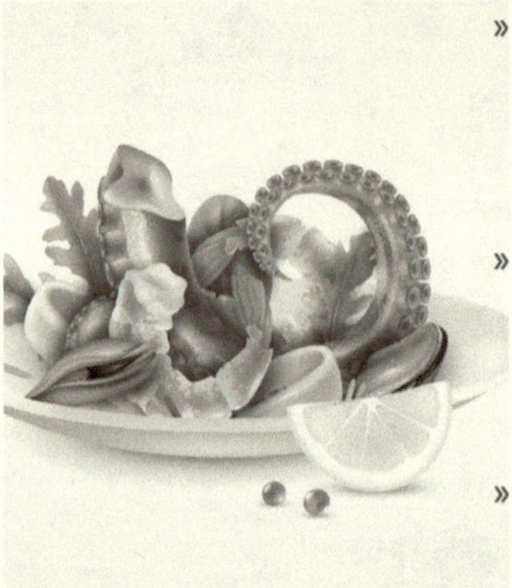

» **সামুদ্রিক খাদ্য** - শেলের খাদ্যরা খাবারের সময় জল ফিল্টার করে এবং উৎপাদনের সময় ব্যাকটেরিয়া ধারণ করতে পারে; মাছও খুব দ্রুত নষ্ট হয়।

» **সবজির অঙ্কুর** - ক্রেস, মুগ ডাল এবং আলফালফা উৎপাদনের জন্য প্রয়োজনীয় উষ্ণ ও আর্দ্র পরিবেশ ব্যাকটেরিয়ার বংশবৃদ্ধির জন্য সহায়ক।

» **ময়দা** - অপ্রসেসড ময়দা, কাঁচা আটা ও ব্যাটার ফসল থেকে সরাসরি মাইক্রোবস আপনার পেটে নিয়ে আসতে পারে।

খাদ্য সুরক্ষার সাথে সম্পর্কিত কিছু গুরুত্বপূর্ণ শব্দ:

এই কোর্সে আমরা ক্যাটারিংয়ে জড়িত বিভিন্ন খাদ্য ঝুঁকি নিয়ে আলোচনা করব, তবে সবচেয়ে গুরুত্বপূর্ণ বিষয়গুলোর মধ্যে নিম্নলিখিতগুলো রয়েছে, এবং আমরা এগুলোর সংজ্ঞা পরবর্তী স্লাইডগুলোতে প্রদান করব:

» উচ্চ ঝুঁকিপূর্ণ খাদ্য
» নিম্ন ঝুঁকিপূর্ণ খাদ্য
» খাওয়ার জন্য প্রস্তুত কাঁচা খাদ্য
» কাঁচা খাদ্য (রান্না/প্রসেসিংয়ের জন্য উদ্দেশ্যপ্রণোদিত)
» খাদ্য বিষক্রিয়া
» গ্যাস্ট্রোএন্টারাইটিস
» বাহক

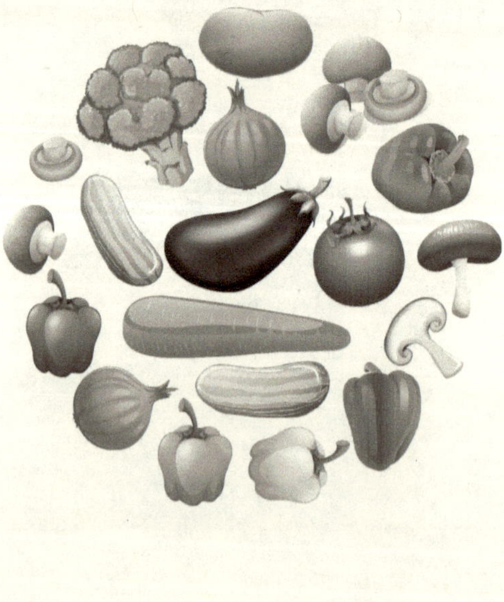

উচ্চ ঝুঁকিপূর্ণ খাদ্য

ব্যাকটেরিয়া, ভাইরাস বা ছাঁচের দ্রুত বংশবৃদ্ধি কিছু নির্দিষ্ট পরিস্থিতিতে উদ্দীপ্ত হয়, ফলে কিছু বিশেষ খাদ্য বেশি ঝুঁকিপূর্ণ হয়ে পড়ে - এগুলোকে 'উচ্চ ঝুঁকিপূর্ণ' খাদ্য বলা হয়।

বেশিরভাগই খাওয়ার জন্য প্রস্তুত এবং এর মধ্যে নিম্নলিখিত উদাহরণ রয়েছে:

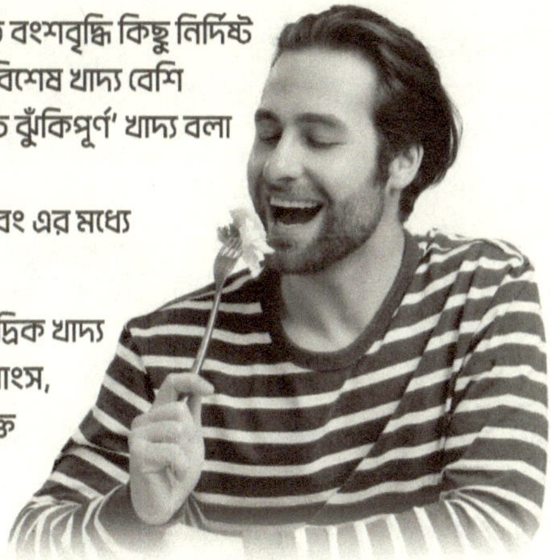

» শেলফিশ এবং অন্যান্য সামুদ্রিক খাদ্য
» প্রি-কুকড মাছ, মুরগি এবং মাংস, যার মধ্যে 'ডেলি মিট' অন্তর্ভুক্ত
» পনির, ক্রিম, তাজা দুধ, ডিম এবং অন্যান্য ডেইরি পণ্য
» স্টক, গ্রেভি, সস, চাওডার এবং স্যুপ
» প্রি-কুকড পাস্তা এবং চাল
» অপরিষ্কৃত পাতা জাতীয় সবজি, স্যালাড এবং ফল
» সবজির অঙ্কুর

নিম্ন ঝুঁকিপূর্ণ খাদ্য

যে খাদ্য সাধারণত ঠান্ডা করা বা গরম রাখা প্রয়োজন হয় না, তা 'নিম্ন ঝুঁকিপূর্ণ' খাদ্য হিসেবে পরিচিত, এবং এটি কিছু ভাবে শুকানো বা সংরক্ষিত হতে পারে।

তাপ এবং আর্দ্রতার অপসারণ ব্যাকটেরিয়া বৃদ্ধির দুটি মূল উৎসকে দূর করে। পাবলিকের জন্য বিক্রির সময়, এই ধরনের খাদ্য সাধারণত তাদের প্যাকেজিংয়ে 'বেস্ট বিফোর', 'ইউজ বাই' বা শেলফ-লাইফ তারিখ থাকে। পরিচিত উদাহরণগুলোর মধ্যে রয়েছে:

» ক্রিসপস, কর্ন চিপস, ক্র্যাকার এবং ব্রেডস্টিকস
» সাধারণ পেস্ট্রি, কেক এবং বিস্কুট
» প্যাকেটজাত শুকানো প্রাতঃরাশ সেরিয়াল
» শুকানো চাল, পাস্তা, কুইনোয়া এবং কুসকুস

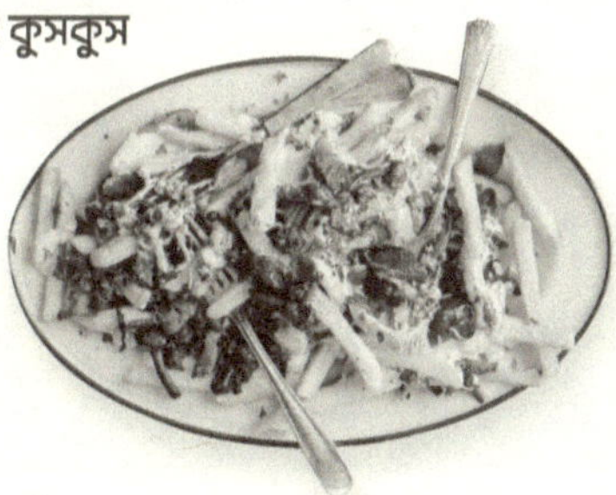

নিম্ন ঝুঁকিপূর্ণ খাদ্য

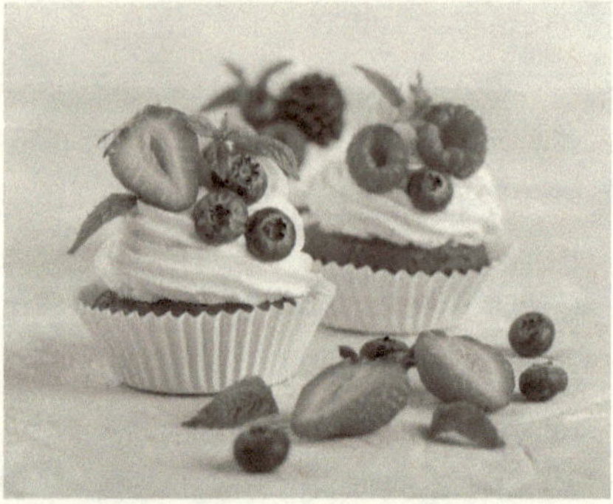

» ফুটানো মিষ্টি এবং অন্যান্য চিনি ভিত্তিক মিষ্টান্ন
» ক্যানড ড্রিঙ্কস
» হারমেটিক্যালি সিলড টিন ফুড
» সিলড জারে রান্নার সস এবং জ্যাম
» মশলা এবং কনডিমেন্ট

তবে, যখন আপনি এগুলোর বেশিরভাগকে তাদের প্যাকেজিং থেকে বের করেন বা ফ্রিজ থেকে বের করে খোলেন, তখন তা দ্রুত উচ্চ ঝুঁকিপূর্ণ খাদ্যে পরিণত হয়। এর মানে হলো, এগুলোকে প্রস্তুতকারকের প্যাকেজিং অনুযায়ী সঠিকভাবে সংরক্ষণ ও খাওয়া উচিত।

খাওয়ার জন্য প্রস্তুত কাঁচা খাদ্য

আমরা দেখতে পেয়েছি যে উচ্চ ঝুঁকিপূর্ণ খাদ্যগুলি সেগুলি যা 'খাওয়ার জন্য প্রস্তুত' এবং এটি পরিষ্কার হওয়া উচিত যে এগুলির মধ্যে কিছু খাদ্য ক্যাটারিং পরিবেশে সাধারণত 'তাজা' হিসেবে বিবেচিত হয়।

শেলফিশ এবং অন্যান্য সামুদ্রিক খাদ্য, দুধ ও ডিম, এবং কাঁচা সবজি ও ফল সবই খাদ্যজনিত অসুস্থতার জীবাণু বহন করতে পারে যা সরাসরি বাইরের পরিবেশ থেকে আপনার পাচনতন্ত্রে প্রবাহিত হতে পারে। এজন্য আমাদের আইন অনুযায়ী এগুলোর জন্য নির্দিষ্ট কিছু কঠোর প্রোটোকল মেনে চলা উচিত।

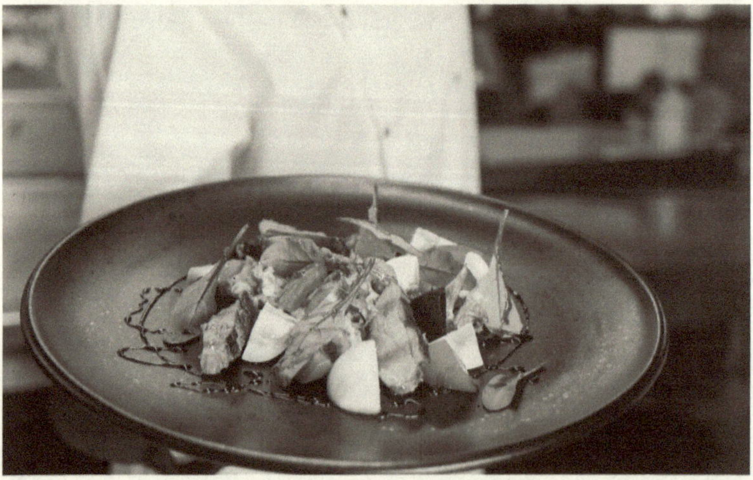

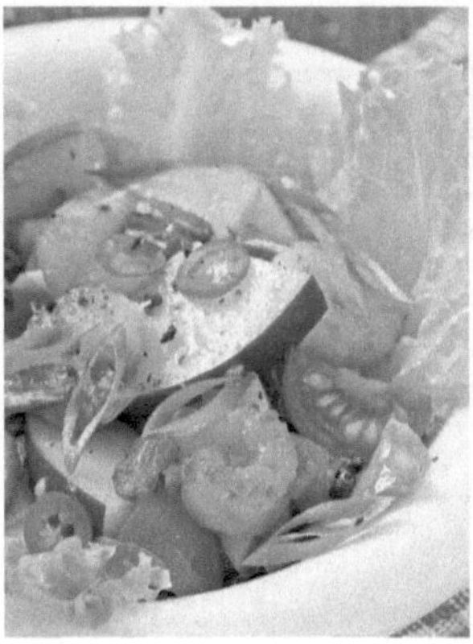

খাওয়ার জন্য প্রস্তুত কাঁচা খাদ্য

সব খাওয়ার জন্য প্রস্তুত কাঁচা খাদ্য অবশ্যই:

» পরিষ্কার পানি দিয়ে ধুতে হবে,
» ধোয়ার পর ভালভাবে ঢাকা বা সিলযোগ্য কন্টেইনারে সংরক্ষণ করতে হবে,
» রান্না করা খাদ্য থেকে আলাদা রাখতে হবে,
» যেসব Utensils (যন্ত্রপাতি) ব্যবহার করা হয়েছে, সেগুলি ব্যবহারের আগে এবং পরে ধুয়ে ফেলতে হবে,
» অপরিষ্কৃত প্লেট থেকে দূরে রাখতে হবে, যেগুলোর উপর অন্য খাদ্য রাখা হয়েছে,
» প্রয়োজনে রান্না করা খাবারের নিচে সংরক্ষণ করতে হবে, সম্ভব হলে ঠান্ডা রাখতে হবে।

প্রস্তুতির সময় কাঁচা খাদ্য

কাঁচা খাদ্য খাওয়ার জন্য প্রস্তুত খাদ্যের সাথে স্পর্শ করতে বা তার উপর থেকে পড়তে দেওয়া উচিত নয়, যাতে ক্ষতিকর ব্যাকটেরিয়া ক্রস-কম্বিনেশন দ্বারা স্থানান্তরিত না হয় - যা খাদ্য বিষক্রিয়ার প্রধান কারণ।

আপনাকে বুঝতে হবে যে ব্যাকটেরিয়া হাত, কাপড়, ক্লিনিং কাপড়, ছুরি এবং কাটিং বোর্ড থেকেও ছড়াতে পারে যখন খাবার প্রস্তুত করা হয়, তাই সঠিক হাইজিন রেজিম গুরুত্বপূর্ণ।

» উপরের মতোই খাওয়ার জন্য প্রস্তুত কাঁচা খাদ্যের জন্য একই পদ্ধতি অনুসরণ করুন।
» মাংস ও মুরগি, অথবা অপরিষ্কৃত ফল, সবজি এবং স্যালাডের মতো
» কাঁচা খাবারকে খাওয়ার জন্য প্রস্তুত এবং প্রস্তুত খাবারের সাথে স্পর্শ করতে দেবেন না।
» খাদ্য স্পর্শ করার আগে এবং বিশেষ করে সামুদ্রিক খাবার, মাংস এবং মুরগি প্রস্তুত করার পর আপনার হাত ভালোভাবে ধুতে হবে।

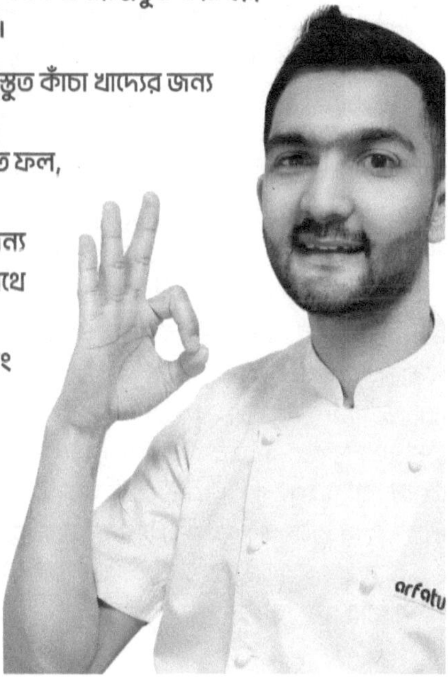

খাদ্য বিষক্রিয়া

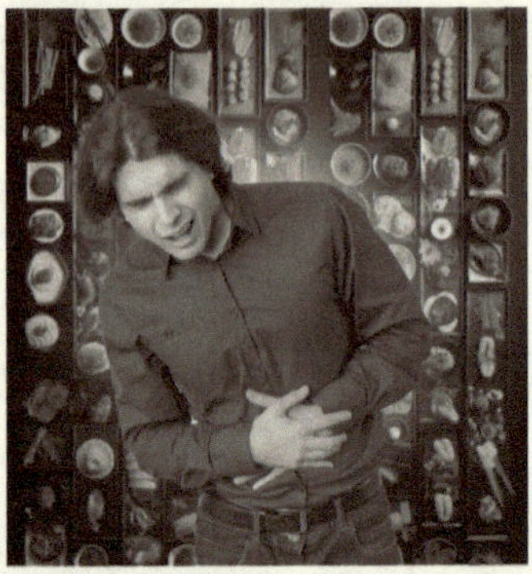

ক্যাটারিংয়ে সবচেয়ে সাধারণ এবং স্থায়ী ঝুঁকি হলো খাদ্য বিষক্রিয়া, এবং এই ধরনের অসুস্থতার প্রধান কারণ হলো মাইক্রোবায়োলজিক্যাল দূষণ - অর্থাৎ, খাদ্যের মধ্যে ব্যাকটেরিয়া, ভাইরাস বা ছাঁচের উপস্থিতি। এই অদৃশ্য জীবাণুগুলি দ্রুত অসুস্থতা এবং রোগ ছড়ায়, পাশাপাশি খাদ্যে বিষাক্ত উপাদান প্রবেশ করায় - এবং আপনার শরীরেও। তবে, 'খাদ্য বিষক্রিয়া' শুধুমাত্র একটি অসুস্থতা নয়। এটি বিভিন্ন ধরনের প্যাথোজেনিক ব্যাকটেরিয়া দ্বারা সৃষ্ট বহু রূপ রয়েছে। এগুলি বিশেষভাবে বিপজ্জনক, কারণ খাদ্যে আপনি যা খেতে যাচ্ছেন তার মধ্যে তাদের উপস্থিতির কোনো সংকেত প্রায়ই থাকে না। যুক্তরাজ্যে প্রতি বছর এক মিলিয়নেরও বেশি খাদ্য বিষক্রিয়ার ঘটনা ঘটে, যার ফলে ২০,০০০-এরও বেশি হাসপাতালের ভর্তি এবং প্রায় ৫০০ মৃত্যুর ঘটনা ঘটে।

গ্যাস্ট্রোএন্টারাইটিস

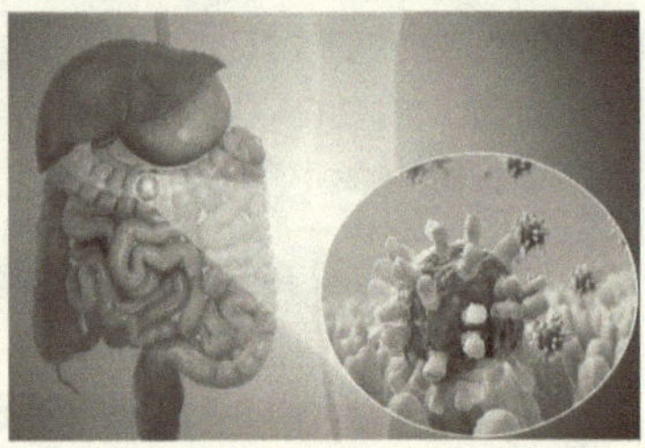

খাদ্যজনিত অসুস্থতার একটি ভালো উদাহরণ হলো গ্যাস্ট্রোএন্টারাইটিস - এটি আসলে পেটের লাইনারের প্রদাহ - এটি খুব সাধারণ অসুস্থতা এবং এটি একটি ব্যাকটেরিয়া বা ভাইরাস দ্বারা সৃষ্ট হয়, যার ফলে জ্বর, ডায়রিয়া এবং বমি হয়। এটি সবচেয়ে বেশি হয় ছোট শিশুদের মধ্যে, যদিও যে কেউ এটি আক্রান্ত হতে পারে। এটি প্রায়ই 'পেটের ফ্লু' বা সংক্রামক ডায়রিয়া বলা হয় এবং এটি শ্লথতা এবং বিপজ্জনক ডিহাইড্রেশন সঙ্গে আসে। প্রতি বছর যুক্তরাজ্যে প্রায় পাঁচজনের মধ্যে একজন এই সংক্রমণ থেকে ভোগেন। এটি সাধারণত চিকিৎসা ছাড়াই সেরে যায়, যদিও এটি এক সপ্তাহ পর্যন্ত অস্বস্তিকর এবং দুর্বল করার কারণ হতে পারে। এটি সাধারণত শিশুদের মধ্যে রোটাভাইরাস বা প্রাপ্তবয়স্কদের মধ্যে নোরোভাইরাস বা ব্যাকটেরিয়া খাদ্য বিষক্রিয়া দ্বারা সৃষ্ট হয় (যেখানে এটি 'শীতকালীন বমি রোগ' বলা হতে পারে)। কোনো ব্যক্তি যদি গ্যাস্ট্রোএন্টারাইটিসে আক্রান্ত হন এবং ক্যাটারিংয়ে কাজ করেন, তবে তাদের কমপক্ষে দুই দিন সুস্থ হওয়ার পর পর্যন্ত কাজে না যাওয়া উচিত, কারণ এই রোগ খুব সহজেই অন্যদের মধ্যে ছড়াতে পারে। গ্যাস্ট্রোএন্টারাইটিস মূলত খাদ্য বিষক্রিয়ার সমার্থক।

ক্যারিয়ার

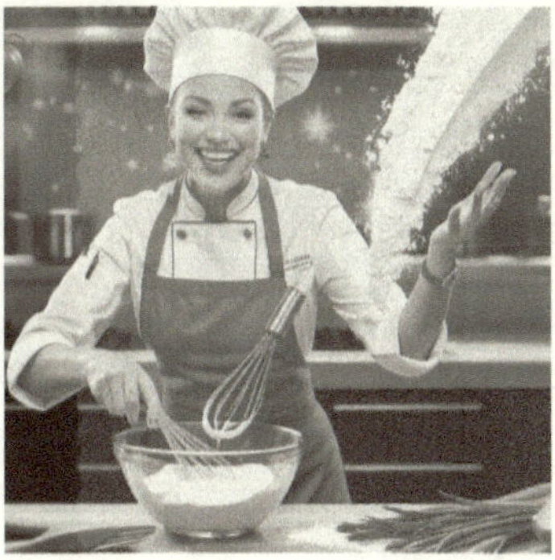

ক্যারিয়ার হলো এমন একজন ব্যক্তিকে বলা হয় যে, যিনি কোনো প্যাথোজেন ধারণ করেন এবং যিনি সম্ভবত সেই প্যাথোজেন অন্যদের কাছে ছড়াতে পারেন - যদিও তাদের নিজেদের মধ্যে অসুস্থতার কোনো লক্ষণ নাও থাকতে পারে। কিছু মানুষ একটি অসুস্থতা দ্বারা আক্রান্ত হতে পারেন, কিন্তু অসুস্থ বোধ করেন না, আবার অন্যরা যখন সব অসুস্থতার লক্ষণ চলে যায়, তখন তারা ক্যারিয়ার হয়ে যান। প্যাথোজেনিক ব্যাকটেরিয়ার সংক্রমণের পথগুলির মধ্যে রয়েছে মল, মূত্র এবং অন্যান্য নিষ্কাশন যানাক, মুখ, চুল, কাটা এবং স্ক্যাবসের মাধ্যমে হতে পারে, সাধারণত হাতকে মধ্যস্থ হিসেবে ব্যবহার করে বা কাশি ও হাঁচি দিয়ে। ব্যাকটেরিয়া প্রায়ই হাতের মাধ্যমে স্থানান্তরিত হয়, যেখান থেকে সহজেই খাদ্যকে দূষিত করতে পারে। কোনো ক্যাটারিং কর্মী খাদ্যজনিত অসুস্থতার ক্যারিয়ার হতে পারেন, এবং সুপারভাইজারদের নিশ্চিত করতে হবে যে তারা সঠিক নিয়ন্ত্রণ ব্যবস্থা গ্রহণের মাধ্যমে বা সহজভাবে তাদের খাদ্য এবং প্রস্তুতি এলাকা থেকে দূরে রেখে ব্যাকটেরিয়া খাদ্যে স্থানান্তর করতে সক্ষম না হন।

অসুরক্ষিত ঝুঁকির গোষ্ঠী

সমাজের সেইসব মানুষ যারা দুর্বল খাদ্য স্যানিটেশন থেকে ব্যাকটেরিয়ার মাধ্যমে অসুস্থ হওয়ার জন্য সবচেয়ে বেশি সংবেদনশীল, তাদেরকে বলা হয় 'অসুরক্ষিত ঝুঁকির গোষ্ঠী'।

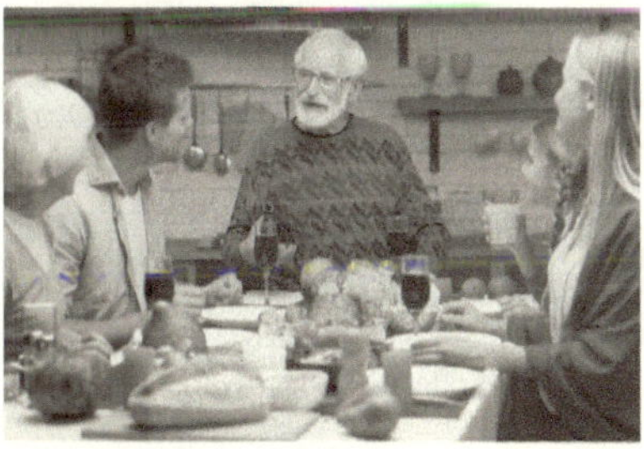

এদের মধ্যে অন্তর্ভুক্ত:

- পাঁচ বছরের নিচে ছোট শিশুরা
- ৬৫ বছরের বেশি বয়সী বয়স্করা
- যারা ইতিমধ্যে অসুস্থ
- ইমিউনো-কম্প্রোমাইজড (যাদের ইমিউন সিস্টেম দুর্বল)
- গর্ভবতী মহিলারা
- মাদক ব্যবহারকারীরা

অসুরক্ষিত ঝুঁকির গোষ্ঠী যুক্তরাজ্যের মোট জনসংখ্যার ২০ শতাংশ পর্যন্ত গঠন করতে পারে, যার মানে হল যে উপযুক্ত FSMSs (Food Safety Management Systems) প্রায় সকলের জন্য অপরিহার্য - আপনি হয়তো কোনো অসুরক্ষিত ঝুঁকির গোষ্ঠীতে আছেন অথবা এমন কাউকে পরিচিত যিনি আছেন।

মূল্যায়ন

প্র. ১। নিম্নলিখিতগুলির মধ্যে কোনটি খাদ্যজনিত অসুস্থতার প্রধান কারণ?

i. প্যাথোজেনিক ব্যাকটেরিয়া

ii. ভিটামিন

iii. পাস্তুরিত দুধ

iv. কম-ঝুঁকির খাবার

সত্য অথবা মিথ্যা

প্র. ২। গ্যাস্ট্রোএন্টারাইটিস খাদ্য বিষক্রিয়া থেকে একেবারেই আলাদা একটি অসুস্থতা

i. সত্য

ii. মিথ্যা

সারাংশ

আমরা কী শিখেছি?

» খাদ্য সুরক্ষা নিয়ন্ত্রণে খাদ্যের নিরাপদ পরিচালনা, বিপদ, দূষণ এবং ক্রস-দূষণ প্রতিরোধ অন্তর্ভুক্ত।

» খাদ্য বিষক্রিয়া বা গ্যাস্ট্রোএন্টারাইটিস হল একাধিক অসুস্থতার সমার্থক শব্দ যা ব্যাকটেরিয়া, ভাইরাস, ছাঁচ বা টক্সিনের কারণে ঘটে, যা দুর্বল খাদ্য স্যানিটেশন দ্বারা চালিত হয়।

» আমাদের ভাল খাদ্য ব্যবস্থাপনা ব্যবস্থা প্রয়োজন, যা বিপদ বিশ্লেষণ এবং গুরুত্বপূর্ণ নিয়ন্ত্রণ পয়েন্ট দ্বারা শাসিত হয়, যাতে বিপদ নিয়ন্ত্রণ করা যায়।

» খাদ্যজনিত অসুস্থতা সাধারণত 'উচ্চ ঝুঁকির' খাবার দ্বারা সৃষ্ট হয় এবং যে সব অসুরক্ষিত ঝুঁকির গোষ্ঠী বেশি সংবেদনশীল, তবে সবাই ঝুঁকিতে থাকে।

» এমনকি 'কম-ঝুঁকির' কাঁচা এবং শুকানো খাবারও বিপজ্জনক হতে পারে যদি সেগুলি খোলা হয় বা ব্যবহৃত হয়, অথবা যদি সেগুলি প্রস্তুত-খাওয়ার খাবারের থেকে আলাদা না রাখা হয়।

খাদ্য নিরাপত্তা ব্যবস্থাপনা সিস্টেম

ভূমিকা

খাদ্য বিষক্রিয়া প্রতিরোধের জন্য, স্যানিটেশন মানগুলিকে কঠোরভাবে বজায় রাখতে হবে খাদ্য নিরাপত্তা ব্যবস্থাপনা সিস্টেম (FSMS) এর মাধ্যমে, যা খাদ্য উৎপাদন শুরুর থেকে শেষ পর্যন্ত ঝুঁকি নিয়ন্ত্রণ করে। এটি নিশ্চিত করে যে আপনার ব্যবসায় নিরাপদ কার্যক্রম রয়েছে। তদুপরি, সুপারভাইজাররা এই নিয়মগুলো কার্যকর করার প্রথম সারির অংশ। আপনার FSMS অবশ্যই HACCP নীতির উপর ভিত্তি করে হতে হবে - এটি খাদ্য বিপদ চিহ্নিত করা, নিয়ন্ত্রণ করা এবং নির্মূল করার জন্য আন্তর্জাতিক মান পদ্ধতি। এই মডিউলে, আমরা FSMS এবং HACCP বিস্তারিতভাবে পর্যালোচনা করব।

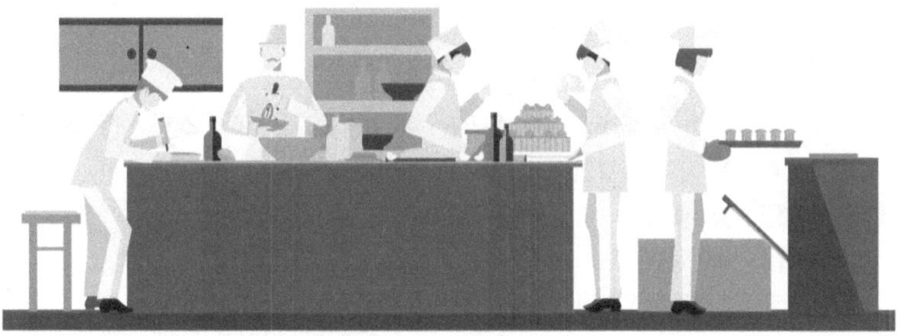

এমডিউলটির মধ্যে অন্তর্ভুক্ত বিষয়গুলি

এই মডিউলে যা যা আলোচনা করা হবে:

- খাদ্য নিরাপত্তা ব্যবস্থাপনা সিস্টেম (FSMS) কী?
  - FSMS কাদের প্রয়োজন?
  - FSMS এর মধ্যে কি কি অন্তর্ভুক্ত থাকতে হবে?
  - FSMS কতটা সময় পর পর পর্যালোচনা করা উচিত?
  - FSMS কে দেখতে হবে?
- হ্যাজার্ড অ্যানালিসিস এবং ক্রিটিক্যাল কন্ট্রোল পয়েন্ট (HACCP) কী?
  - HACCP এর সুবিধাসমূহ
  - HACCP এর সাতটি নীতি
  - HACCP এর জন্য পূর্বশর্ত প্রোগ্রাম
- HACCP বাস্তবায়নের ১২টি ধাপ
- HACCP নীতির উপর ভিত্তি করে FSMS

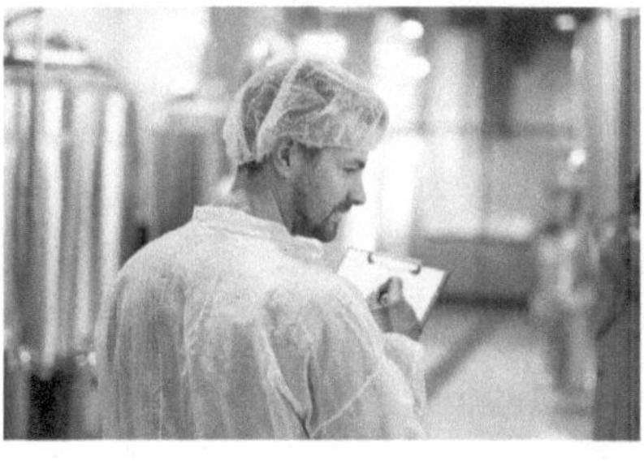

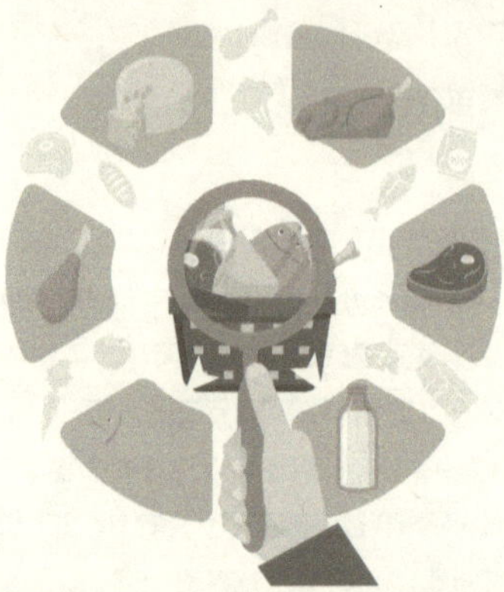

খাদ্য নিরাপত্তা ব্যবস্থাপনা সিস্টেম (FSMS) কী?

একটি FSMS এর চারটি দৃষ্টিকোণ রয়েছে:

» FSMS কার প্রয়োজন?
» FSMS-এ কি কি অন্তর্ভুক্ত থাকতে হবে?
» FSMS কতটুকু সময় পর পর পর্যালোচনা করা উচিত?
» FSMS কে দেখতে হবে?

খাদ্য নিরাপত্তা ব্যবস্থাপনা সিস্টেম (FSMS) কী?

আপনার FSMS একটি লিখিত দলিল যা আপনার খাদ্য নিরাপত্তা প্রক্রিয়াগুলির সমস্ত তথ্য ধারণ করে, যার মধ্যে রয়েছে:

» সম্মতি প্রক্রিয়া
» সম্ভাব্য বিপদগুলির তালিকা
» আপনার ব্যবসায়ের প্রক্রিয়া পরিচালনা করার জন্য প্রয়োজনীয় তথ্য

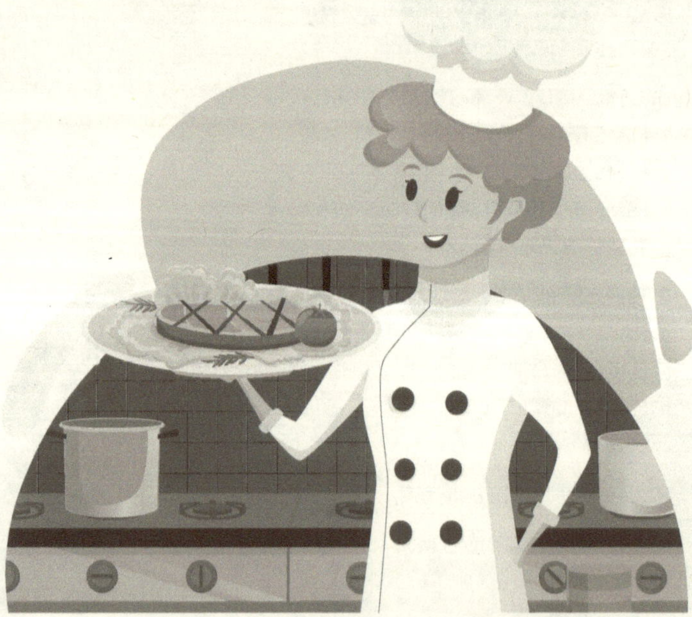

খাদ্য নিরাপত্তা ব্যবস্থাপনা সিস্টেম (FSMS) কী?

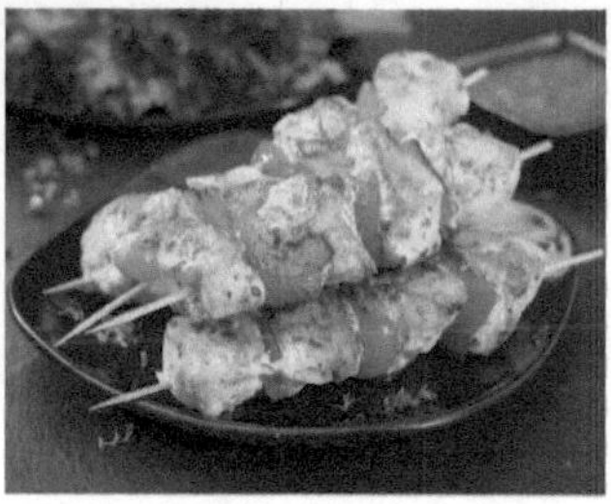

যথাযথ FSMS নিশ্চিত করতে, UK ফুড স্ট্যান্ডার্ডস এজেন্সি (FSA) এর পরামর্শ অনুসরণ করুন যা ক্যাটারিং ব্যবসায়ের খাদ্য হাইজিন সম্পর্কিত - এখানে ডাউনলোডযোগ্য: **ইংল্যান্ড এবং ওয়েলস:** www.food.gov.ukI **স্কটল্যান্ড:** www.food-standards.gov.scotI

উত্তর আয়ারল্যান্ড: www.food.gov.uk

কার একটি FSMS প্রয়োজন?

সংক্ষিপ্ত উত্তর হলো: সমস্ত UK খাদ্য ব্যবসায়ের একটি HACCP-ভিত্তিক FSMS থাকতে হবে। সুপারভাইজারদের এই প্রক্রিয়াগুলি কঠোরভাবে বাস্তবায়ন করতে হবে।

FSMS-এ কি কি অন্তর্ভুক্ত থাকতে হবে?

একটি FSMS-এ আটটি ধাপ থাকে:

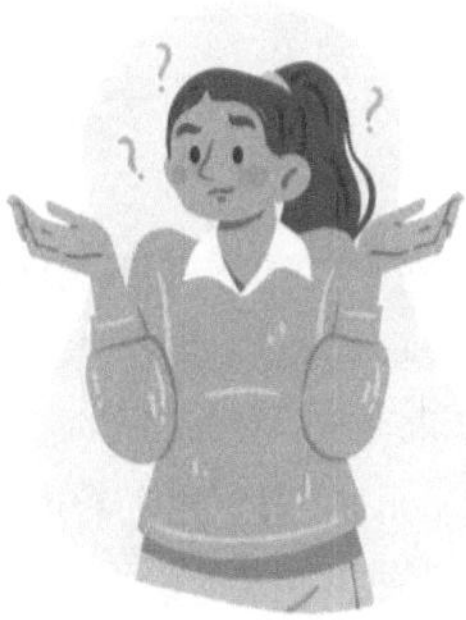

১. নীতি বিবৃতি

- আপনার ব্যবসার প্রকৃতি
- আপনার আইনি দায়িত্ব
- HACCP সিস্টেমে আপনার প্রতিশ্রুতি
- আপনার খাদ্যকে মানব ভোগের জন্য উপযুক্ত নিশ্চিত করা

২. HACCP পর্যালোচনা

- আপনার বিস্তারিত HACCP দায়িত্ব
- HACCP প্রক্রিয়া বাস্তবায়নকারীদের নাম

৩. HACCP - গুরুত্বপূর্ণ নিয়ন্ত্রণ পয়েন্ট (CCPs) চিহ্নিত করা:

- আপনার ব্যবসা এবং স্থাপনার জন্য ঝুঁকি এবং সিসিপি (গুরুত্বপূর্ণ নিয়ন্ত্রণ পয়েন্ট) বিশ্লেষণ করুন।

৪. EHO পরিদর্শন:

- স্থানীয় কর্তৃপক্ষের জন্য আপনার পরিদর্শন প্রক্রিয়াগুলির লিখিত রেকর্ড থাকতে হবে।

৫. অভিযোগ প্রক্রিয়া:

- আপনার কাছে একটি লিখিত গ্রাহক অভিযোগ প্রক্রিয়া থাকতে হবে, যার মধ্যে রয়েছে:
- কে অভিযোগের জন্য দায়ী
- অভিযোগ কীভাবে রেকর্ড করবেন
- তদন্ত পদ্ধতি
- পরবর্তী কী ঘটবে

৬. HACCP সারাংশ:

খাদ্য নিরাপত্তা এবং স্যানিটেশন ঝুঁকি এবং বিপদগুলির সমস্ত বিবরণ রেকর্ড করুন এবং সেগুলির সাথে সম্পর্কিত:

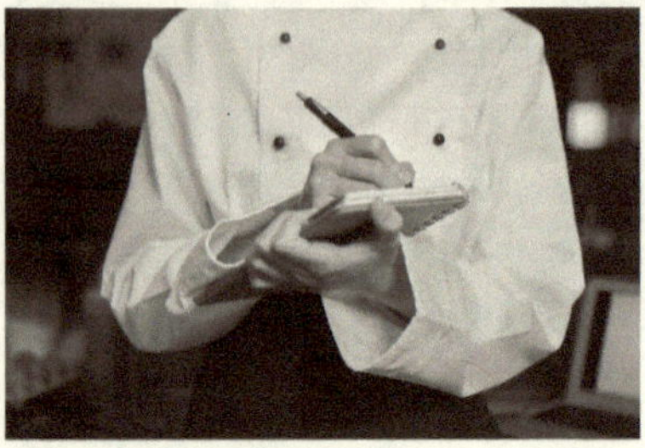

» ঝুঁকির শ্রেণী - যেমন: সংরক্ষণ, বর্জ্য নিষ্কাশন, খাদ্য শীতলীকরণ
» কোন CCP-এর আওতায় প্রতিটি ঝুঁকি আসে
» প্রতিটি ঝুঁকির বিপদ
» নেওয়া সংশোধনী ব্যবস্থা (CA)

৭. ডিজাইন এবং কাঠামো মানদণ্ড:

আপনার premises-এর ডিজাইন এবং কাঠামো নিরাপদ হওয়া উচিত, যার মধ্যে সুবিধা এবং যন্ত্রপাতি অন্তর্ভুক্ত রয়েছে।

৮. রেকর্ড রাখা:

সমস্ত সহায়ক ডকুমেন্টেশনের টেমপ্লেট অন্তর্ভুক্ত করুন।

FSMS কিভাবে পর্যালোচনা করতে হবে?

আপনার FSMS বার্ষিক পর্যালোচনা করা উচিত এবং আপনার কোম্পানিতে গুরুত্বপূর্ণ পরিবর্তন ঘটলে। আপনাকে নিজেকে প্রশ্ন করতে হবে:

» HACCP এখনও কার্যকর কিনা?
» ডকুমেন্টেশন কি এখনও সমস্ত ব্যবসা কাভার করছে?
» পরিবর্তনগুলি কি নতুন বিপদ যুক্ত করবে?
» কর্মীদের কি পুনরায় প্রশিক্ষণ দেওয়ার প্রয়োজন?

কে কে FSMS দেখবে?

যে কেউ খাদ্য ব্যবসায় কাজ করেন। FSMS (খাদ্য সুরক্ষা ব্যবস্থাপনা সিস্টেম) এর দলিলগুলি কর্মচারী, স্থানীয় কর্তৃপক্ষের প্রয়োগ কর্মকর্তাদের এবং সাপ্লাই চেইন কোম্পানিগুলোর জন্য প্রবেশযোগ্য হতে হবে।

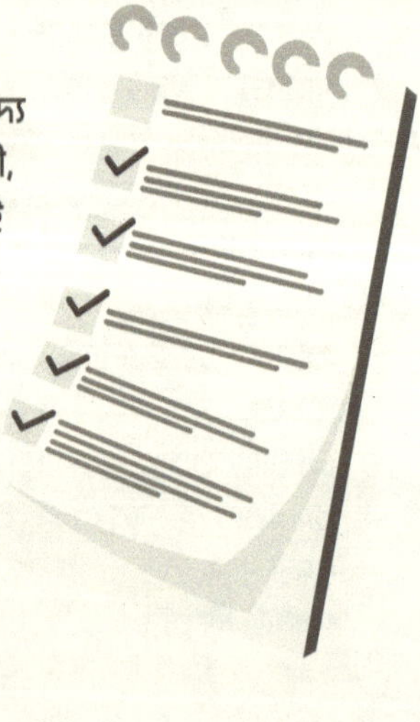

HACCP কী?

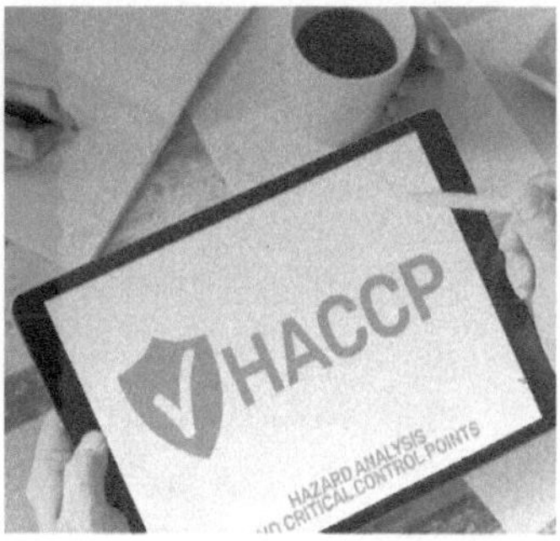

HACCP (Hazard Analysis and Critical Control Points) খাদ্য উৎপাদনের প্রতিটি পর্যায়ে জীবাণু, রাসায়নিক এবং শারীরিক বিপদ প্রতিরোধ করতে উদ্দেশ্যপ্রণোদিত, সমস্যাগুলি সনাক্ত ও নিয়ন্ত্রণ করে যাতে সেগুলি ঘটার আগেই প্রতিরোধ করা যায়। এটি সুরক্ষিত রাখতে সবারই দায়িত্ব রয়েছে। ব্যবসার মালিকদের চূড়ান্ত দায়িত্ব থাকে, এবং তত্ত্বাবধায়কদের ভূমিকা গুরুত্বপূর্ণ।

আমরা নিম্নলিখিত শিরোনামের অধীনে HACCP পর্যালোচনা করব:

» HACCP এর সুবিধাগুলো
» HACCP এর সাতটি নীতিমালা
» HACCP এর জন্য পূর্বশর্ত প্রোগ্রাম

HACCP এর সুবিধাগুলো

HACCP তার প্রতিরোধমূলক পদ্ধতির উপর গুরুত্ব দেওয়ার কারণে কৃষি থেকে খাদ্য প্রস্তুতির পাতে পর্যন্ত সাশ্রয়ী মূল্যে খাদ্য সুরক্ষা পদ্ধতি প্রদান করে। প্রধান সুবিধাগুলো মনে রাখার জন্য SAFEFOOD (যা আয়ারল্যান্ডের খাদ্য সুরক্ষা কর্তৃপক্ষ দ্বারা ব্যবহৃত) নিমোনিকটি ব্যবহার করা যেতে পারে:

» **S**aves money (টাকা বাঁচায়)
» **A**voids poisoning customers (ভোক্তাদের বিষক্রিয়া থেকে রক্ষা করে)
» **F**ood safety standards increase (খাদ্য সুরক্ষা মান উন্নত হয়)
» **E**nsures you're legally compliant (আইনি দিক থেকে সঠিকতা নিশ্চিত করে)
» **F**ood quality standards increase (খাদ্য মান উন্নত হয়)
» **O**rganises your safe food production process (আপনার নিরাপদ খাদ্য উৎপাদন প্রক্রিয়া সংগঠিত করে)
» **O**rganises staff and efficiency (কর্মচারী ও দক্ষতা সংগঠিত করে)
» **D**ue diligence defence (সতর্কতার প্রতিরক্ষা)

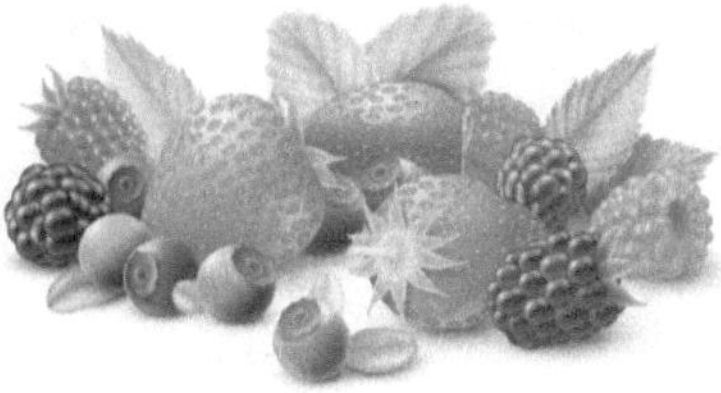

HACCP এর সাতটি নীতিমালা

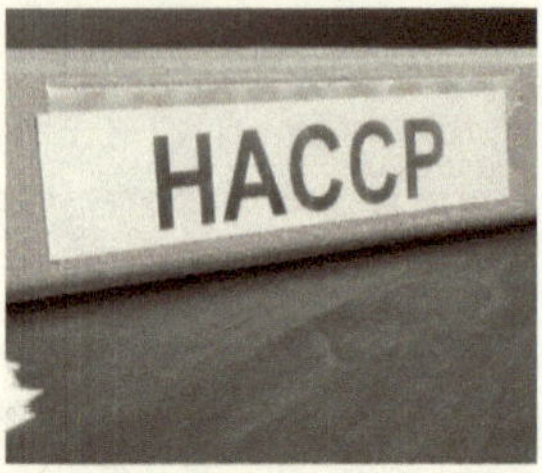

HACCP সাতটি নীতিমালার উপর ভিত্তি করে গঠিত:

» ঝুঁকি বিশ্লেষণ করা
» গুরুত্বপূর্ণ নিয়ন্ত্রণ পয়েন্ট (CCPs) চিহ্নিত করা
» গুরুত্বপূর্ণ সীমা (CLs) স্থাপন করা
» মনিটরিং পদ্ধতি স্থাপন করা
» সংশোধনমূলক পদক্ষেপ (CAs) নির্ধারণ করা
» যাচাইকরণ
» দলিল এবং পর্যালোচনা

এই নীতিমালাগুলির অধীনে, নিয়ন্ত্রণের অভাব শনাক্ত করা এবং সংশোধন করা যেতে পারে - বিপজ্জনক খাদ্য গ্রাহকদের দ্বারা খাওয়া হবে না। HACCP আপনার ব্যবসার জন্য কাস্টমাইজড করা যেতে পারে।

ঝুঁকি বিশ্লেষণ করা

ঝুঁকি বিশ্লেষণ করার আগে, যে বিপদগুলি উপস্থিত রয়েছে সেগুলি চিহ্নিত করা প্রয়োজন - অর্থাৎ, যা কিছু ক্ষতি করতে পারে। **বিপদের তিনটি ধরণ রয়েছে:**

» **জৈবিক**: খাদ্যবাহিত রোগ সৃষ্টিকারী জীবাণু।
» **রাসায়নিক**: বিপজ্জনক বা অগ্রহণযোগ্য পদার্থ - যেমন কীটনাশক এবং পরিষ্কারের রাসায়নিকের অবশিষ্টাংশ।
» **শারীরিক**: খাদ্যের মধ্যে থাকা বস্তু, যেমন চুল, কাচ, এবং ধাতু।

ঝুঁকি বিশ্লেষণ করা

ঝুঁকি বিশ্লেষণ বিপদগুলি কোথায় তৈরি হতে পারে তা চিহ্নিত করে। HACCP ব্যবহারের মাধ্যমে খাদ্য উৎপাদনের এমন ধাপগুলি চিহ্নিত করা হয় যা বিপদ সৃষ্টি করতে পারে।

এমন 'প্রক্রিয়া ধাপ' গুলোর মধ্যে অন্তর্ভুক্ত:

» অর্ডার এবং ক্রয়
» ডেলিভারি
» পরিবহন
» খাদ্যস্থানের সংরক্ষণ
» রান্নার পূর্ব প্রস্তুতি
» রান্না
» সমন্বয়
» ঠান্ডা করা
» গরম করা
» প্রদর্শন
» সেবা

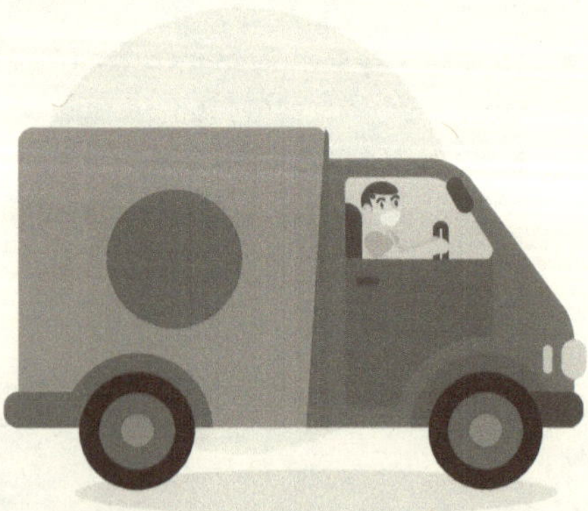

গুরুত্বপূর্ণ নিয়ন্ত্রণ পয়েন্ট (CCPs) সনাক্ত করা

CCPs হলো এমন পয়েন্ট যেখানে আপনি "আপনার কাজের প্রক্রিয়ায় কোনো বিপদ প্রতিরোধ, অপসারণ বা হ্রাস করতে পারেন" (www.gov.uk)। CCPs সনাক্ত করতে চার-ধাপের 'CCP সিদ্ধান্ত গাছ' ব্যবহার করুন এবং আপনার প্রক্রিয়া ধাপ সম্পর্কে প্রশ্ন করুন:

» বিপদের জন্য প্রতিরোধমূলক নিয়ন্ত্রণ কি বিদ্যমান?
» এগুলো কি ঝুঁকি অপসারণ বা হ্রাস করার জন্য যথেষ্ট?
» বিপদ বাস্তবিকভাবে ঘটতে পারে কি?
» ঝুঁকিটি কি পরবর্তী ধাপে নিয়ন্ত্রণ করা সম্ভব?

বিপদের জন্য প্রতিরোধমূলক নিয়ন্ত্রণ কি বিদ্যমান?

আপনার ব্যবসা মুরগি সঠিকভাবে না রান্না করার মাধ্যমে খাদ্য বিষক্রিয়া ঘটাতে পারে। এটি প্রতিরোধের সহজ উপায় হলো এটি সঠিক তাপমাত্রায় এবং নির্দিষ্ট সময় ধরে রান্না করা নিশ্চিত করা। যদি আপনি এটি না করেন, তাহলে এই ধাপটি CCP (গুরুত্বপূর্ণ নিয়ন্ত্রণ পয়েন্ট) কিনা তা বিবেচনা করতে হবে। যদি বিপদটি পরে নিয়ন্ত্রণ করা যায়, তবে এটি CCP নয়। তবে, যদি আপনি মুরগি রান্না করেন, তাহলে এই ধাপটি এমনভাবে ডিজাইন করতে হবে যাতে কোনো বিপদ নিয়ন্ত্রণে রাখা যায়।

এই পদক্ষেপ কি নির্দিষ্ট ঝুঁকি অপসারণ বা হ্রাস করার জন্য যথেষ্ট?

মুরগি সঠিকভাবে রান্না করলে খাদ্যবাহিত রোগের ঝুঁকি দূর হওয়া উচিত, তাই এই ধাপটি CCP। যদি এটি না হয়, তাহলে তৃতীয় প্রশ্নটি জিজ্ঞাসা করুন।

বিপদ বাস্তবিকভাবে ঘটতে পারে কি?

এই পর্যায়ে খাদ্যে একটি বিপজ্জনক মাত্রায় খাদ্যবাহিত জীবাণু বৃদ্ধি পেতে পারে কি? উদাহরণস্বরূপ, বার্গার মাংস "রেয়ার" (মাঝারি বা পুরোপুরি রান্নার বিপরীতে) রান্না করা বয়স্ক বা শিশুদের জন্য ক্ষতিকর হতে পারে। এটি একটি গুরুত্বপূর্ণ নিয়ন্ত্রণ পয়েন্ট, এবং মাংসটি পরিবেশনের আগে পুরোপুরি রান্না করা উচিত। যদি ঝুঁকি এখনও থাকতে পারে, তাহলে চতুর্থ প্রশ্নটি করুন।

ঝুঁকি কি পরবর্তী ধাপে নিয়ন্ত্রণ করা সম্ভব?

মাংস গ্রাইন্ডার থেকে বার্গার মাংসে ধাতব কণার মিশ্রণ ঘটতে পারে। এই প্রক্রিয়াটি পুনর্নির্মাণ করতে হবে। উদাহরণস্বরূপ, সরবরাহকারী মাংস পাঠানোর আগে এতে ধাতব সনাক্তকরণ যন্ত্র ব্যবহার করতে পারে। প্যাথোজেনের ক্ষেত্রে, দূষণটি প্রথম CCP-তেই নিয়ন্ত্রণ করতে হবে, অথবা প্রক্রিয়াটি পুনঃডিজাইন করতে হবে।

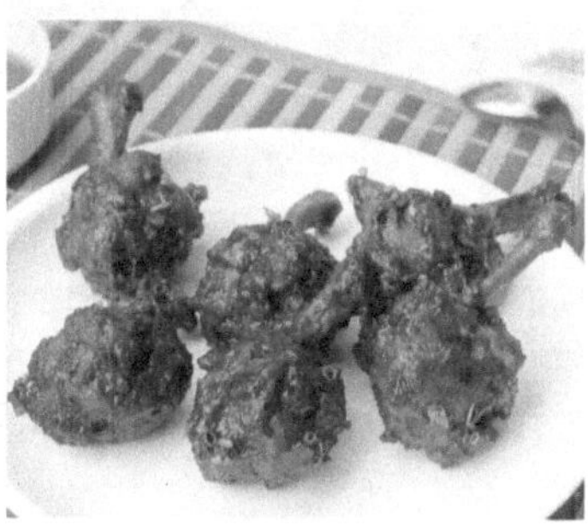

গুরুত্বপূর্ণ সীমা (CLs) স্থাপন করা

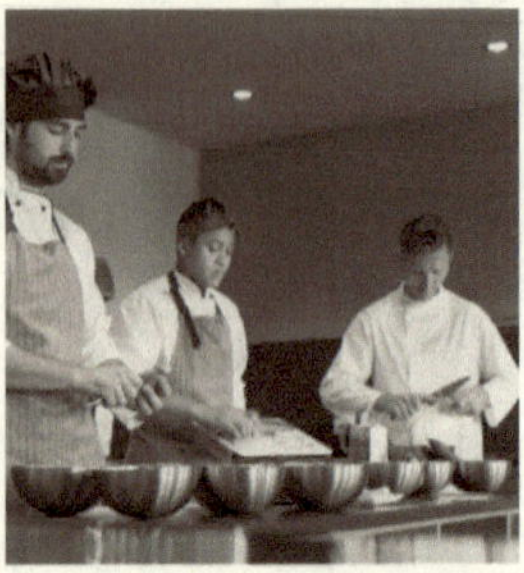

গুরুত্বপূর্ণ সীমা (CLs) হল এমন মান যা CCP-তে (গুরুত্বপূর্ণ নিয়ন্ত্রণ পয়েন্ট) মেনে চলতে হবে যাতে খাদ্য নিরাপদ থাকে। এগুলো নির্বাচন করার জন্য আপনাকে নিম্নলিখিত বিষয়গুলো বিবেচনা করতে হবে (OMM নিউমনিক ব্যবহার করে):

» পর্যবেক্ষণযোগ্য : CLs এবং এর প্রভাব দৃশ্যমান হতে হবে।
» পরিমাপযোগ্য : প্রভাব পরিমাণগত হতে হবে।
» তাৎক্ষণিক পর্যবেক্ষণযোগ্য : এটি দ্রুত সংশোধনী নেওয়া সম্ভব করে।

গুরুত্বপূর্ণ সীমা (CLs) স্থাপন করা

গুরুত্বপূর্ণ সীমা (CLs) তিন ধরণের হতে পারে:

» রাসায়নিক: যেমন pH, মাইকোটক্সিনের মাত্রা, অ্যালার্জেন এবং লবণ বা চিনির পরিমাণ।
» শারীরিক: যেমন শুকনো ওজন, তাপমাত্রা, আর্দ্রতা, সান্দ্রতা, সময় এবং দৈর্ঘ্য।
» পদ্ধতিগত: যেমন এমন সরবরাহকারীর কাছ থেকে মুরগি সংগ্রহ করা যারা দূষণ প্রতিরোধে নির্দিষ্ট নিয়ন্ত্রণ ব্যবস্থা গ্রহণ করে।

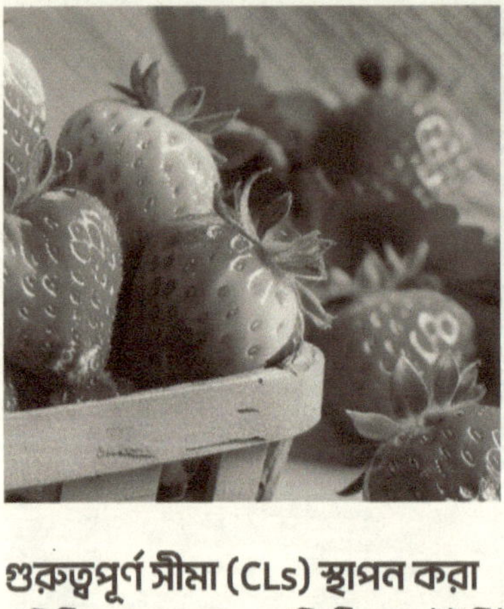
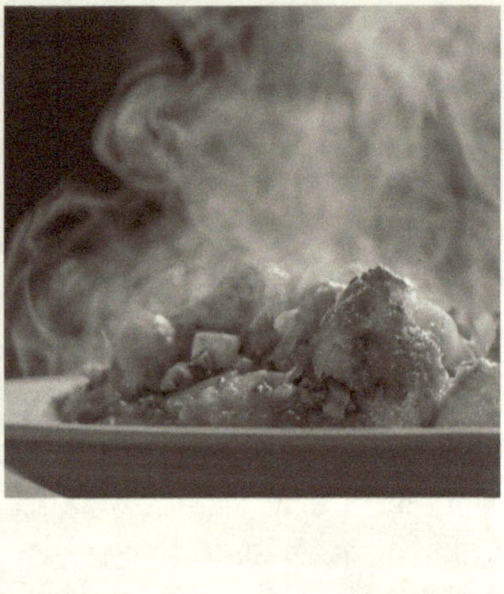

গুরুত্বপূর্ণ সীমা (CLs) স্থাপন করা

প্রতিটি CCP-র জন্য CU (ক্রিটিক্যাল ইউনিট) গুলি অনেক হতে পারে তবে তা স্বতন্ত্রভাবে পরিমাপযোগ্য হতে হবে। উদাহরণস্বরূপ, মুরগি রান্না করার CCP-তে স্যালমোনেলা নিয়ন্ত্রণ করার জন্য CLs হলো 70°C তাপমাত্রায় দুই মিনিট। এখানে, তাপমাত্রা এবং সময় হল ক্রিটিক্যাল সীমা যা অর্জন এবং পরিমাপ করতে হবে।

গুরুত্বপূর্ণ সীমা (CLs) স্থাপন করা

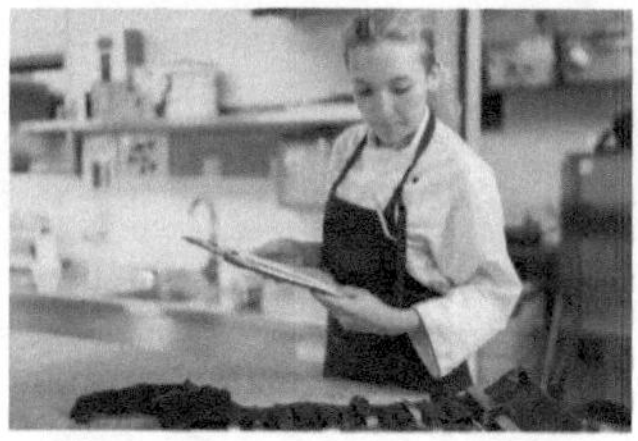

খাদ্য ব্যবসাগুলিকে CLs স্থাপন করার জন্য নিম্নলিখিত বিষয়গুলো বিবেচনা করতে হবে:

- পদ্ধতি এবং পরিমাপের একক:
- CL কিভাবে চিহ্নিত হয়েছে তার বিস্তারিত বিবরণ:
  CL কি বিপদ প্রতিরোধ, অপসারণ বা হ্রাস করতে যথেষ্ট?
- প্রোডাকশন প্রক্রিয়া চলাকালীন কি CL-টি বাস্তব সময়ে পরিমাপ করা সম্ভব, যেমন যখন পানি ফুটছে?
- লক্ষ্য মান: যেমন স্যালমোনেলা মেরে ফেলার জন্য 70°C এর চেয়ে বেশি তাপমাত্রা অর্জন করা আবশ্যক।
- CL চিহ্নিত করার প্রক্রিয়া রেকর্ড করার উপায়:

নতুন তথ্যের আলোকে নিয়মিত পর্যালোচনা:
ব্যাকটেরিয়ার বৃদ্ধি পরিমাপ করা প্রায়ই কঠিন হতে পারে যখন খাদ্য ব্যবসায় CL চিহ্নিত করা হয় কারণ এতে সময় প্রয়োজন।

পর্যবেক্ষণ (Monitoring)

পর্যবেক্ষণহলনির্ধারিতCLsপূরণেরজন্যপরিমাপএবংপর্যবেক্ষণেরসুশৃঙ্খলসিকোয়েন্স। CCPs-গুলোকে কার্যকরভাবে পর্যবেক্ষণ করা উচিত, একটি পরিকল্পিত প্রোগ্রামের অংশ হিসেবে, যা দ্রুত পদক্ষেপ নেওয়ার জন্য সময় দেয়। আপনার খাদ্য-সুরক্ষা অপারেটিভ বা টিম সেই নির্দিষ্ট পয়েন্টের জন্য উপযুক্ত CCP পর্যবেক্ষণ পদ্ধতি নির্বাচন করবে। পদ্ধতিগুলি এমনভাবে ডিজাইন করা উচিত যাতে সবচেয়ে দ্রুত সতর্কবার্তা পাওয়া যায়, যখন একটি CL অতিক্রম করা হয়।

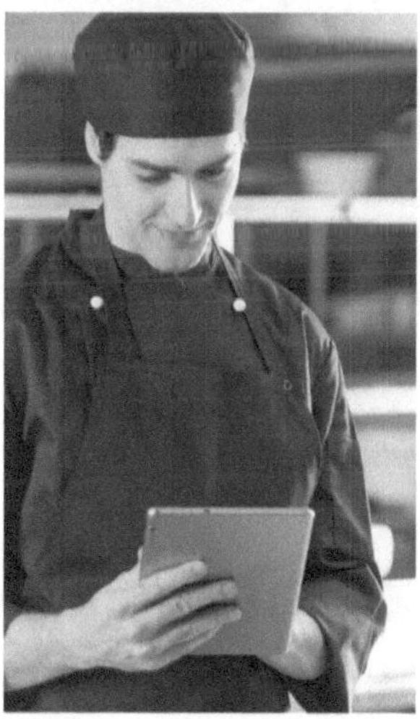

ব্যবহৃত সকল ডেটা বিশ্লেষণ পদ্ধতি প্রত্যেকটি CCP-তে গুরুত্বপূর্ণ তথ্য প্রদান করতে হবে। আপনাকে প্রয়োজনীয় যন্ত্রপাতি বা সরঞ্জাম এবং FSMS স্টাফদের প্রয়োজনীয় প্রশিক্ষণ নির্ধারণ করতে হবে। এই তথ্যগুলি একটি পর্যবেক্ষণ পরিকল্পনায় রেকর্ড করা উচিত, যা ডেটা রেকর্ড, পর্যালোচনা এবং বিশ্লেষণ করার পদ্ধতিগুলি অন্তর্ভুক্ত করবে। বিপদটি ঠিক সেই স্থানে নিয়ন্ত্রণ করা উচিত যেখানে এটি পর্যবেক্ষণ করা হচ্ছে। ক্রমাগত পর্যবেক্ষণ (যেমন কাঁচা এবং রান্না করা উপাদানের নমুনা সংগ্রহ) সবচেয়ে ভালো, তবে আপনাকে পর্যবেক্ষণের ফ্রিকোয়েন্সি নির্ধারণ করার জন্য প্রয়োজনীয় তথ্য সংগ্রহ করতে হবে।

আপনার পর্যবেক্ষণ পরিকল্পনা তৈরি করার সময় অনেকগুলো বিষয়ে বিবেচনা করা উচিত:

» **পর্যবেক্ষণের প্রকৃতি:** এটি পরিমাপ করা হবে না কি পর্যবেক্ষণ?
» **ব্যবহৃত সিস্টেম:** এটি কি অফলাইন (যেমন নমুনা সংগ্রহ করা) না কি ইন-লাইন (পরিমাপ নেওয়া)?
» **পর্যবেক্ষণের ফ্রিকোয়েন্সি:** নির্দিষ্ট তারিখ সহ
» **পর্যবেক্ষণ যন্ত্রপাতি:** এটি ক্যালিব্রেশন বা মেরামত পরীক্ষা করা প্রয়োজন - প্রতিটি কাজের জন্য

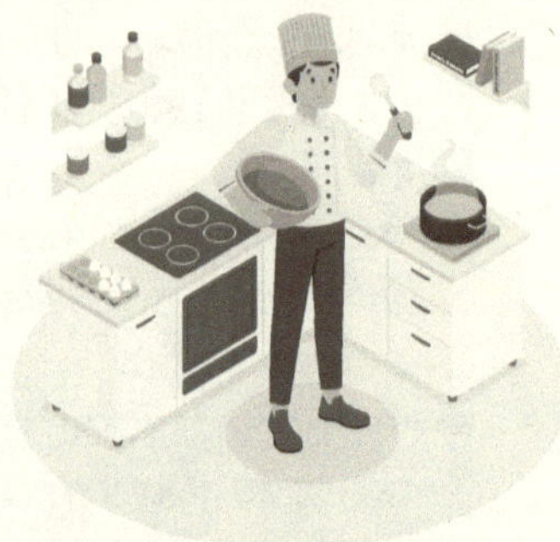

» নামকৃত এবং প্রশিক্ষিত ব্যক্তি নির্ধারণ করতে হবে।
» **রেকর্ড রক্ষণাবেক্ষণ:** একটি দক্ষ ব্যক্তি দ্বারা সই করা হতে হবে।

সংশোধনমূলক পদক্ষেপ (Corrective Action)

আপনাকে একটি সংশোধনমূলক পদক্ষেপ পরিকল্পনা (CAP) তৈরি করতে হবে, যা একটি সুপারভাইজার দ্বারা কার্যকর করা উচিত যখন পর্যবেক্ষণ দেখায় যে CCP-তে CLs পূর্ণ হচ্ছে না। **সংশোধনমূলক পদক্ষেপ (CA) এর দুটি ধরন রয়েছে:**

» **প্রতিরোধমূলক** : এটি CCP-তে নিয়ন্ত্রণের অভাব রোধ করতে সাহায্য করবে, যখন পর্যবেক্ষণ দেখায় যে লক্ষ্য মান পূর্ণ হচ্ছে না, তবে CLs এখনও লঙ্ঘন হয়নি; যেমন, সেই পয়েন্টে উৎপাদন প্রক্রিয়া সামঞ্জস্য করা।
» **প্রতিক্রিয়া** : এটি ঘটে যখন CCP-তে নিয়ন্ত্রণের অভাব ঘটেছে (আপনি লক্ষ্য করেন যে CL অর্জিত হয়নি)।

নিয়ন্ত্রণ হারানোর জন্য প্রযোজ্য সংশোধনমূলক পদক্ষেপ (CA) হলো:

» সিস্টেমকে পুনরায় নিয়ন্ত্রণে আনা
» প্রভাবিত খাদ্য বা উপাদান চিহ্নিত করা
» নিয়ন্ত্রণ হারানোর কারণ অনুসন্ধান করা

সুপারভাইজার সিদ্ধান্ত নিবেন যে সিস্টেম পুনরুদ্ধারের জন্য কোন CA প্রয়োজন।

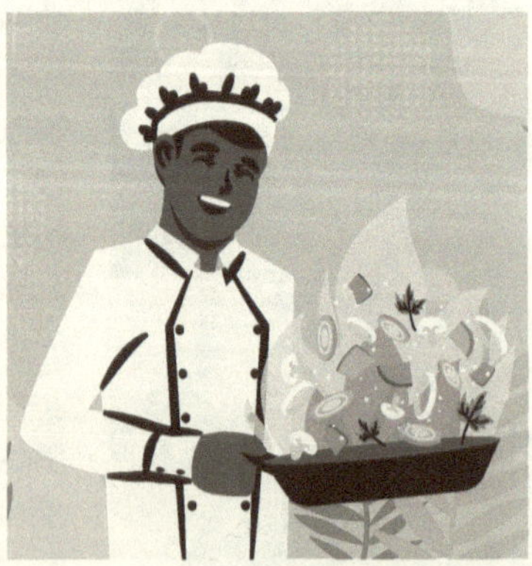

সংশোধনমূলক পদক্ষেপ (Corrective Action)

যখন CA প্রয়োজন হয়, তখন নিম্নলিখিত বিষয়গুলো বিবেচনা করা উচিত:

» কী জরুরি প্রয়োজন? সিস্টেমটি কি সম্পূর্ণরূপে থামানো উচিত, পণ্যটি পৃথক করা উচিত, নাকি যন্ত্রপাতিতে দ্রুত সমন্বয় করা উচিত?
» প্রভাবিত খাদ্য নিয়ে কী করা যাবে?
» খাদ্যটি কি পৃথক এবং কোয়ারেন্টাইনে রাখা উচিত নাকি ফেলে দেওয়া উচিত?
» আপনি কি অনুসন্ধান করবেন? উৎপাদন প্রক্রিয়া পরিবর্তন করা উচিত কি না?
» CCP-তে সংশ্লিষ্ট কর্মীদের জন্য প্রশিক্ষণ যথেষ্ট ছিল কি না?

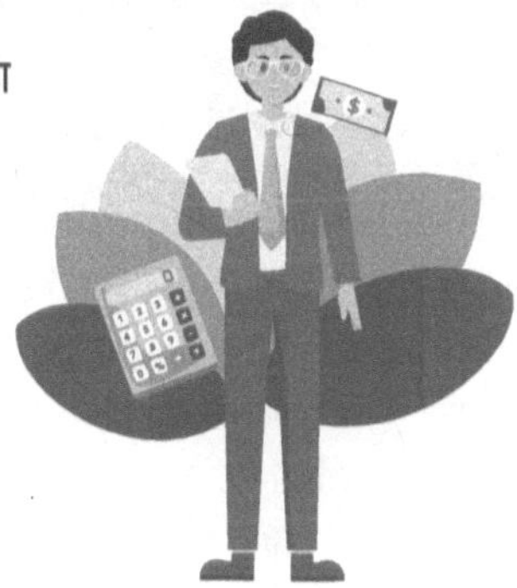

যাচাই পদ্ধতি (Verification Procedures)

HACCP পদ্ধতিগুলির প্রতি সমালোচনামূলক দৃষ্টিভঙ্গি গ্রহণ করা উচিত। আপনি ব্যক্তিগতভাবে যাচাই করবেন যে আপনি যে চেকগুলি সম্পাদন করছেন তা সঙ্গতিপূর্ণ এবং নির্ভরযোগ্য। যাচাই পদ্ধতির সাধারণ উদাহরণগুলির মধ্যে রয়েছে নির্ধারিত খাদ্য নমুনা সংগ্রহ এবং তাপমাত্রার পরিমাপ।

ডকুমেন্টেশন এবং পর্যালোচনা (Documentation and Review)

একটি HACCP ভিত্তিক FSMS অবশ্যই ভালভাবে ডকুমেন্ট করা উচিত, যাতে এটি প্রদর্শন করা যায় যে সিস্টেমটি কার্যকরভাবে কাজ করছে এবং কীভাবে এটি কাজ করছে। এতে নিম্নলিখিত অন্তর্ভুক্ত থাকতে হবে:

» কাজের নির্দেশিকা এবং স্মারক
» লিখিত নীতি এবং পদ্ধতিসমূহ
» প্রশিক্ষণ রেকর্ড
» HACCP চার্ট
» পর্যবেক্ষণ রেকর্ড
» চালান এবং রসিদ

ডকুমেন্টেশন এবং পর্যালোচনা (Documentation and Review)

আপনাকে নিয়মিত সময়ান্তরে আপনার FSMS এবং HACCP পর্যালোচনা করতে হবে, বিশেষত যখন কোনো পরিবর্তন ঘটে, যেমন: নতুন স্থানে স্থানান্তর, একটি কক্ষ পুনঃডিজাইন করা, একটি নতুন যন্ত্রপাতি যোগ করা, একটি EHO (Environmental Health Officer) পরিদর্শন, একটি গ্রাহক অভিযোগ, নতুন উপাদান পরিচিতি, মেনু পরিবর্তন, একটি পর্যালোচনা অন্তত বার্ষিক ভিত্তিতে হওয়া উচিত।

HACCP-এর জন্য পূর্বশর্ত প্রোগ্রাম

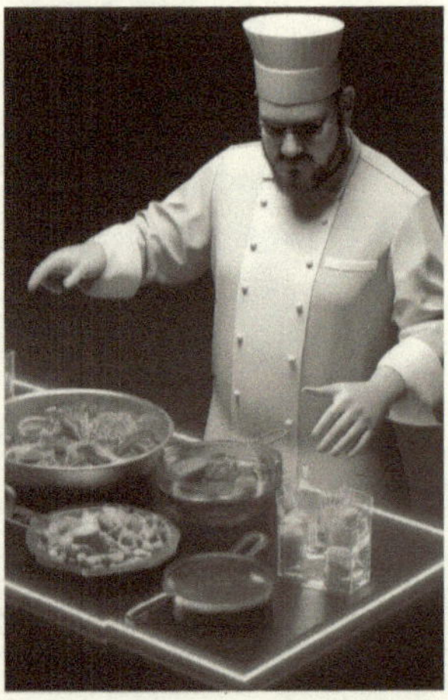

কিছু পূর্বশর্ত নিয়ন্ত্রণ রয়েছে যা বেশিরভাগ খাদ্য ব্যবসায়ে প্রযোজ্য এবং এটি উৎপাদন প্রক্রিয়ার যেকোনো পর্যায়ে ঝুঁকির সাথে সম্পর্কিত। আপনার পূর্বশর্তগুলো কী কী? **নিম্নলিখিত বিষয়গুলো বিবেচনা করুন:**

» কীভাবে এটি নিরাপদ খাদ্য উৎপাদন নিশ্চিত করবে?

» যদি কোনো সমস্যা ঘটে, তবে কোন সংশোধনমূলক পদক্ষেপ (CA) প্রয়োজন হবে?

» এটি যাচাই করার জন্য কে দায়িত্বশীল হবে?

» কোন ডকুমেন্টেশন প্রয়োজন হবে?

বিভিন্ন খাদ্য ব্যবসায়ে পূর্বশর্ত প্রোগ্রাম (Prerequisite Programmes for HACCP)

বেশিরভাগ কোম্পানি পণ্য বিক্রি বা খাওয়ার আগে পূর্বশর্ত প্রোগ্রাম স্থাপন করে। এর কিছু উদাহরণ হল:

» প্রাঙ্গণ এবং যন্ত্রপাতির স্যানিটারি ডিজাইন নীতিমালা অনুযায়ী নির্মাণ এবং অবস্থান

» কার্যকর FSMS এবং HACCP সিস্টেমসহ সরবরাহকারী

» ব্যবহৃত উপাদান এবং পণ্যের জন্য লিখিত স্পেসিফিকেশন

» কাঁচা থেকে রান্না করা খাবারের দিকে লিনিয়ার উৎপাদন প্রক্রিয়া মাধ্যমে ক্রস-কনট্যামিনেশন নিয়ন্ত্রণ

» কঠোর কর্মী ব্যক্তিগত স্বাস্থ্যসম্মত মান

» স্যানিটেশন সময়সূচী

» একটি কার্যকর পেস্ট কন্ট্রোল প্রোগ্রাম

১২ ধাপের HACCP বাস্তবায়ন (12-step HACCP Implementation)

পূর্বশর্ত প্রোগ্রামগুলো স্থাপন করা হয়েছে - এখন আপনার HACCP পরিকল্পনা বাস্তবায়ন করুন। এটি ১২টি যৌক্তিক ধাপ অনুসরণ করে:

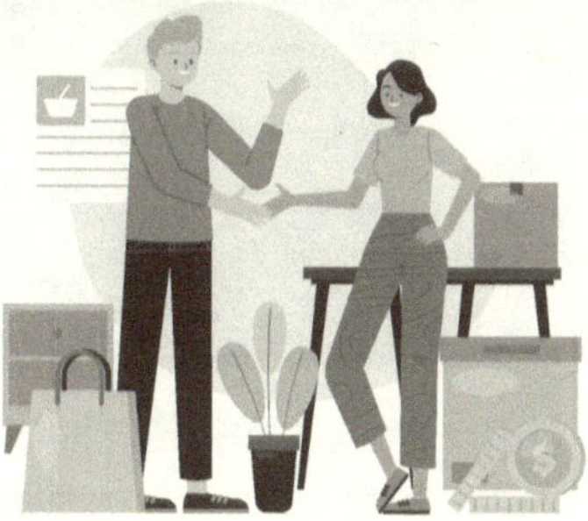

- » আপনার টিম গঠন করুন।
- » পণ্যগুলোর বর্ণনা দিন।
- » পণ্যের উদ্দেশ্য এবং এর গ্রাহকদের শনাক্ত করুন।
- » HACCP প্রক্রিয়াটি বর্ণনা করার জন্য একটি
- » ফ্লো ডায়াগ্রাম তৈরি করুন।
- » সাইটে গিয়ে ফ্লো ডায়াগ্রাম নিশ্চিত করুন।
- » ঝুঁকি বিশ্লেষণ করুন।
- » CCPগুলো শনাক্ত করুন।
- » পর্যবেক্ষণ প্রক্রিয়া স্থাপন করুন।
- » সংশোধনমূলক পদক্ষেপ (CAs) নির্ধারণ করুন।
- » তাদের যাচাই করুন।
- » ডকুমেন্টেশন তৈরি কর এবং পর্যালোচনা করুন।

ধাপ ১: আপনার টিম গঠন করুন টিম নির্বাচন করা উচিত দক্ষতা এবং অভিজ্ঞতার ভিত্তিতে। এতে সুপারভাইজার সহ প্রতিটি বিভাগের একজন প্রতিনিধি থাকতে পারে, যারা সাইট-সংক্রান্ত জ্ঞান রাখে।

ধাপ ২: পণ্যের বিবরণ দিন সমস্ত উপাদান, খাদ্য, উৎপাদন পদ্ধতি, পরিবহন পদ্ধতি এবং বিতরণের সময় খাদ্যের অবস্থার বিবরণ প্রদান করুন।

ধাপ ৩: নির্ধারিত ব্যবহার এবং ভোক্তা চিহ্নিত করুন খাদ্যের প্রত্যাশিত ব্যবহারের একটি বিবরণ লিখুন।

ধাপ ৪: HACCP প্রক্রিয়াটি বর্ণনা করার জন্য একটি ফ্লো ডায়াগ্রাম তৈরি করুন আপনার HACCP-এর সম্পূর্ণ একটি কাঠামো তৈরি করুন, যা সরবরাহ শৃঙ্খল ধাপগুলো অন্তর্ভুক্ত করবে, যখন খাদ্য আপনার ব্যবসার নিয়ন্ত্রণে প্রবেশ বা প্রস্থান করে।

ধাপ ৫: সাইটে গিয়ে ফ্লো ডায়াগ্রাম নিশ্চিত করুন HACCP টিমকে ফ্লো ডায়াগ্রামের সঠিকতা যাচাই বা সংশোধন করতে হবে।

ধাপ ৬ থেকে ১২: আমরা ইতিমধ্যেই আগের স্লাইডে HACCP-এর সাতটি মূলনীতি নিয়ে আলোচনা করেছি। এই সাতটি মূলনীতি ধাপ ৬ থেকে ১২ পর্যন্ত অন্তর্ভুক্ত।

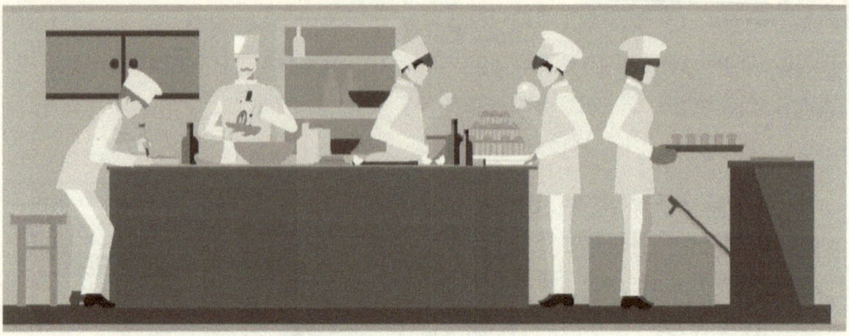

HACCP নীতিমালার উপর ভিত্তি করে FSMSs

আপনার ক্যাটারিং ব্যবসায় আইনের ভিত্তিতে HACCP নীতিমালার উপর দৃঢ়ভাবে ভিত্তিক একটি FSMS থাকতে হবে; সাধারণত এটি নিশ্চিত করা সুপারভাইজারের দায়িত্ব। এটি খাদ্য উৎপাদন প্রক্রিয়ার সময় যেকোনো ঝুঁকি প্রতিরোধ বা নিয়ন্ত্রণের সর্বোত্তম উপায়। আপনার কাজের পদ্ধতিতে কী ভুল হতে পারে এবং তা প্রতিরোধ করার এটি সর্বোত্তম সুযোগ।

মূল্যায়ন

প্রশ্ন ১: নিম্নলিখিত কোনটি পর্যাপ্ত FSMS পরিচালনা না করার ফল নয়?

i. একটি মিশেলিন তারকা অর্জন
ii. "Scores on the Doors" এ খারাপ রেটিং
iii. গুরুতর অসুস্থতা সৃষ্টি করা
iv. মামলা-মোকদ্দমার সম্ভাবনা

প্রশ্ন ২: নিম্নলিখিত কোনটি HACCP-এর সাতটি নীতির একটি নয়?

i. একটি পড়ার উপযোগী মেনু প্রদান
ii. ঝুঁকি বিশ্লেষণ পরিচালনা
iii. সংশোধনী কার্যক্রম যাচাই
iv. ক্রিটিকাল লিমিট নির্ধারণ

সত্য বা মিথ্যা

প্রশ্ন ৩: একটি খাদ্য ব্যবসা পরিচালনার সময় একটি FSMS থাকা আইনি প্রয়োজনীয়তা নয়।

i. সত্য
ii. মিথ্যা

সারাংশ

আমরা কী শিখেছি:

» একটি আট-পর্বের FSMS হল একটি লিখিত নথি, যেখানে আপনার ব্যবসা কীভাবে খাদ্য নিরাপত্তা পরিচালনা করে তা সম্পর্কিত সব তথ্য অন্তর্ভুক্ত থাকে।
» HACCP নীতিমালার ভিত্তিতে FSMS পরিচালনা করা আপনার জন্য বাধ্যতামূলক।
» HACCP-এ আপনার ব্যবসার সম্মতি প্রক্রিয়া এবং সম্ভাব্য ঝুঁকিগুলোর বিস্তারিত বিবরণ রয়েছে।
» HACCP-এর সাতটি নীতি রয়েছে, যার মধ্যে ক্রিটিকাল কন্ট্রোল পয়েন্ট এবং ক্রিটিকাল লিমিট সনাক্ত করা অন্তর্ভুক্ত।
» HACCP কেবলমাত্র পূর্বশর্তগুলো পূরণের পরই স্থাপন করা যায়।
» HACCP-এর সাতটি নীতি হল ১২টি HACCP ধাপের শেষ পর্যায়, যা আপনাকে সম্পন্ন করতে হবে।

মডিউল ০৩: খাদ্য নিরাপত্তা এবং খাদ্য স্বাস্থ্য বিধান

খাদ্য নিরাপত্তা এবং খাদ্য স্বাস্থ্য বিধান

ভূমিকা

প্রতিটি মানুষ চায় তাদের খাদ্য নিরাপদ হোক। আত্মবিশ্বাসের সাথে খেতে, খাদ্য নিরাপত্তা প্রক্রিয়াগুলি আইন অনুসারে অনুসরণ করা আবশ্যক। বিধান খাদ্য নিরাপত্তার একটি বৈজ্ঞানিক ভিত্তি নিশ্চিত করে, খাদ্য পরিচালনা, প্রস্তুতি, পরিবেশন এবং সঞ্চয় নিয়ন্ত্রণ করে এবং খাদ্য বিষক্রিয়া রোধে সহায়ক। আপনার কাজ হল নিশ্চিত করা যে এই সমস্ত মান পূর্ণরূপে অনুসরণ করা হচ্ছে। এই মডিউলে, আমরা দেখব কিভাবে আপনি এটি করতে পারেন।

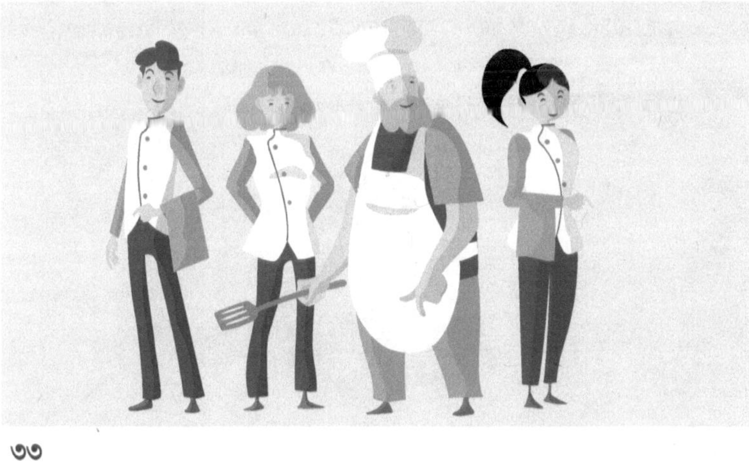

এই মডিউলে, আমরা নিম্নলিখিত বিষয়গুলি আলোচনা করব:

- বর্তমান বিধান
- 'ফুড সেফটি অ্যান্ড হাইজিন (ইংল্যান্ড) রেগুলেশনস ২০১৩'
    - 'ফুড হাইজিন (স্কটল্যান্ড) রেগুলেশনস ২০০৬'
    - ফুড সেফটি অ্যাক্ট ১৯৯০
    - খাদ্য আইন বাস্তবায়নকারী সংস্থা
- খাদ্য আইন প্রয়োগ
- খাদ্য আইন কোড অফ প্র্যাকটিস
- খাদ্য স্বাস্থ্য বিধান
- খাদ্য শিল্পে গোপন তথ্য ফাঁস (Whistleblowing)
- জরিমানা এবং মামলা
- যথাযথ সতর্কতা (Due Diligence)
- খাদ্য ব্যবসা অপারেটরের দায়িত্ব
- কর্মচারীদের দায়িত্ব
- খাদ্যবাহিত অসুস্থতার প্রাদুর্ভাব তদন্ত

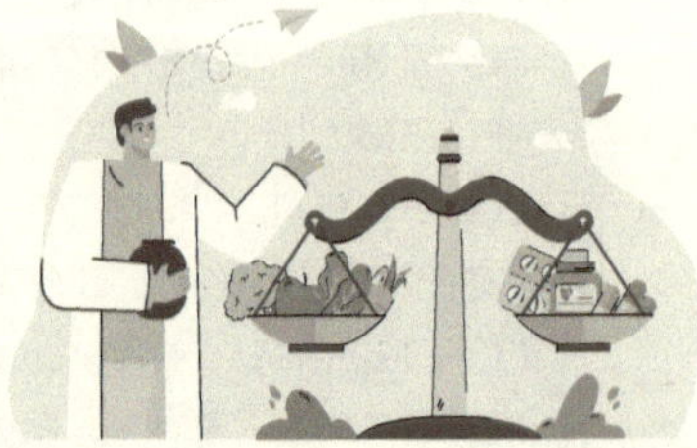

বর্তমান বিধান

খাদ্য শিল্পের সরবরাহ এবং বিতরণ চেইনের প্রতিটি অংশে আইন প্রযোজ্য। আপনাকে এসব বিধান সম্পর্কে পরিচিত থাকতে হবে। এগুলি প্রধান কিছু ইউকে আইন যা প্রযোজ্য:

- ফুড সেফটি অ্যান্ড হাইজিন (ইংল্যান্ড) রেগুলেশনস ২০১৩ www.legislation.gov.uk
- ফুড সেফটি অ্যাক্ট ১৯৯০ www.legislation.gov.uk
- ফুড হাইজিন (স্কটল্যান্ড) রেগুলেশনস ২০০৬ www.legislation.gov.uk
- ফুড সেফটি (নর্দার্ন আয়ারল্যান্ড) অর্ডার ১৯৯১ www.legislation.gov.uk
- জেনারেল ফুড রেগুলেশনস 2004 www.legislation.gov.uk
- ইইউ রেগুলেশন ১৭৮ (২০০২) eur-lex.europa.eu

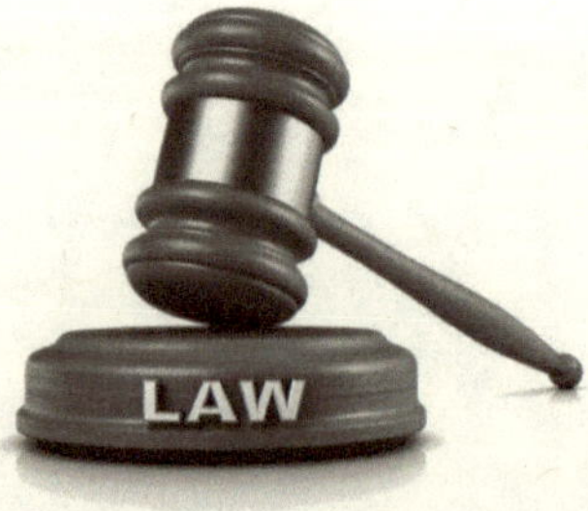

ফুড সেফটি অ্যান্ড হাইজিন (ইংল্যান্ড) রেগুলেশনস ২০১৩

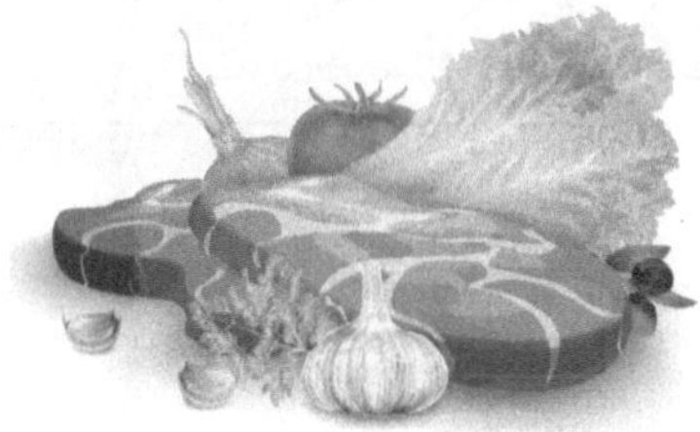

এটি নিম্নলিখিত বিষয়গুলিকে কভার করে:

» তেল, চর্বি এবং কাঁচা চিনি পরিবহনের বড় আকার

» খামারে পালিত মুরগি বা খরগোশের মাংস সরবরাহ

» দোকান এবং ক্যাফেতে তাপমাত্রা নিয়ন্ত্রণ

» অপরিশোধিত দুধ সরবরাহ এবং বিক্রয়

ফুড সেফটি অ্যাক্ট ১৯৯০

এটি যুক্তরাজ্যের খাদ্য আইন কাঠামো প্রদান করে। এটি নিশ্চিত করে যে ক্যাটারিং ব্যবসাগুলি:

» তাদের খাদ্যে স্বাস্থ্যকে ক্ষতিগ্রস্ত করতে কিছু যোগ বা বাদ না করে।

» এমন খাবার বিক্রি করে যা গ্রাহকরা যুক্তিসঙ্গতভাবে প্রত্যাশা করতে পারে।

» তাদের খাদ্য সঠিকভাবে লেবেল বা উপস্থাপন করে।

ফুড হাইজিন (স্কটল্যান্ড) রেগুলেশন ২০০৬

স্কটল্যান্ডের নিয়মাবলী যুক্তরাজ্যের অন্যান্য অংশ থেকে কিছু ভিন্ন:

» রেফ্রিজারেটর বা চিলারগুলিতে পর্যাপ্ত বায়ু চলাচলের

» জন্য ভেন্টিলেশন থাকতে হবে।

» গরম খাবার ৬৩°C এর উপরে তাপমাত্রায় রাখা আবশ্যক।

» পুনরায় গরম করা খাবার অন্তত ৮২°C তাপমাত্রায় গরম করতে হবে।

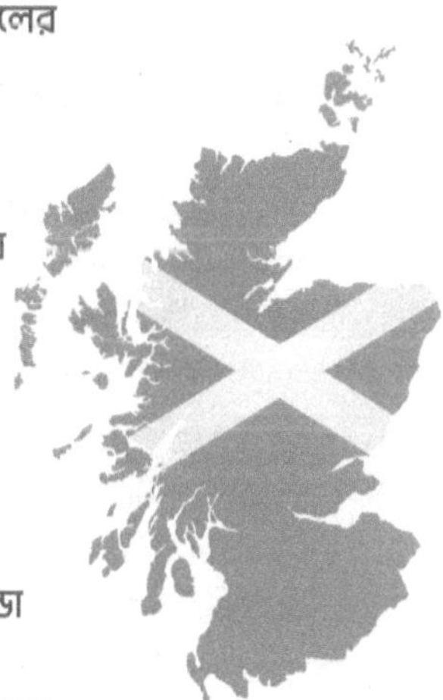

তাপমাত্রা নিয়ন্ত্রণের (হিটিং এবং চিলিং) নিয়মাবলী স্থগিত করা যেতে পারে যদি খাবার:

» রেফ্রিজারেটর বা চিলারে যথাযথ ভেন্টিলেশনের ব্যবস্থা থাকে।

» "বিক্রয়ের জন্য সহজলভ্য" হয় এবং গরম বা ঠান্ডা ক্যাবিনেটে না থাকে।

» স্বাস্থ্যসম্মত উপায়ে নিরাপদ তাপমাত্রায় ঠান্ডা করা হয়।

» রুমের তাপমাত্রায় নিরাপদে রাখা যায়।

» বিক্রয়ের জন্য সুবিধাজনক স্থানে সংরক্ষিত থাকে।

জেনারেল ফুড রেগুলেশনস ২০০৪

এই আইনটি নিশ্চিত করে যে:

» খাবার মানব ব্যবহারের জন্য উপযুক্ত।
» লেবেলিং বিভ্রান্তিকর নয়।
» সরবরাহকারী ট্রেসযোগ্য।
» অনিরাপদ খাবার বিক্রি থেকে প্রত্যাহার করা হয় এবং কর্তৃপক্ষকে অবহিত করা হয়।
» সঠিক রেকর্ড রাখা হয়।
» যেকোনো প্রত্যাহার বা রিকল কারণে ভোক্তাদের জানানো হয়।

EU রেগুলেশন ১৭৮ (২০০২)

এই বিধিগুলি:

» খাদ্য ও ক্যাটারারদের স্বাস্থ্যবিধি নিয়ন্ত্রণ করে।
» মানুষের খাওয়ার জন্য পশু উৎপত্তি পণ্য বিক্রির ক্ষেত্রে প্রযোজ্য।
» প্রাণী খাদ্য, স্বাস্থ্য এবং কল্যাণ সম্পর্কিত আইন অনুযায়ী ব্যবসার সম্মতি যাচাই করে।
» অনিরাপদ খাবার বিক্রি থেকে প্রত্যাহার করা হয় এবং কর্তৃপক্ষকে অবহিত করা হয়।
» খাবার সঠিক তথ্য সহ উপস্থাপিত হওয়া নিশ্চিত করে।
» আমদানি ও রপ্তানি ইউরোপীয় ইউনিয়ন আইন অনুযায়ী সম্মতিপূর্ণ হতে হবে।

খাদ্য আইন বাস্তবায়নকারী সংস্থাসমূহ

যুক্তরাজ্যে খাদ্য আইন বাস্তবায়নকারী প্রধান সরকারি সংস্থাগুলি হল:

» FSA (Food Standards Authority)
» FSS (Food Standards Scotland)
» DEFRA (The Department for Environment, Food and Rural Affairs)
» DAERA (The Department of Agriculture, Environment and Rural Affairs in Northern Ireland)
» SGRPID (The Scottish Government Rural Payments and Inspections Directorate)
স্থানীয় কর্তৃপক্ষ/FSA

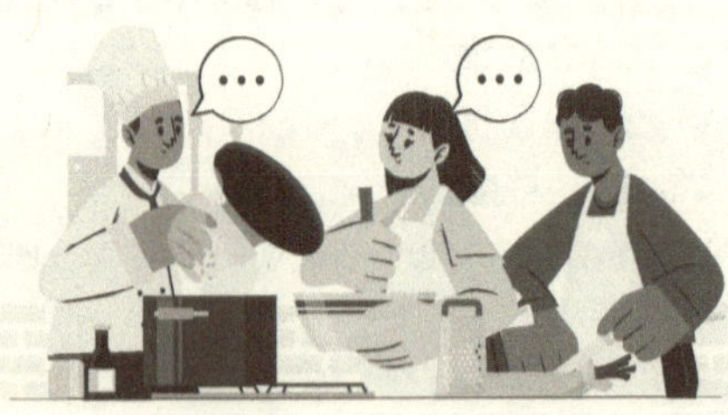

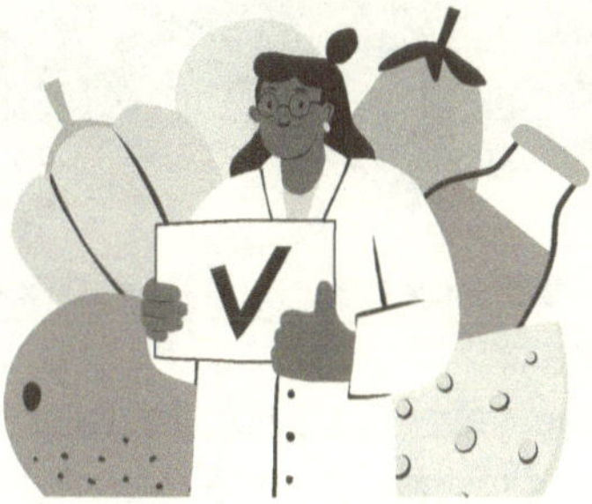

খাদ্য আইন বাস্তবায়ন

খাদ্য আইন বাস্তবায়ন একটি সংযুক্ত প্রচেষ্টা, যেখানে FSA এবং DEFRA পরিবেশগত স্বাস্থ্য কর্মকর্তা (EHOs) এর সাথে কাজ করে এবং ফ্রেমওয়ার্ক চুক্তি (FA) দ্বারা পরিচালিত হয়। FA তে নিম্নলিখিত বিষয়গুলির জন্য নির্দেশিকা অন্তর্ভুক্ত রয়েছে:

» খাদ্য আইন বাস্তবায়ন মান
» বাস্তবায়ন প্রক্রিয়ার স্বচ্ছতা
» ডেটা মনিটরিং
» অডিটিং

খাদ্য আইন কোড অব প্র্যাকটিস

স্থানীয় কর্তৃপক্ষ খাদ্য আইন কোড অব প্র্যাকটিস (FLCP) অনুসরণ করে, যা স্থানীয় বাস্তবায়ন কর্মকর্তাদের ক্ষমতা নিয়ন্ত্রণ করে; এর মধ্যে অন্তর্ভুক্ত রয়েছে:

» খাদ্য উৎপাদন, উৎপাদন, বিতরণ, পরিবেশন এবং খুচরা বিক্রির যেকোনো পর্যায়ের পরিদর্শন
» খাদ্য প্রতিষ্ঠানে প্রবেশ
» খাদ্য জব্দ এবং আটক রাখা
» খাদ্য পরীক্ষা করার জন্য নমুনা সংগ্রহ
» যেকোনো ব্যবসার বিরুদ্ধে আইনগত ব্যবস্থা গ্রহণ
» যারা খাদ্য আইন মেনে চলে না

একটি খাদ্য ব্যবসার বিরুদ্ধে অভিযোগ করা হলে, স্থানীয় কর্তৃপক্ষ তদন্ত করবে। বাস্তবায়ন কর্মকর্তারা মৌখিক এবং লিখিত সতর্কতা জারি করতে পারেন, পাশাপাশি উন্নতি, সংশোধনমূলক পদক্ষেপ (RANs) বা নিষেধাজ্ঞা নোটিশও জারি করতে পারেন। তারা মামলা দায়ের করতে পারে, যার ফলে ব্যবসা বন্ধ হওয়া, জরিমানা বা কারাদণ্ড হতে পারে।

FLCP (Food Law Code of Practice) হালনাগাদ করা হয় যাতে আইনগত পরিবর্তনগুলো অন্তর্ভুক্ত করা যায় এবং মান বজায় রাখা যায়। FSA (Food Standards Agency) খাদ্য আইন প্রয়োগের জন্য একটি গাইডেন্স ডকুমেন্ট প্রকাশ করে, যা আপনাকে আইন প্রয়োগে সাহায্য করে। আপনি এটি এখানে পড়তে পারেন: www.nibusinessinfo.co.uk এটি কভার করে:

» বাস্তবায়ন কর্মকর্তাদের অভিজ্ঞতা এবং যোগ্যতা
» নিষেধাজ্ঞা এবং প্রয়োগ নোটিশ জারি করা
» পরিদর্শন পরিচালনা করা
» খাদ্য আইন অনুসরণের সাথে সম্পর্কিত বিষয়গুলো।

খাদ্য সুরক্ষা আইন

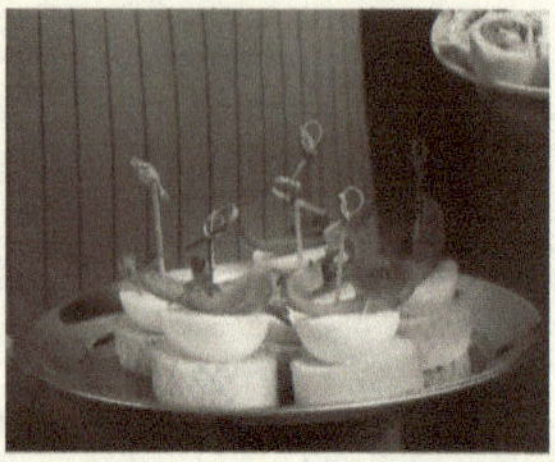

সমস্ত ক্যাটারিং ব্যবসা এই আইন অনুসরণ করতে বাধ্য, যাতে মাইক্রোবায়োলজিক্যাল নিরাপত্তা নিশ্চিত করা যায়। খাদ্য ব্যবসাগুলিকে মৌলিক স্যানিটেশন পদ্ধতি অনুসরণ করতে হবে যাতে দূষণ এড়ানো যায় এবং কীটপতঙ্গ নিয়ন্ত্রণ করা যায়। আপনার স্যানিটেশন পদ্ধতি আন্তর্জাতিকভাবে স্বীকৃত হ্যাজার্ড অ্যানালাইসিস এবং ক্রিটিক্যাল কন্ট্রোল পয়েন্টস সিস্টেম (HACCP) অনুসরণ করতে হবে। এটি নিশ্চিত করে যে আপনি নিরাপদ খাদ্য বিক্রি করছেন এবং আপনি স্থানীয় কর্তৃপক্ষদের কাছে এটি প্রমাণ করতে সক্ষম।

খাদ্য শিল্পে হুইসেলব্লোয়িং

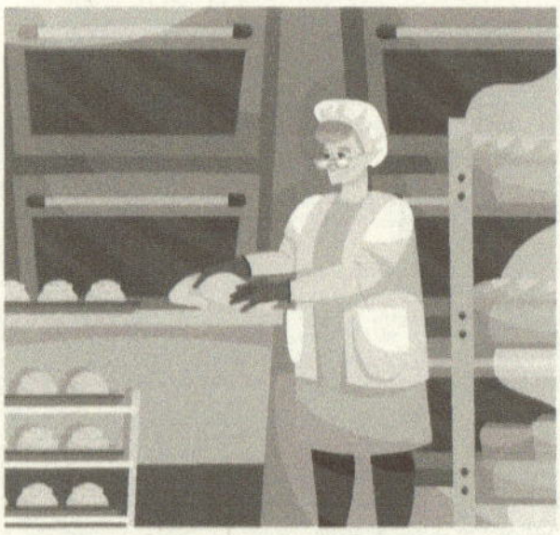

হুইসেলব্লোয়াররা হলেন কর্মচারীরা যারা ভুল কাজ রিপোর্ট করেন, যদি এটি জনস্বার্থে হয়। সরকার এখানে সাহায্য প্রদান করে: www.gov.uk

যদি কোনো কর্মী বিশ্বাস করেন যে খাদ্য নিরাপত্তা আইন ভঙ্গ হয়েছে, তাহলে তারা আইন ভঙ্গের মধ্যে পড়তে পারে যদি তারা এটি প্রকাশ না করে। পাবলিক ইন্টারেস্ট ডিসক্লোজার অ্যাক্ট কর্মীদের অযৌক্তিক আচরণ থেকে রক্ষা করে যদি তারা 'হুইসেল ব্লো' করে। এটি নিশ্চিত করে যে কর্মীরা যদি কোনও ভুল কাজ রিপোর্ট করেন তবে তাদের সুরক্ষা প্রদান করা হবে, যদি এটি একটি 'যোগ্য প্রকাশনা' হয়।

একটি যোগ্য প্রকাশনা হল: "তথ্য প্রকাশ যেখানে কর্মচারী যুক্তিসঙ্গতভাবে বিশ্বাস করেন (এবং এটি জনস্বার্থে) যে একটি বা একাধিক [অবৈধ কাজ] ঘটছে, ঘটেছে বা ভবিষ্যতে ঘটার সম্ভাবনা রয়েছে।"

অর্থাৎ, যদি হুইসেলব্লোয়ার যুক্তিসঙ্গতভাবে বিশ্বাস করেন যে নিম্নলিখিত ঘটেছে:

» একটি অপরাধ
» আইন ভঙ্গ
» ন্যায়বিচারের অপব্যবহার
» কর্মীদের নিরাপত্তার জন্য ঝুঁকি
» পরিবেশগত ক্ষতি
» উপরের কোন কিছু আড়াল করা
» যোগ্য প্রকাশনাগুলি FSA-তে রিপোর্ট করা উচিত, যারা বিশ্বাস করে যে যদি প্রকাশনা ভালো উদ্দেশ্যে
» করা হয় তবে তারা হুইসেলব্লোয়ারের সুরক্ষা নিশ্চিত করার চেষ্টা করবে।

একটি যোগ্য প্রকাশনা তৈরি করা

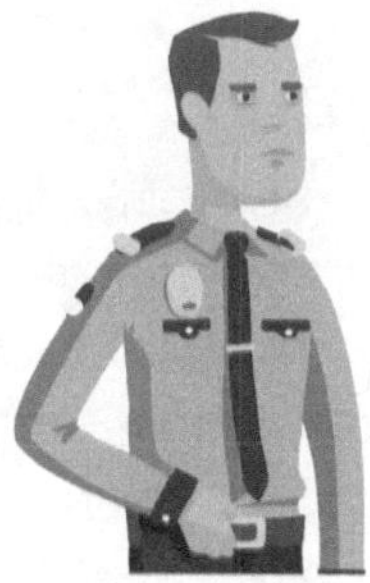

এখানে FSA-এর হুইসেলব্লোইং নীতি: www.food.gov.uk

আপনি একটি প্রকাশনা করতে পারেন:

» অনলাইন ফর্ম ব্যবহার করে রিপোর্ট করা www.food.gov.uk
» খাদ্য জালিয়াতি সমন্বয় কর্মকর্তার সাথে যোগাযোগ করুন (০২৮ ৯০৪১ ৭৭০০)
» পাবলিক কনসার্ন অ্যাট ওয়ার্কের সাথে যোগাযোগ করুন, একটি দাতব্য প্রতিষ্ঠান যা গোপনীয় সহায়তা প্রদান করে

খাদ্য শিল্পে দুর্নীতি জনস্বাস্থ্যের জন্য হুমকি। এটি আপনার দায়িত্ব যে আপনি এটি রিপোর্ট করবেন।

জরিমানা এবং প্রসিকিউশন

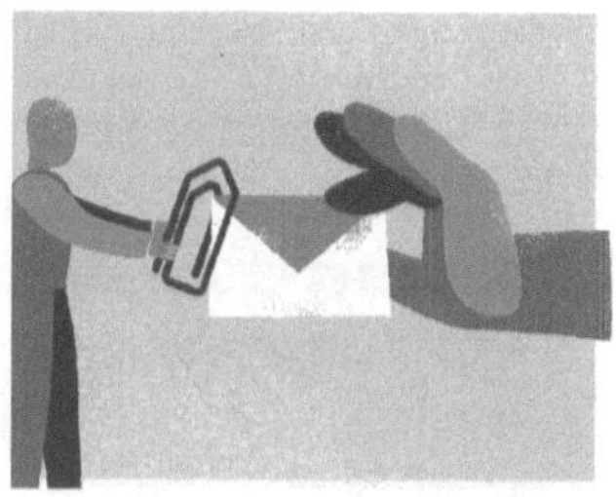

অফিসাররা প্রমাণিত দুর্নীতির বিরুদ্ধে প্রয়োগমূলক ব্যবস্থা নিতে পারেন, যার মধ্যে রয়েছে:

» একটি অফিসিয়াল চিঠি পাঠানো, যা একটি পরিদর্শনের ফলাফল নিশ্চিত করে এবং যে কোনো সমস্যা সমাধান করার জন্য অনুরোধ করা
» একটি আনুষ্ঠানিক আইনগত নোটিশ প্রদান করা, যা কী করতে হবে তা জানানো
» কোনো ব্যবসাকে স্থাপনা বা সরঞ্জাম ব্যবহারে বাধা প্রদান।
» মানব ভোগের অনুপযোগী খাদ্য বাজেয়াপ্ত করা
» প্রসিকিউশন

যদি জনস্বাস্থ্যের জন্য অবিলম্বে কোনো ঝুঁকি না থাকে, তবে কর্মকর্তারা আপনাকে সমস্যাগুলি সংশোধন করার জন্য যুক্তিসঙ্গত সময় দেবেন।

অযাচিত দুর্নীতি এখনও দোষী সাব্যস্ত এবং ফৌজদারি রেকর্ডের দিকে নিয়ে যেতে পারে, তবে সব ক্ষেত্রেই এটি প্রমাণিত হতে হবে যুক্তিসঙ্গত সন্দেহের বাইরে। এই ধরনের অভিযোগ সহজে প্রমাণিত হয় না এবং জরিমানা এবং শাস্তি সম্প্রতি বৃদ্ধি পেয়েছে। ইংল্যান্ড এবং ওয়েলসের জন্য ২০১৬ সালে নির্দেশিকা চালু করা হয়েছিল (স্বাস্থ্য এবং সুরক্ষা অপরাধ, কর্পোরেট হত্যাকাণ্ড এবং খাদ্য সুরক্ষা ও হাইজিন অপরাধ) যাতে জরিমানা সংক্রান্ত বিধি সংক্রান্ত শাস্তি সঙ্গতিপূর্ণ হয়। সাম্প্রতিক অপরাধীদের মধ্যে ৯২% জরিমানা করা হয়েছে, তবে মাত্র ১% জেল খেটেছে; ২০১৬ সালে ১৩০টি ব্যবসা কোনো না কোনো ধরনের শাস্তি পেয়েছে, যার গড় জরিমানা ছিল $৭,১০০। বর্তমানে, ২% খাদ্য সুরক্ষা রেটিং প্রাপ্ত সংস্থা (১০,০০০ ব্যবসা) উন্নতির প্রয়োজন।

দিউ ডিলিজেন্স (Due Diligence)

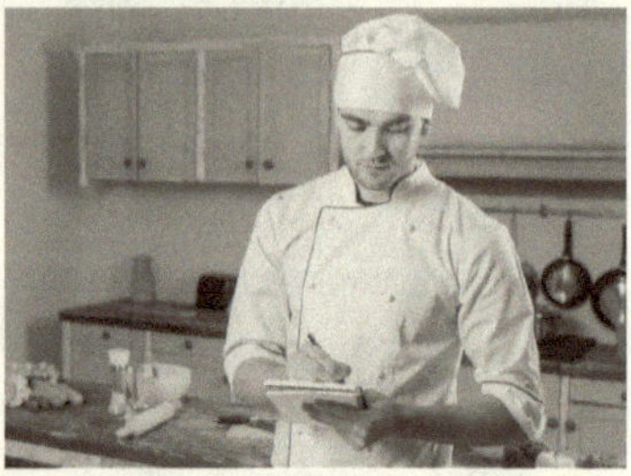

দিউ ডিলিজেন্স সেই পদক্ষেপগুলি বর্ণনা করে যা একটি অপরাধ সংঘটিত না হওয়ার জন্য গ্রহণ করা উচিত। যদি একটি পরিদর্শন দেখায় যে আপনি খাদ্য আইন লঙ্ঘন করেছেন, তবে আপনার সেরা প্রতিরক্ষা হল প্রমাণ দেখানো যে আপনি দিউ ডিলিজেন্স গ্রহণ করেছেন। এটি দেখায় যে আপনি ১৯৯০ সালের খাদ্য সুরক্ষা আইন অনুসারে প্রয়োজনীয় সমস্ত ব্যবস্থা গ্রহণ করেছেন যদি আপনার ব্যবসায় খাদ্য সুরক্ষা সমস্যা উত্পন্ন হয়। এর মানে হল যে আপনি এমন কিছুতে দোষী সাব্যস্ত হতে পারবেন না, যা প্রতিরোধ করতে আপনি সমস্ত যুক্তিসঙ্গত প্রচেষ্টা করেছেন। এটি ব্যবসায়ীদের অধিকার এবং জনগণের অধিকারগুলির মধ্যে সামঞ্জস্য অর্জন করে।

আপনি দিউ ডিলিজেন্স গ্রহণ করেছেন যদি আপনি প্রমাণ দেখাতে পারেন যে:

» আপনি সমস্ত পরিস্থিতিতে খাদ্যের পর্যাপ্ত পরীক্ষা করেছেন।

» যে কোনো অপরাধ সংঘটিত হয়েছে তা এমন ব্যক্তির কার্যকলাপের কারণে, যারা ব্যবসার নিয়ন্ত্রণের অধীনে ছিল না।

» আপনি এমন কোন কারণ ছিল না যে, আপনি কোন কাজ করবেন বা করবেন না এটি একটি অপরাধ হবে।

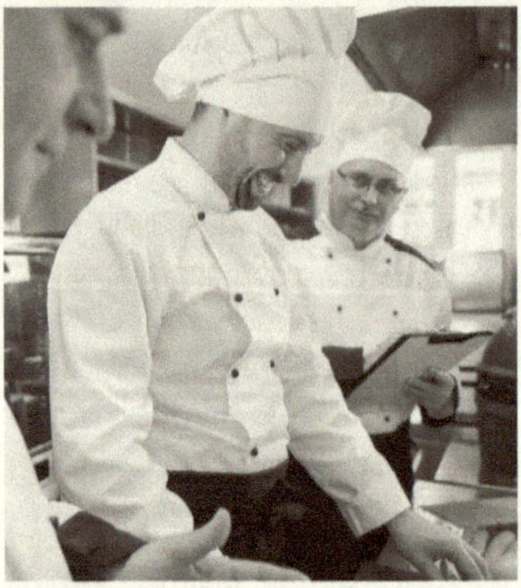

দিউ ডিলিজেন্স আপনার খাদ্য ব্যবসাকে বেশিরভাগ পরিস্থিতিতে রক্ষা করে - তবে শুধুমাত্র যদি আপনার সঠিক সিস্টেম স্থাপন থাকে। আপনার সেরা 'বীমা' হল একটি HACCP-ভিত্তিক সিস্টেম, যা সমস্ত সিদ্ধান্ত এবং কার্যকলাপের প্রমাণ সরবরাহ করে। এটি সেই ডকুমেন্টেশন প্রদান করে যা প্রমাণ করে যে আপনি খাদ্য সুরক্ষা নিশ্চিত করার জন্য সমস্ত যুক্তিসঙ্গত পদক্ষেপ নিয়েছেন। একটি উদাহরণ: আপনার ব্যবসাকে খাদ্য বিষক্রিয়া সংক্রমণের জন্য আদালতে নিয়ে যাওয়া হয়েছে। আপনার HACCP ডেটার তদন্তে দেখায় যে প্রস্তুতি, সংরক্ষণ এবং পরিবেশন প্রতিটি পর্যায়ে সঠিক খাদ্য তাপমাত্রার রেকর্ড ছিল, সাথে যথাযথ ঝুঁকি মূল্যায়ন ছিল। আদালত আপনাকে মামলা করতে পারবে না।

খাদ্য ব্যবসার অপারেটরদের দায়িত্ব

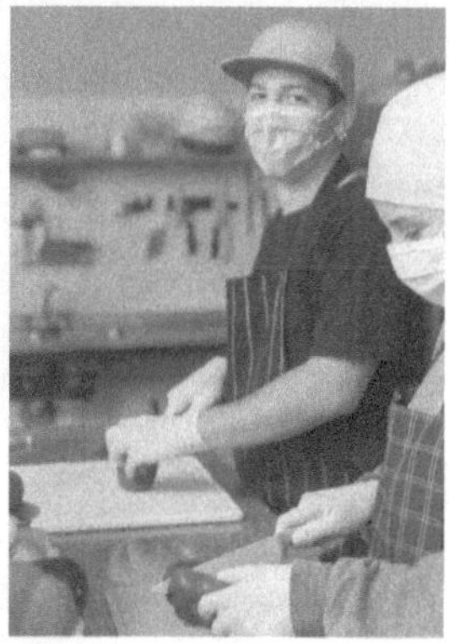

সবকটি ক্যাটারিং এবং খাদ্য ব্যবসা তাদের স্থানীয় কর্তৃপক্ষের পরিবেশ স্বাস্থ্য সেবায় অন্তত ২৮ দিন আগে রেজিস্ট্রেশন করতে হবে, যতটা সম্ভব তাদের ব্যবসা খোলার আগে। এখানে রেজিস্ট্রেশন করুন, বিনামূল্যে: www.gov.uk

আপনার ব্যবসার আকার যাই হোক না কেন, আপনাকে রেজিস্ট্রেশন করতে হবে, তেমনি আপনার সরবরাহকারী এবং ব্যবসায়িক গ্রাহকদেরও করতে হবে। ব্যবসা রেজিস্ট্রেশন করার পর, ক্যাটারারদের এই সবকিছু নিশ্চিত করতে হবে যা HACCP-এর অধীনে অন্তর্ভুক্ত:

» নিশ্চিত করুন যে আপনার খাদ্য নিরাপদ।
» নিশ্চিত করুন যে আপনার খাদ্য ভাল মানের।
» আপনার খাদ্য সঠিকভাবে উপস্থাপন, লেবেল এবং বিজ্ঞাপন দিন।
» আপনার সরবরাহকারী এবং ব্যবসায়িক গ্রাহকদের চিহ্নিত করুন।
» এমন খাদ্য যা মানব ভোজ্য নয় বা ত্রুটিপূর্ণ, তা প্রত্যাহার এবং প্রত্যাহারের ব্যবস্থা করতে সক্ষম হন।
» সঠিক রেকর্ড রাখুন।
» উপরের সবগুলো নিশ্চিত করতে আপনি যে পদক্ষেপ গ্রহণ করছেন তা প্রমাণ করতে সক্ষম হন।

কর্মচারীদের দায়িত্ব

ক্যাটারিং কর্মচারীদের ব্যক্তিগত দায়িত্ব হল:

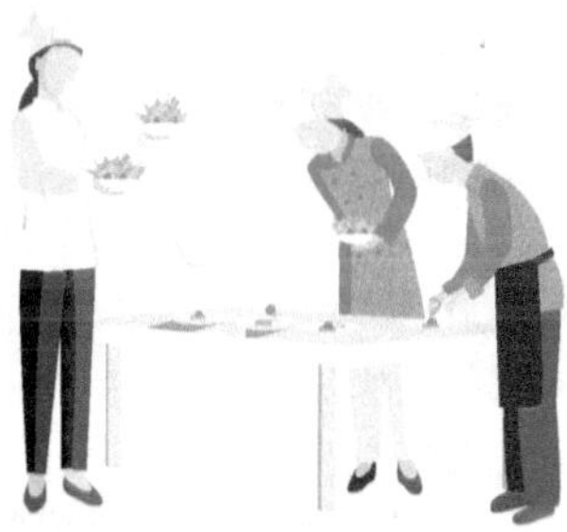

» সংরক্ষণ, প্রস্তুতি এবং পরিবেশন ক্ষেত্রগুলিতে স্বাস্থ্য এবং সুরক্ষা মান নিশ্চিত করা এবং মনিটর করা। আবর্জনা নিষ্কাশন, টয়লেট এবং হাত ধোয়ার সুবিধাগুলির সঠিক রক্ষণাবেক্ষণ।
» এই সমস্ত কাজ অবশ্যই খাদ্য সুপারভাইজারের তত্ত্বাবধানে করা উচিত, যিনি তা নিশ্চিত করবেন যে কর্মচারীদের খাদ্য স্বাস্থ্য ও সুরক্ষা সম্পর্কিত উপযুক্ত প্রশিক্ষণ রয়েছে।

কর্মচারী এবং সুপারভাইজারের স্বাস্থ্য নির্দেশিকাগুলি সরকারের ফিটনেস টু ওয়ার্ক ডকুমেন্টে পাওয়া যেতে পারে: www.food.gov.uk

খাদ্যজনিত অসুস্থতা এবং প্রাদুর্ভাব তদন্ত

যদি আপনার ব্যবসায় খাদ্য বিষক্রিয়া বা খাবারজনিত অসুস্থতার প্রাদুর্ভাব ঘটে, তবে এটি তদন্ত করতে হবে - এবং সুপারভাইজারের ভূমিকা অত্যন্ত গুরুত্বপূর্ণ। তবে, একটি তদন্তে শেষ সিদ্ধান্ত নেওয়ার দায়িত্ব স্থানীয় কর্তৃপক্ষের।

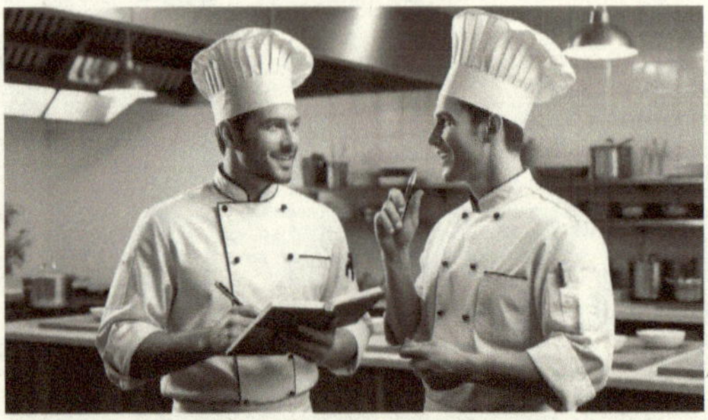

আপনার সুপারভাইজারি ভূমিকা পরিস্থিতি অনুযায়ী পরিবর্তিত হতে পারে, তবে একটি তদন্ত সাধারণত নিম্নলিখিত পদক্ষেপগুলো অনুসরণ করবে:

» **প্রাদুর্ভাব সনাক্তকরণ:** এটি চিকিৎসকের কাছে অভিযোগ বা নিয়মিত জনস্বাস্থ্য পর্যবেক্ষণের মাধ্যমে হতে পারে।

» **প্রাদুর্ভাবের প্রকৃতি নির্ধারণ:** জনস্বাস্থ্য কর্মকর্তাদের মাধ্যমে অসুস্থতা চিহ্নিত করা হবে। এটি তদন্তে কারা জড়িত হবে এবং প্যাথোজেনের আকার, তীব্রতা, সময় এবং উত্সগুলি বুঝতে সহায়ক হবে; এরপর, আরও উদাহরণ এবং প্রাদুর্ভাবের অগ্রগতি চিহ্নিত করা যেতে পারে।

» **সম্ভাব্য উত্স চিহ্নিত করা:** তদন্তকারীরা প্রাথমিকভাবে প্রাদুর্ভাবের সম্ভাব্য উত্স সম্পর্কে অনুমান করবেন এবং মডেল তৈরি করবেন, যতক্ষণ না তারা প্রকৃত উত্স চিহ্নিত করেন; এই সময়ে, আপনি এবং আক্রান্তরা সাক্ষাৎকারের জন্য আবেদন করতে পারেন এবং প্রমাণ দিতে বলা হতে পারে।

» **অনুমানগুলি পরীক্ষা করা:** খাদ্য পরীক্ষা এবং মহামারী সম্পর্কিত গবেষণাগুলি প্যাথোজেনের সম্ভাব্য উৎস গুলো সঙ্কুচিত করবে।

» **দূষণের পয়েন্ট চিহ্নিত করা:** স্বাস্থ্য কর্মকর্তারা খাদ্য উৎপাদন চেইনে প্রাদুর্ভাব ঘটার স্থানে ফিরে যাবেন।

» **নিয়ন্ত্রণ:** উৎস চিহ্নিত হলে, নিয়ন্ত্রণের উপায়গুলি স্পষ্ট হবে: খাবারটি প্রত্যাহার করা, বিক্রয় থেকে সরিয়ে নেওয়া বা ধ্বংস করা যেতে পারে। পরিস্থিতি অনুযায়ী বিকল্পগুলি পরিবর্তিত হতে পারে।

» **প্রাদুর্ভাব শেষ হওয়ার পর:** প্রাদুর্ভাবের সংখ্যা হ্রাস পাওয়ার পরেও জনস্বাস্থ্য পর্যবেক্ষণ অব্যাহত থাকবে; কর্মকর্তারা আপনার ব্যবসায়ের জন্য সুস্থতার সার্টিফিকেট ঘোষণা করতে পারেন বা প্রাদুর্ভাবের গম্ভীরতার উপর নির্ভর করে আরও তদন্ত, মামলা বা বন্ধের দিকে এগিয়ে যেতে পারেন।

মূল্যায়ন

প্রশ্ন ১. নিম্নলিখিত কোনগুলি আপনার এলাকায় খাদ্য আইন প্রয়োগে জড়িত নয়?

i. পরিবেশ স্বাস্থ্য কর্মকর্তা
ii. DEFRA
iii. আপনার এমপি
iv. FSA

সত্য বা মিথ্যা

প্রশ্ন ৩.আপনার সব সরবরাহকারীকে নামকরণ করা এবং ট্রেসযোগ্য হতে হবে না।

i. সত্য
ii. মিথ্যা

সারাংশ

আমরা কী শিখলাম?

» সকল ইউকে খাদ্য আইনকে অত্যন্ত গুরুত্ব সহকারে পালন করতে হবে ক্যাটারিং ব্যবসাগুলিকে; এটি সুপারভাইজারের কাজ যে আইনটি অনুসরণ করা হচ্ছে কিনা তা নিশ্চিত করা।

» স্থানীয় কর্তৃপক্ষ খাদ্য সুরক্ষা আইন প্রয়োগ করে এবং তাদের অনুমতি আছে প্রাঙ্গনে-এ প্রবেশ, কার্যক্রম স্থগিত বা বন্ধ করা এবং আইনি লঙ্ঘনের তদন্ত ও বিচার করার।

» খাদ্য সুরক্ষা আইন 1990 প্রধান আইন; এটি বিপজ্জনক বা নিম্নমানের খাদ্য বিক্রির প্রতিরোধ করে এবং নিশ্চিত করে যে আপনি খাদ্যটি সঠিকভাবে লেবেল এবং বিজ্ঞাপন দেন।

» পরিবেশ স্বাস্থ্য কর্মকর্তা (EHO) হলেন প্রধান স্থানীয় কর্তৃপক্ষের প্রয়োগকারী; তারা ফ্রেমওয়ার্ক চুক্তি এবং খাদ্য আইন কোড অফ প্র্যাকটিসের অধীনে কাজ করে।

মডিউল ০৪: খাদ্য সুরক্ষা ব্যবস্থাপনা সরঞ্জাম

খাদ্য সুরক্ষা ব্যবস্থাপনা সরঞ্জাম

ভূমিকা

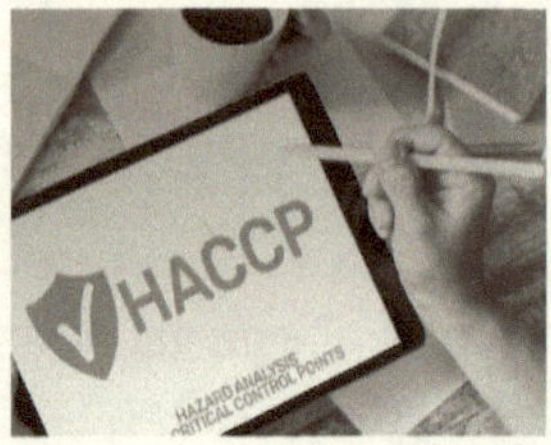

সরকারের ছোট ব্যবসাগুলির জন্য ফ্রি FSMS নির্দেশিকা ডকুমেন্টগুলি একটি চমৎকার সরঞ্জাম, যা আপনার HACCP প্রক্রিয়া তৈরি করতে সাহায্য করতে পারে। এখন আমরা এখানে প্রদত্ত তথ্যগুলির বিস্তারিত বিশ্লেষণ করব। কখন, কোথায় এবং কীভাবে আপনাকে এই তথ্যগুলি ব্যবহার করা উচিত?

এই মডিউলে, আমরা নিম্নলিখিত বিষয়গুলি আলোচনা করব:

- নিরাপদ খাদ্য, উন্নত ব্যবসা :
  - খোলার এবং বন্ধ করার চেকলিস্ট
- খুচরা ব্যবসায়ীদের জন্য খাদ্য সুরক্ষা ব্যবস্থাপনা কুক
- সেফ খাদ্য সুরক্ষা নিশ্চয়তা সিস্টেম
- ছোট খাদ্য প্রস্তুতকারকদের জন্য মাই HACCP
- ব্যবস্থাপনা দায়িত্ব
- খাদ্য সুরক্ষা সিস্টেমের ডকুমেন্টেশন
  - কেন একটি লিখিত খাদ্য সুরক্ষা ব্যবস্থাপনা সিস্টেম প্রয়োজন?

নিরাপদ খাদ্য, উন্নত ব্যবসা

ইংল্যান্ড এবং ওয়েলসের ছোট ব্যবসাগুলির জন্য খাদ্য নিরাপত্তা ব্যবস্থাপনা ব্যবস্থা (FSMS) এবং খাদ্য স্বাস্থ্যবিধি বিধিমালার বিষয়ে প্রধান এফএসএ (FSA) নির্দেশিকা নথি হল নিরাপদ খাদ্য, উন্নত ব্যবসা (Safer Food, Better Business - SFBB)। এটি বিশেষভাবে ছোট ব্যবসাগুলির চাহিদা অনুযায়ী তৈরি করা হয়েছে, যাতে একটি ব্যবহারিক এবং উদ্ভাবনী পদ্ধতির মাধ্যমে তাদের খাদ্য স্বাস্থ্যবিধি আইন মেনে চলতে সহায়তা করা যায়। এই নির্দেশিকা প্যাকটি খাদ্যের স্টল বা স্ট্যান্ড, টেকঅ্যাওয়ে, ক্যাফে বা রেস্তোরাঁসহ সকলের জন্য উপযোগী। সুপারভাইজাররা এই তথ্যকে সহায়ক এবং প্রাসঙ্গিক বলে মনে করবেন, যা কর্মী এবং বিভাগগুলিকে খাদ্য নিরাপত্তা আইনের অধীনে তাদের দায়িত্ব সম্পর্কে সম্পূর্ণ সচেতন করতে সাহায্য করবে।

এই প্যাকটি ১৬টি ভিন্ন ভাষায় উপলব্ধ এবং এফএসএ (FSA) ওয়েবসাইট (www.food.gov.uk) থেকে বিনামূল্যে ডাউনলোড করা যায়। এছাড়াও, মৌলিক নীতিগুলি বোঝাতে ভিডিও রয়েছে।

তথ্য এবং বিষয়বস্তুতে নিম্নলিখিত অন্তর্ভুক্ত রয়েছে:

» খাদ্য বিধিমালা কীভাবে মেনে চলবেন?
» আনুষ্ঠানিক নিরাপত্তা ব্যবস্থাপনা পদ্ধতি
» আপনি কীভাবে নিরাপদে খাদ্য উৎপাদন করতে পারেন?
» কর্মী প্রশিক্ষণের টিপস
» ক্রস-কন্টামিনেশন এড়ানো
» এবং আপনার ব্যবসার পদ্ধতিগুলি উন্নত করার জন্য আরও অনেক পরামর্শ

বিষয়বস্তু প্রধান উপ-শিরোনামগুলোতে বিভক্ত:

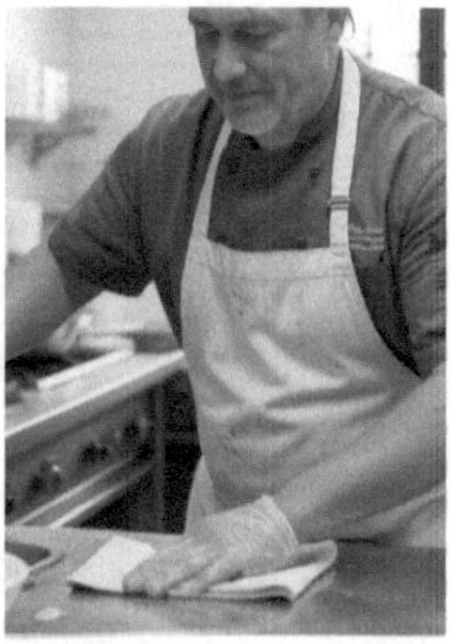

স্বাস্থ্যবিধি এবং ক্রস-কন্টামিনেশন, পরিষ্কার করা, ঠান্ডা রাখা (চিলিং), রান্না করা পরিচালনা (ম্যানেজমেন্ট), ডায়েরি (ডায়েরি সেকশন) এই তথ্যগুলি এই কোর্সে আরও বিস্তারিতভাবে আলোচনা করা হবে। তবে ম্যানেজমেন্ট (পরিচালনা) এবং ডায়েরি (ডায়েরি সেকশন) অংশগুলো SFBB-এর জন্য বিশেষভাবে গুরুত্বপূর্ণ, যা তত্ত্বাবধায়ক কর্মীদের (supervisory staff) জানা অত্যন্ত প্রয়োজন।

এখন আমরা এগুলো আরও বিশদভাবে অন্বেষণ করব।

পরিচালনা শিরোনামের অধীনে আলোচনা করা বিষয়গুলো অন্তর্ভুক্ত:

প্রারম্ভিক যাচাই, সমাপ্তি যাচাই, অতিরিক্ত যাচাই, 'প্রমাণ করুন', প্রশিক্ষণ এবং তত্ত্বাবধান, গ্রাহক, সরবরাহকারী এবং ঠিকাদার, স্টক নিয়ন্ত্রণ, পণ্য প্রত্যাহার এবং পুনরায় সংগ্রহ, নিরাপদ পদ্ধতি, সমাপ্তি রেকর্ড

ডায়েরি আপনার ডকুমেন্টেশনের একটি গুরুত্বপূর্ণ অংশ এবং এতে অন্তর্ভুক্ত রয়েছে:

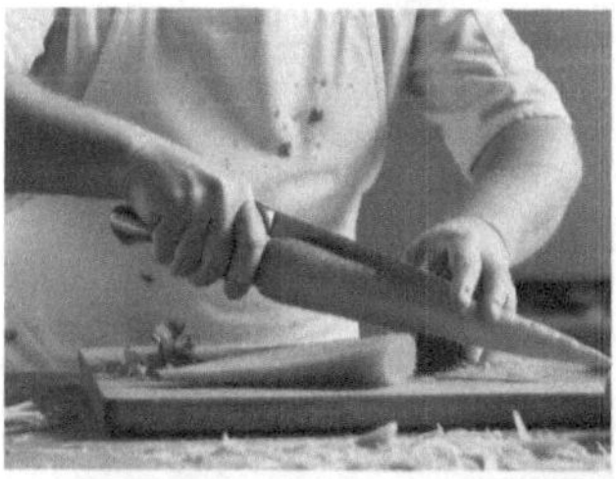

» কর্মী প্রশিক্ষণ রেকর্ড
» সরবরাহকারীর তালিকা
» পরিষ্কার করার সময়সূচি
» যোগাযোগের তালিকা
» 'প্রমাণ করুন' রেকর্ড
» চার সপ্তাহ অন্তর পর্যালোচনা
» এই ডায়েরি সেকশন খাদ্য নিরাপত্তা ব্যবস্থাপনা পদ্ধতির সঠিক রেকর্ড রাখার জন্য অপরিহার্য এবং
» নিয়মিতভাবে হালনাগাদ করা উচিত।

SFBB: প্রারম্ভিক এবং সমাপ্তি যাচাই (Opening and Closing Checks)

একজন তত্ত্বাবধায়ক হিসেবে, আপনার এবং আপনার কর্মীদের অন্যতম গুরুত্বপূর্ণ কাজ হলো প্রতিবার আপনার ব্যবসা বা স্থাপনা খোলার এবং বন্ধ করার সময় নির্দিষ্ট যাচাইগুলি সম্পাদন করা। এটি অন্যান্য বিষয়ের পাশাপাশি নিশ্চিত করবে যে মৌলিক খাদ্য নিরাপত্তা মানগুলি ধারাবাহিকভাবে বজায় রাখা হচ্ছে।

প্রারম্ভিক যাচাই (Opening Checks)

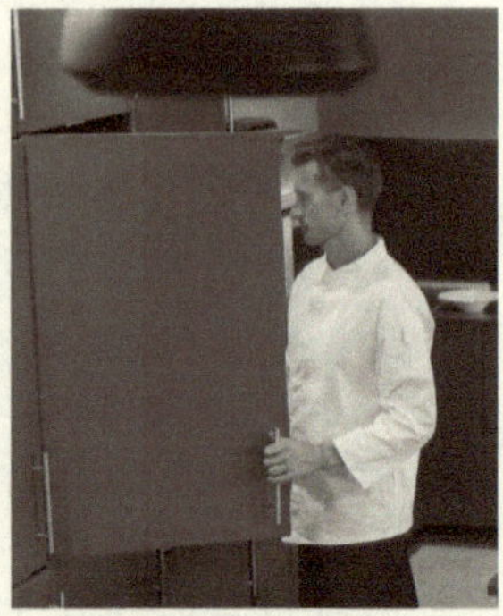

আপনি এবং/অথবা আপনার নিযুক্ত কর্মীদের প্রতিদিন ব্যবসার শুরুতে নির্দিষ্ট কিছু যাচাই সম্পাদন করা উচিত। আপনার নির্দিষ্ট ব্যবসার চাহিদা অনুযায়ী অতিরিক্ত যাচাই যুক্ত করা যেতে পারে, তবে সাধারণত এতে নিম্নলিখিত বিষয়গুলো অন্তর্ভুক্ত থাকা উচিত:

ঠান্ডা খাদ্য সরঞ্জাম (যেমন: রেফ্রিজারেটর, চিলার এবং ফ্রিজার) সঠিকভাবে কাজ করছে কিনা তা পরীক্ষা করা। গরম খাদ্য সরঞ্জাম (যেমন: ওভেন, গ্রিল এবং মাইক্রোওয়েভ) সঠিকভাবে কাজ করছে কিনা তা পরীক্ষা করা। খাদ্য প্রস্তুতির স্থান এবং সরঞ্জাম (যেমন: কাজের পৃষ্ঠ, কাটার বোর্ড এবং রান্নার উপকরণ) পরিষ্কার এবং জীবাণুমুক্ত করা হয়েছে কিনা তা নিশ্চিত করা। পরিষ্কার করার এবং হাত ধোয়ার জন্য যথেষ্ট উপকরণ (যেমন: সাবান, টয়লেট পেপার এবং থালাবাসন পরিষ্কারের কাপড়) কর্মী এবং গ্রাহকদের জন্য উপলব্ধ আছে কিনা তা পরীক্ষা করা। কর্মীদের পরিচ্ছন্ন পোশাক পরিধান করা উচিত, প্রয়োজনে রাস্তার পোশাকের উপর সেগুলি পরা যেতে পারে। কর্মীরা কাজের জন্য উপযুক্ত কিনা তা নিশ্চিত করা (অর্থাৎ, তারা অসুস্থ নয়, ব্যক্তিগত স্বাস্থ্যবিধি ভালো এবং মাদক মুক্ত)।

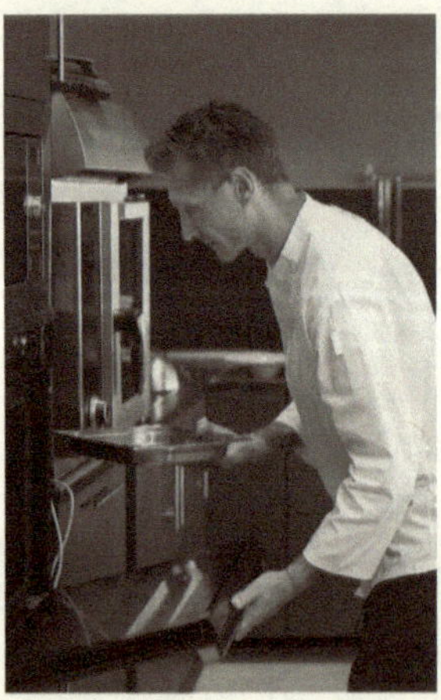

সমাপ্তি যাচাই (Closing Checks)

দিনের শেষে, আপনি এবং সংশ্লিষ্ট কর্মীদের নিশ্চিত করতে হবে যে:

» 'ব্যবহার তারিখ শেষ' হওয়া খাদ্য ফেলে দেওয়া হয়েছে।
» কোনো খাদ্য অরক্ষিত অবস্থায় (যেমন: সিল করা জার, ক্লিংফিল্মে মোড়ানো প্রদর্শনী ট্রে, এবং রেফ্রিজারেশনে) রাখা হয়নি।
» গোছানো কাপড় এবং তোয়ালে পরিষ্কারের জন্য সরানো হয়েছে এবং নতুন পরিষ্কার কাপড় দিয়ে প্রতিস্থাপন করা হয়েছে।
» ব্যবহারযোগ্য কাপড়গুলি ফেলে দেওয়া হয়েছে।
» বর্জ্য সঠিকভাবে নিষ্কাশন করা হয়েছে।

SFBB: অতিরিক্ত যাচাই (Extra Checks)

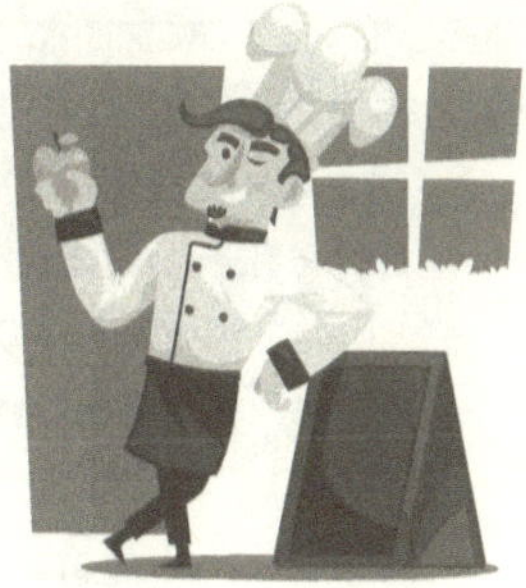

প্রতিদিনের প্রারম্ভিক এবং সমাপ্তি যাচাই নিয়মিতভাবে করা অত্যন্ত গুরুত্বপূর্ণ, তবে সেরা অনুশীলন নিশ্চিত করতে অতিরিক্ত যাচাইও করা প্রয়োজন। কিছু স্থান নিয়মিতভাবে চেক করা ভালো, তবে এগুলি আপনার নির্ধারিত দৈনিক যাচাইয়ের তুলনায় কম ঘন ঘন হওয়া উচিত। প্রতিটি অতিরিক্ত যাচাই আপনার কর্ম ডায়েরিতে রেকর্ড করুন, এবং আপনি কী করেছেন এবং কে করেছে তার বিস্তারিত লিখুন। অতিরিক্ত যাচাইগুলির মধ্যে অন্তর্ভুক্ত থাকতে পারে:

» দাঁড়ানো সরঞ্জামের পেছন (যেমন: ওভেন এবং ফ্রিজের পিছনে) পরিষ্কার করা।

» দেয়াল, দরজা সীল, ভেন্ট, সিলিং টাইলের উপরের অংশ এবং বাইরের বর্জ্য এলাকা পরিষ্কার করা।

» নালাগুলি পরিষ্কার করা।

» নালাগুলি, এক্সট্রাক্টর এবং ওভেন ফ্যান পরিষ্কার করা।

» এক্সট্রাক্টর ফ্যানের ফিল্টার পরিবর্তন করা।

» ফ্রিজ কনডেন্সার পরিষ্কার করা।

» তাপমাত্রা প্রোব ক্যালিব্রেশন করা।

» ডিশওয়াশার থেকে খাদ্য অবশিষ্টাংশ অপসারণ করা।

» কেটল এবং ডিশওয়াশার জেট থেকে লাইমস্কেল অপসারণ করা।

» পোকামাকড় প্রবেশের স্থান সীল করা।

খুচরা বিক্রেতাদের জন্য খাদ্য নিরাপত্তা ব্যবস্থাপনা

এফএসএ (FSA) ছোট খাবারের খুচরা বিক্রেতাদের জন্য খাদ্য নিরাপত্তা ব্যবস্থাপনা প্যাকেট প্রদান করে, যেমন: মুদির দোকান, কনভিনিয়েন্স স্টোর, নিউজএজেন্ট এবং কোণার শপ, যারা তাজা বা রান্না করা খাবার যেমন সবজি এবং পেস্ট্রি বিক্রি করে, তাদের খাদ্য স্বাস্থ্যবিধি বিধিমালার অনেক দিক অনুসরণ করতে হবে। এই প্যাকটি এখানে ডাউনলোড করা যেতে পারে:

www.food.gov.uk

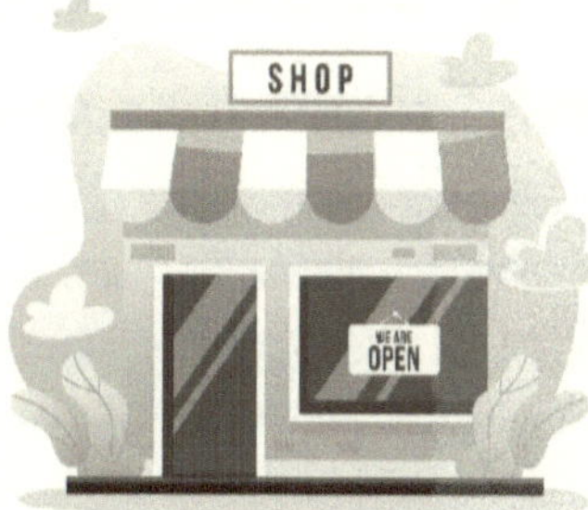

প্রত্যেকটি খাদ্য ব্যবসার জন্য খাদ্য স্বাস্থ্যবিধি বিধিমালা মেনে চলা বাধ্যতামূলক। প্রয়োজনীয় নির্দেশিকা নিম্নলিখিত প্রধান শিরোনামের অধীনে আসে:

» **নিরাপত্তা (Safety):** আপনি নিরাপদ না হওয়া খাদ্য বিক্রি করতে পারবেন না।

» **দায়িত্ব (Responsibility):** আপনার ব্যবসা কোনো খাদ্য তৈরি, সংরক্ষণ, বিক্রি বা পরিবহন করলে তার জন্য দায়ী।

» **ট্রেসেবিলিটি (Traceability):** খাদ্য চেইনের সকল সরবরাহকারী শনাক্তযোগ্য হতে হবে।

» **স্বচ্ছতা (Transparency):** আপনার স্বাস্থ্যবিধি পদ্ধতিগুলি লিখিতভাবে থাকতে হবে এবং সহজলভ্য হতে হবে; যদি আপনি নিরাপদ না হওয়া খাদ্য পরিচালনা করেন, তবে প্রাসঙ্গিক কর্তৃপক্ষকে অবহিত করতে হবে।

» **জরুরি (Emergency):** যে কোনো সন্দেহজনক unsafe খাদ্য তাৎক্ষণিকভাবে বিক্রয় বা সেবা থেকে প্রত্যাহার করতে হবে।

» **প্রতিরোধ (Prevention):** সকল খাদ্য হ্যান্ডলারকে FSMS এবং HACCP নীতিমালা অনুসরণ করতে হবে এবং নিয়মিতভাবে পদ্ধতিগুলির পর্যালোচনা করতে হবে।

» **সহযোগিতা (Co-operation):** ঝুঁকি নিয়ন্ত্রণ এবং হ্রাস করার জন্য প্রাসঙ্গিক কর্তৃপক্ষের সাথে পরামর্শ

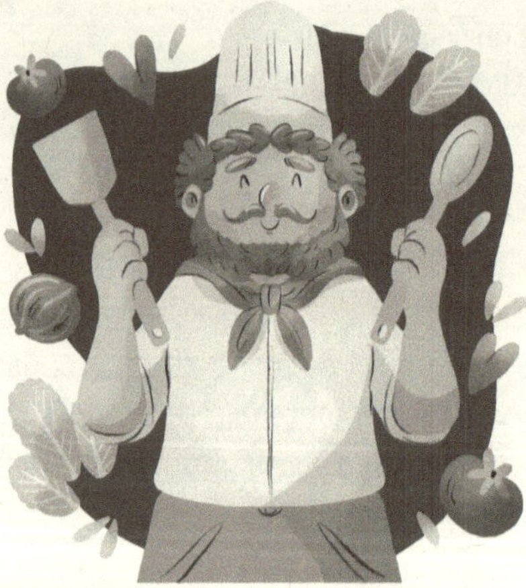

কুক সেফ খাদ্য নিরাপত্তা নিশ্চিতকরণ ব্যবস্থা

স্কটল্যান্ডে SFBB-এর বিকল্প নির্দেশিকা কুক সেফ (Cook Safe) নামে পরিচিত, যা বিশেষভাবে ছোট স্কটিশ ক্যাটারিং ব্যবসাগুলির জন্য তৈরি। কুক সেফ এছাড়াও ক্যাটারদের HACCP-ভিত্তিক FSMS বাস্তবায়ন করতে সহায়তা করতে উদ্দেশ্যপ্রণোদিত। কুক সেফ প্যাকটি এখানে ডাউনলোড করা যেতে পারে: www.foodstandards.gov.scot

কুক সেফ (Cook Safe) ডকুমেন্টটি পাঁচটি ভাষায় উপলব্ধ এবং এটি পাঁচটি অধ্যায়ে বিভক্ত:

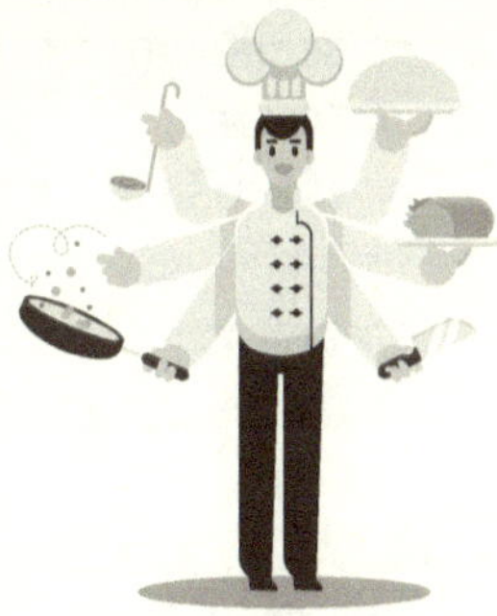

1. ভূমিকা (Introduction): HACCP শব্দসমূহের বর্ণনা এবং ব্যাখ্যা।

2. ফ্লো ডায়াগ্রাম (Flow Diagrams): একটি টেমপ্লেট যা আপনাকে আপনার নিজের ফ্লো ডায়াগ্রাম ডিজাইন করতে সহায়তা করবে।

3.HACCP চার্ট (HACCP Charts): এটি আপনাকে পরিষ্কারভাবে দেখাবে যে প্রতিটি নিয়ন্ত্রণ পয়েন্টে কী ভুল হতে পারে।

4. হাউস রুলস (House Rules): পরামর্শ এবং টেমপ্লেট যা আপনাকে আপনার নিজস্ব আচরণবিধি এবং প্রক্রিয়া লেখার জন্য সহায়তা করবে।

5. রেকর্ডস (Records): রেকর্ড রাখার জন্য নির্দেশিকা যা আপনার কোম্পানির পদ্ধতি এবং HACCP-এর সাথে রেকর্ড রাখা যুক্ত করতে সহায়ক হবে।

হাউস রুলস (House Rules)

SFBB-এর তুলনায় কুক সেফ-এ হাউস রুলস সেকশনটি একটি বড় পার্থক্য। প্রধান সেকশনগুলো অন্তর্ভুক্ত:

» প্রশিক্ষণ
» ব্যক্তিগত স্বাস্থ্যবিধি
» পরিষ্কার করার সময়সূচি
» তাপমাত্রা নিয়ন্ত্রণ
» ক্রস-কন্টামিনেশন প্রতিরোধ
» পোকামাকড় নিয়ন্ত্রণ
» বর্জ্য নিষ্কাশন এবং নিয়ন্ত্রণ
» রক্ষণাবেক্ষণ
» অ্যালার্জেন নিয়ন্ত্রণ
» অ্যাক্রিলামাইড ব্যবস্থাপনা - একটি ক্যান্সারজনিত পদার্থ যা খাদ্য পুড়িয়ে তৈরি হয়)

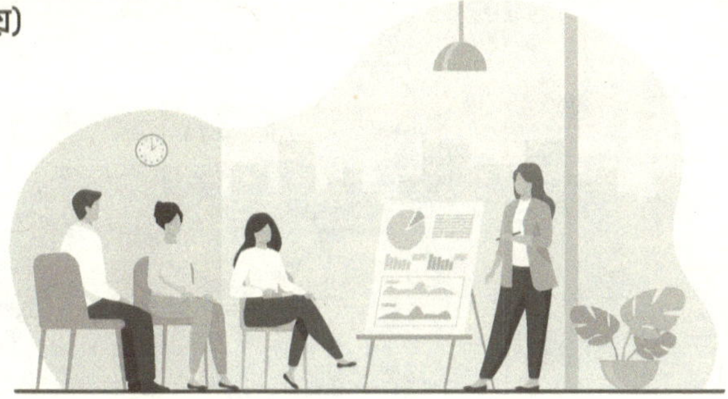

হাউস রুলস (House Rules)

কুক সেফ-এ রেকর্ড রাখার জন্য একটি সেকশনও রয়েছে, যা অন্তর্ভুক্ত নির্দেশনা এবং টেমপ্লেটগুলো:

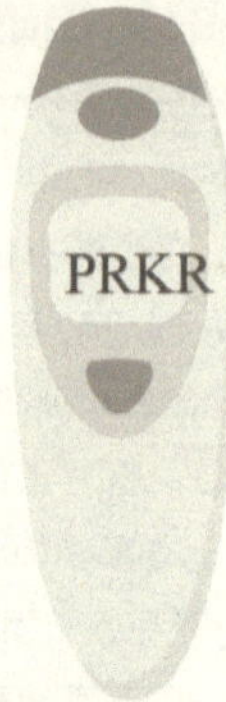

» মোট ব্যবসা
» সাপ্তাহিক ঘটনার রেকর্ড
» ডেলিভারি রেকর্ড
» ঠান্ডা খাবার
» গরম খাবার এবং তাপমাত্রা
» গরম রাখা
» অফ-সাইট তাপমাত্রা
» প্রোব থার্মোমিটার
নির্ধারিত এবং অ-পরিকল্পিত পর্যালোচনা

কুক সেফ দ্বারা প্রদত্ত টেমপ্লেটগুলি কোনো খাদ্য ব্যবসার জন্য উপকারী হতে পারে। নর্দার্ন আয়রল্যান্ড-এ Safe Catering নামে একই ধরনের নির্দেশিকা রয়েছে, যা এখানে ডাউনলোড করা যেতে পারে: www.food.gov.uk

ছোট খাদ্য প্রস্তুতকারকদের জন্য আমার HACCP

আমার HACCP হলো একটি ডাউনলোডযোগ্য FSA সিস্টেম, যা ছোট খাদ্য ব্যবসার HACCP-ভিত্তিক FSMS (Food Safety Management System) তৈরি ও পরিবর্তন করার জন্য ব্যবহৃত হয়। এটি এখানে পাওয়া যাবে: myhaccp.food.gov.uk এটি ছোট খাদ্য প্রস্তুতকারকদের জন্য বা তাদের জন্য যাদের জটিল খাদ্য উৎপাদন প্রক্রিয়া রয়েছে, যা SFBB (Safer Food Better Business) দ্বারা কাভার হয় না। আমার HACCP সম্পূর্ণ বিনামূল্যে এবং এটি অনলাইনে HACCP-ভিত্তিক FSMS তৈরি করতে সহায়তা করে।

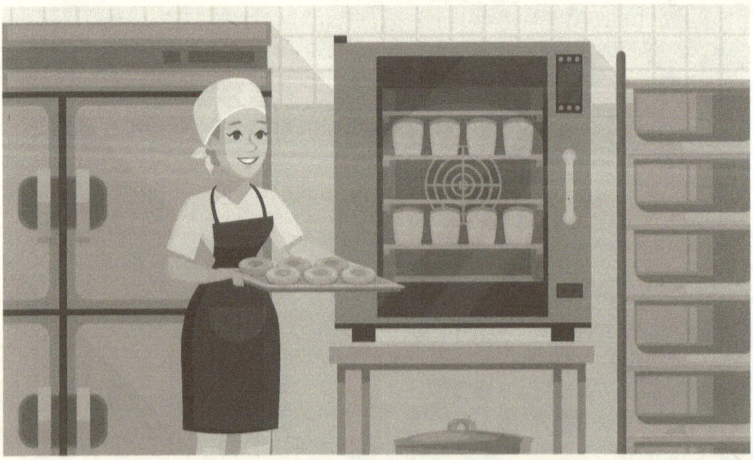

ব্যবস্থাপনার দায়িত্বসমূহ

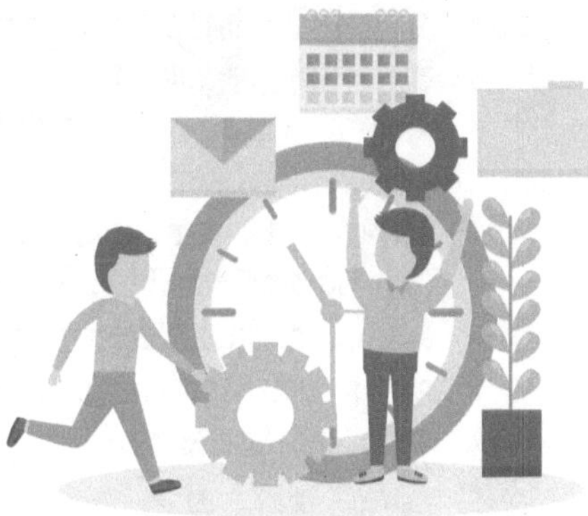

দায়িত্বের একটি সাধারণ কাঠামো হতে পারে: সভাপতি বা পরিচালক FSMS বাস্তবায়নের সর্বোচ্চ দায়িত্ব পালন করেন। বিভাগীয় ব্যবস্থাপক FSMS বাস্তবায়নে সভাপতি বা পরিচালকের সহায়ক হিসেবে কাজ করেন। ফুড সেফটি টিম লিডার সুপারভাইজার হিসেবে ফুড সেফটি টিম পরিচালনা করেন। FSMS এর স্থাপনা, বাস্তবায়ন এবং রক্ষণাবেক্ষণের তত্ত্বাবধান করেন। সভাপতি এবং ব্যবস্থাপনা দলের কাছে রিপোর্ট প্রদান করেন। মানবসম্পদ ব্যবস্থাপক সকল কর্মচারীর চাকরির বিবরণী নির্ধারণ ও প্রতিষ্ঠা করেন।

খাদ্য নিরাপত্তা সিস্টেম ডকুমেন্টেশন

একটি কার্যকর FSMS পরিচালনা এবং রক্ষণাবেক্ষণ করতে, একজন তত্ত্বাবধায়ককে সিস্টেমের সমস্ত ডকুমেন্টেশন প্রতিষ্ঠা করতে হবে এবং তদারকি করতে হবে, এমনকি সবচেয়ে ছোট ব্যবসায়ও। সকল বৈধ ক্যাটারারদের জন্য প্রাসঙ্গিক ডকুমেন্টেশন সরবরাহ করতে সক্ষম হওয়া আবশ্যক, যা প্রমাণ করে যে তাদের FSMS কার্যকর এবং খাদ্য নিরাপত্তা নিশ্চিত করে। এমন প্রক্রিয়া তৈরি এবং ডকুমেন্ট করা একটি কঠিন এবং সময়সাপেক্ষ কাজ। উন্নয়ন, ডকুমেন্টেশন, বাস্তবায়ন, প্রশিক্ষণ এবং রক্ষণাবেক্ষণ প্রক্রিয়া অনেক পরিশ্রম দাবি করে।

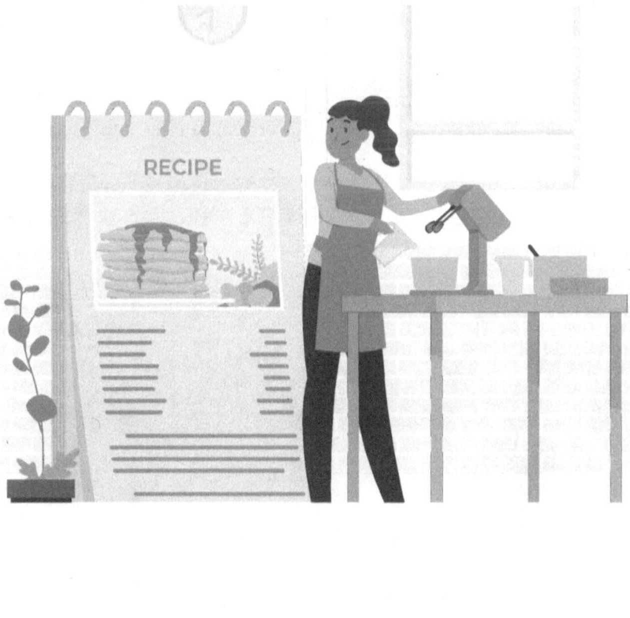

একটি সম্পূর্ণ ডকুমেন্টেড FSMS উন্নয়নের সাধারণ সময়রেখা নিম্নলিখিত ধাপগুলো নিয়ে গঠিত:

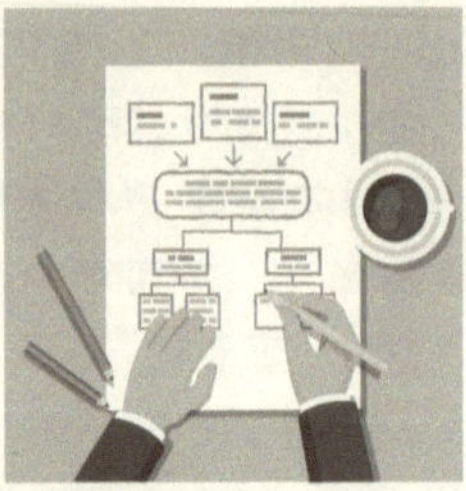

- ডকুমেন্ট কন্ট্রোল অফিসার নিয়োগ করা।
- নিরাপত্তা পদ্ধতি এবং অভ্যন্তরীণ নির্দেশনার জন্য একটি টেমপ্লেট ডিজাইন করা।
- রক্ষণাবেক্ষণ এবং ডকুমেন্ট করতে হবে এমন প্রোগ্রামের একটি সামগ্রিক তালিকা তৈরি করা।
- প্রোগ্রাম উন্নয়নের জন্য একটি উপযুক্ত পরিকল্পনা তৈরি করা।
- প্রত্যেক পদ্ধতি উন্নয়নের জন্য দায়িত্বশীল ব্যক্তি নির্ধারণ করা।
- পদ্ধতিগুলো ডিজাইন করা।

একটি প্রতিষ্ঠানে যেখানে অনেক কর্মচারী এবং একটি প্রতিষ্ঠিত স্তরবিন্যাস রয়েছে, সেখানে ডকুমেন্ট কন্ট্রোল অফিসার (DCO) পদের সৃষ্টিকে অপরিহার্য বলে গণ্য করা হয়। যদি প্রতিষ্ঠানে এই পদ না থাকে, তবে সুপারভাইজারকে, একজন খাদ্য নিরাপত্তা ব্যবস্থাপক হিসেবে, ব্যবস্থাপনার কাছে এই পদের গুরুত্ব তুলে ধরতে হবে।

ডকুমেন্ট কন্ট্রোল অফিসারের দায়িত্বসমূহ

ডকুমেন্ট কন্ট্রোল অফিসার (DCO)-এর উন্নত অফিস কম্পিউটার দক্ষতা থাকা উচিত, এবং তাদের দায়িত্বগুলি অন্তর্ভুক্ত থাকতে পারে:

- সমস্ত প্রক্রিয়া এবং কাজের নির্দেশনার জন্য একটি মানক ফরম্যাট বাস্তবায়ন করা
- নির্ধারিত কর্মী দ্বারা সমস্ত ডকুমেন্ট তৈরি করা নিশ্চিত করা এবং প্রয়োজন অনুসারে পর্যালোচনা করা
- সব ডকুমেন্টে পরিবর্তনগুলি ট্র্যাক করা এবং ডকুমেন্টগুলি ট্র্যাক করা
- সকল ডকুমেন্ট এবং রেকর্ডের একটি মাস্টার ফাইল এবং সিস্টেম রক্ষণাবেক্ষণ করা
- ডকুমেন্ট বিতরণ নিয়ন্ত্রণ এবং রেকর্ড করা
- সব প্রক্রিয়া এবং আপডেট সঠিকভাবে পর্যালোচনা এবং অনুমোদিত হওয়া নিশ্চিত করা
- পুরনো বা অব্যবহৃত ডকুমেন্টগুলি সঠিকভাবে মুছে ফেলা এবং নিষ্পত্তি করা

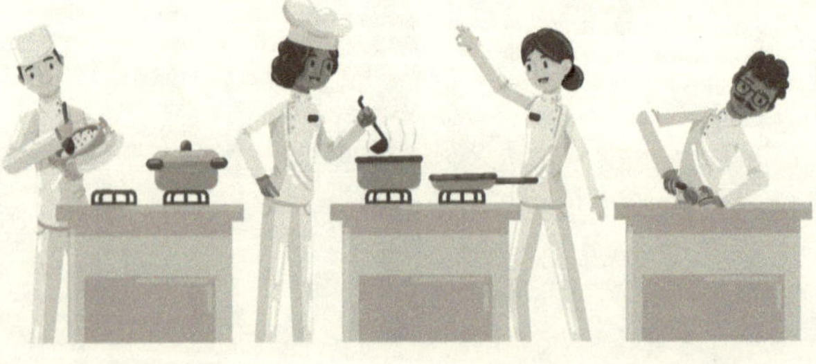

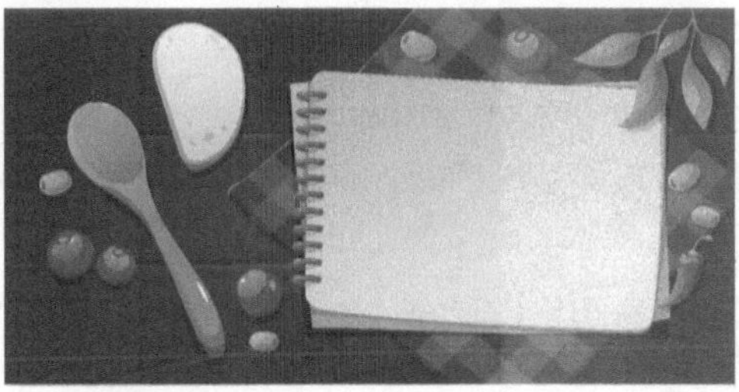

একটি লিখিত খাদ্য নিরাপত্তা ব্যবস্থাপনা সিস্টেম কেন প্রয়োজন?

যে কোন FSMS-এ তার প্রক্রিয়াগুলোর একটি লিখিত রেকর্ড থাকা আইনের অধীনে আবশ্যক।

» এই রেকর্ডটি দীর্ঘমেয়াদী সমস্যাগুলি প্রতিরোধ করতে সহায়ক।
» যেকোনো আইনগত কার্যক্রমের ক্ষেত্রে, এই রেকর্ডগুলো আপনাকে স্পষ্টভাবে দেখাতে সহায়ক হবে
» যে আপনি সমস্ত কাজের দায়িত্ব পালন করেছেন যথাযথ যত্ন সহকারে, যাতে কোনো অবৈধতা ঘটতে না পারে।
» শেষকথা - এবং সবচেয়ে গুরুত্বপূর্ণভাবে - এটি মানে যে আপনার খাদ্য মানুষের জন্য নিরাপদ।

মূল্যায়ন

১. এই এফএসএ নির্দেশিকা দলিলগুলির মধ্যে কোনটি স্কটল্যান্ডে একটি এইচএসিসিপি-ভিত্তিক এফএসএমএস প্রতিষ্ঠার সময় ব্যবহৃত হয়?

i. নিরাপদ খাদ্য, সেরা ব্যবসা
ii. আমার হ্যাকসি
iii. নিরাপদ খাবার পরিবেশন
iv. নিরাপদে রান্না করুন

২. নিম্নলিখিত চেকগুলির মধ্যে কোনটি আপনাকে একটি খাবার পরিবেশনকারী ব্যবসায়ে নিয়মিতভাবে সম্পাদন করতে হবে না?

i. অতিরিক্ত চেক
ii. কোম্পানির চেক
iii. বন্ধের পরীক্ষা
iv. খোলার পরীক্ষা

সত্য বা মিথ্যা

প্রশ্ন ৩. আপনার ব্যবসা তার তৈরি, পরিবহন, বিক্রয় বা পরিবেশন করা সমস্ত খাবারের জন্য দায়ী নয় - সত্য বা মিথ্যা?

» সত্য
» মিথ্যা

সারাংশ

এই মডিউলে, আমরা খাদ্য নিরাপত্তা তদারকি করার জন্য তদারকি কর্মীদের ভূমিকা এবং সিস্টেমে তাদের স্থান অন্বেষণ করেছি। আমরা যে বিষয়গুলো আলোচনা করেছি তা হলো:

» FSA এর Safer Food, Better Business, Cook Safe, Safe Catering এবং My HACCP নির্দেশিকা ডকুমেন্টগুলি এবং কীভাবে তারা আপনাকে নিরাপদ এবং আইনগতভাবে সঠিক খাদ্য উৎপাদন প্রক্রিয়া প্রতিষ্ঠিত করতে তদারকি করতে সহায়ক হতে পারে - পাশাপাশি কীভাবে এগুলি যুক্তরাজ্যের বিভিন্ন দেশে পার্থক্য রাখে।

» একটি ক্যাটারিং ব্যবসায় তিনটি চেক কেন এবং কিভাবে করতে হবে: ওপেনিং চেক, ক্লোজিং চেক এবং অতিরিক্ত চেক যা এমন কাজগুলির জন্য করতে হয় যেগুলি কম সময় পর পর করতে হয়।

» যে কোনও ছোট খাদ্য প্রক্রিয়াকরণ কার্যক্রমকেও মৌলিক নিরাপত্তা প্রক্রিয়া পালন করতে হবে এবং HACCP-ভিত্তিক FSMS অনুসরণ করতে হবে।

» প্রেসিডেন্ট বা পরিচালক, বিভাগের ব্যবস্থাপক, খাদ্য নিরাপত্তা ব্যবস্থাপক এবং মানবসম্পদ সবাই নিরাপদ এবং সঠিক প্রোটোকল প্রতিষ্ঠা করার জন্য আলাদা আলাদা ভূমিকা পালন করেন।

খাদ্য সুরক্ষা ও স্বাস্থ্যবিধি তত্ত্বাবধান

ভূমিকা

একজন খাদ্য নিরাপত্তা তদারকীকারী হিসেবে, আপনাকে একটি ব্যবসার মোট খাদ্য নিরাপত্তা প্রক্রিয়া পরিচালনা করতে হবে এবং আপনাকে নিচের বিষয়গুলো করতে হবে: যুক্তরাজ্যের খাদ্য আইন এবং মান সম্পর্কে সচেতন থাকতে হবে। খাদ্য নিরাপত্তা নীতিগুলি বুঝতে হবে খাদ্য নিরাপত্তা ব্যবস্থাপনা ব্যবস্থা আপডেট রাখতে হবে। খাদ্য প্রক্রিয়া কর্মীরা নিরাপদে কাজ করছেন তা নিশ্চিত করতে হবে। কর্মী এবং ব্যবস্থাপনার জন্য যৌক্তিক সময়ে উপলব্ধ থাকতে হবে। খাদ্য নিরাপত্তা বিপদ চিহ্নিত এবং প্রতিরোধ করতে হবে। খাদ্য প্রক্রিয়া কর্মীদের ভাল ব্যক্তিগত স্বাস্থ্য নিশ্চিত করতে হবে। প্রয়োজনীয় যোগ্যতা অর্জন করতে হবে

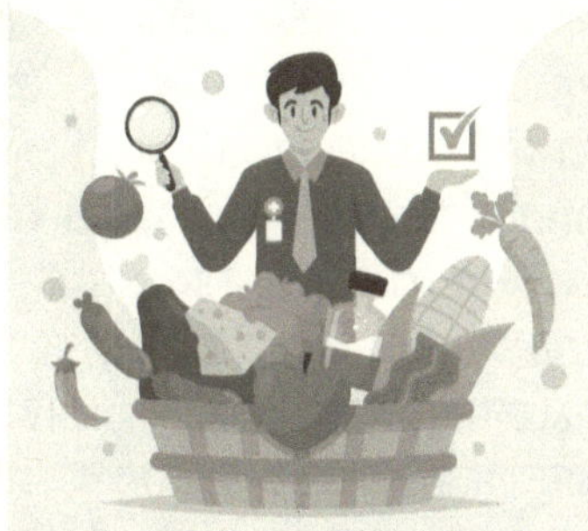

এই মডিউলে যে বিষয়গুলো আলোচনা করা হবে:

» একজন তদারকীকারী কি?
» তদারকীকারীর জন্য প্রয়োজনীয় দক্ষতাসমূহ
» একজন তদারকীকারীর সুপারিশকৃত দায়িত্ব
» তদারকীকারীর ভূমিকা
» কোন ধরনের তদারকী শৈলী গন্য হয়?
» ব্যবস্থাপনা এবং তদারকীকারীর ব্যর্থতা
» খাদ্য নিরাপত্তা সংস্কৃতি
» মান
» খাদ্য নিরাপত্তা নীতি
» গুণগত নিশ্চয়তা
» গুণগত নিয়ন্ত্রণ

একজন (Supervisor) তদারকীকারী কি?

একজন তদারকীকারীর কিছু সংখ্যক কর্মচারীর উপর মৌলিক কর্তৃত্ব থাকে। ক্যাটারিং-এ, এই ভূমিকা ফোরম্যানের মতো - নিশ্চিত করা যে কর্মীরা পেশাদারিত্ব এবং সঠিকভাবে কাজ করছে এবং তাদের কাজ নির্ধারণ করা। আপনি তাদের কাজের জন্য আইনি দায়ী থাকবেন, তবে আপনি সরাসরি ক্যাটারিং কাজ করবেন না, যদিও আপনি তাদের নিয়ন্ত্রণের জন্য দায়ী।

প্রয়োজনীয় তদারকীকারী দক্ষতা

তদারকীকারীদের কিছু 'জনশক্তি' দক্ষতার প্রয়োজন, যার মধ্যে রয়েছে:
লক্ষ্য করা, শোনা, বোঝা, সম্পৃক্ততা, প্রভাবিত করা, পরিবর্তন করা, যোগাযোগ,প্রেরণা

লক্ষ্য করা

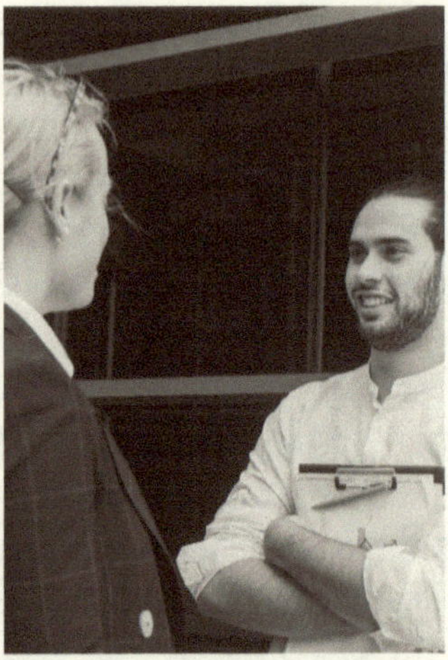

আপনাকে সংগঠিত হতে হবে এবং আপনার বিভাগের কাজের ট্র্যাক রাখতে হবে। যেমন, একজন কর্মী একটি কাজের সাথে সমস্যার সম্মুখীন হতে পারে এবং অতিরিক্ত নির্দেশনার প্রয়োজন হতে পারে। আপনাকে এমন পরিস্থিতিগুলি লক্ষ্য করতে হবে এবং সেগুলিকে গঠনমূলকভাবে সমাধান করতে হবে। সন্তুলিত হতে হবে। কারও প্রতিটি পদক্ষেপের উপর নজর রাখা (অতিরিক্ত ব্যবস্থাপনা) ভীতিকর হতে পারে, তবে কম ব্যবস্থাপনা করলে তারা কাজ করতে অক্ষম হয়ে পড়তে পারে।

শোনা

আপনাকে আপনার কর্মচারীদের অনুভূতি বুঝতে হবে যাতে মনোবল বজায় রাখা যায়। কর্মচারীদের মনে হতে হবে যে তারা শোনা হচ্ছে যাতে তারা দক্ষভাবে কাজ করতে পারে। কর্তৃত্বপূর্ণ ভাষা তাদের থেকে সর্বোত্তম কাজ বের করতে সাহায্য করবে না। 'দ্বিমুখী' যোগাযোগ আলোচনা এবং উভয় পক্ষের পারস্পরিক বোঝাপড়া নিশ্চিত করার জন্য গঠনমূলক।

বুঝা

কর্মচারীরা প্রায়ই তাদের তদারকীকারীর দৃষ্টি নিবদ্ধ না থাকার অভিযোগ করে থাকে। যেখানে কর্মচারীদের অভিজ্ঞতা এবং দক্ষতা রয়েছে, সেখানে তাদের পরামর্শ নিন। এটি তাদের মূল্যবান অনুভব করতে সাহায্য করবে। কর্মী বাহিনীকে বুঝতে পাঁচটি মানসিক টুলস ব্যবহারী:

- » স্পষ্টতা এবং অন্তর্দৃষ্টি - নিজেকে স্পষ্টভাবে প্রকাশ করুন এবং মতামত সংগ্রহ করুন
- » সহানুভূতি এবং সহানুভূতি - আপনার কর্মচারীদের অভিজ্ঞতা সম্পর্কে সম্পূর্ণ ধারণা তৈরি করুন
- » মনোযোগ এবং কৃতজ্ঞতা - আপনার কর্মচারীদের মতামত শুনুন
- » সাহস - সমস্যা উত্থাপিত হলে তা সংঘর্ষ ছাড়া সমাধান করুন
- » একাগ্রতা - অন্য সমস্যা ছাড়াই একটি সমস্যা নিয়ে মনোযোগী থাকুন

সম্পৃক্ততা

কর্মস্থলে আপনার কাছে পৌঁছানো এবং উপস্থিত থাকা জরুরি। এতে কর্মচারীদের মতামত চাওয়া এবং মূল্যায়ন করা অন্তর্ভুক্ত। একজন কর্মী একটি ধারণা নিয়ে আপনার কাছে আসতে পারে; এটি শোনা এবং আলোচনা করার জন্য সময় নিন। যদি আপনি তা না করেন, তবে আপনি একটি মূল্যবান সুযোগ মিস করবেন যা একজন কর্মচারীর সঙ্গে একটি সহযোগিতা গড়ে তুলতে সাহায্য করবে। সত্যি এবং গঠনমূলক প্রতিক্রিয়া দিন - এর মানে হচ্ছে কর্মচারীরা আরও কাজ এবং ভূমিকা গ্রহণ করতে আগ্রহী হবে। সবাইকে "লুপে" রাখুন - সিদ্ধান্তগুলি যুক্তিসঙ্গত এবং সঠিকভাবে যোগাযোগ করুন; অবগত কর্মচারীরা মূল্যবান এবং বিশ্বস্ত অনুভব করেন।

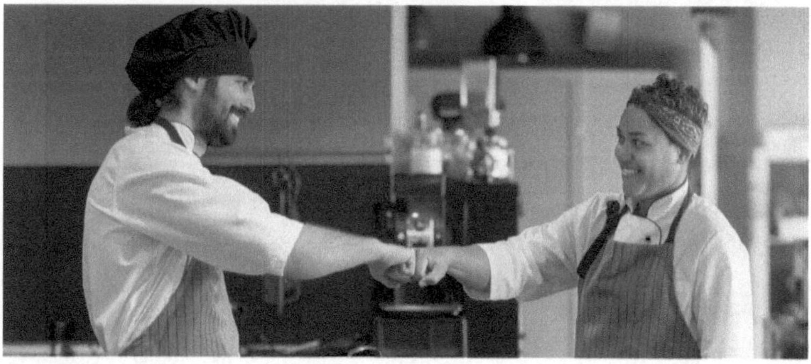

প্রভাবিত করা

কর্মচারীরা আরও কার্যকরী হবে যদি তারা অনুভব করে যে তারা একটি সিদ্ধান্তের অংশ, এটি আপনার প্রভাব। গবেষণায় দেখা গেছে যে কর্মস্থলে একটি নেতিবাচক পরিবেশ থাকলে নিরাপত্তা বিধি অনুসরণ দুর্বল হতে পারে। এটি তদারকীকারীর ইতিবাচক প্রভাব দ্বারা পাল্টানো যেতে পারে।

পরিবর্তন

কর্মচারী সম্পৃক্ততা ইতিবাচক এবং মসৃণ পরিবর্তন সম্ভব করে। কর্মচারীদের সাথে ভালো সম্পর্ক বজায় রাখলে এই পরিবর্তনগুলো সহজ হয় - আপনার কর্মচারীদের ব্যবসার সাথে পরিবর্তন করতে প্রশিক্ষণ দিন।

এই দক্ষতাগুলি কাজে লাগান:

- **যোগাযোগ** - কর্মচারীদের জানিয়ে দিন কী ঘটছে, যখন তা ঘটছে
- **সমর্থন** - আপনার সমর্থন প্রদর্শন করুন
- **প্রশিক্ষণ** - কর্মচারীদের পরিবর্তনের মধ্যে সহায়তা করুন
- **যোগাযোগ করা** - কর্মচারীদের সাথে যুক্ত হন এবং তাদের সমর্থন করুন
- **প্রতিরোধ কাটানো** - প্রতিবন্ধকতাগুলি চিহ্নিত করুন এবং সেগুলি পরিচালনা করুন

যোগাযোগ

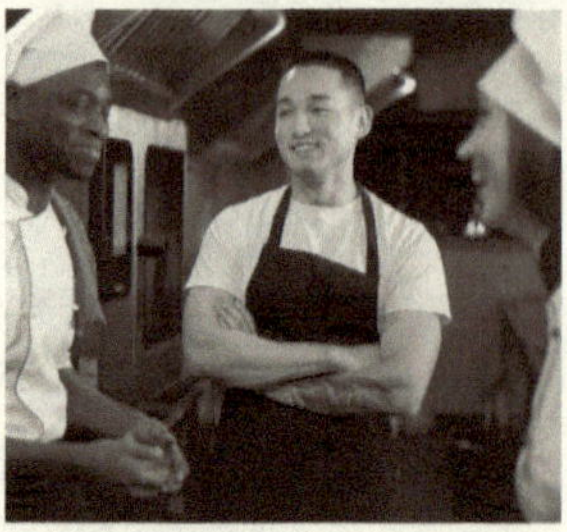

কর্মচারী এবং তদারকীকারীদের একটি গঠনমূলক, সহায়ক কর্ম সম্পর্কের জন্য খোলামেলা এবং ইতিবাচক যোগাযোগ বিকাশ করা উচিত। আপনার প্রবেশযোগ্যতা এবং ভালো যোগাযোগ কর্মচারীদের কাজের চাপ পরিচালনা করতে সহায়তা করে এবং বিশ্বাস তৈরি করে। নিশ্চিত করুন যে আপনি টেক্সট, ফোন কল এবং ইমেইলের প্রতি সাড়া দেন।

প্রেরণা

ডিমোটিভেশন এড়ানোর জন্য এই তিনটি টিপস চেষ্টা করুন:

» আপনার অভিব্যক্তি, শব্দ এবং শরীরী ভাষার মাধ্যমে একটি ইতিবাচক মনোভাব প্রক্ষেপণ করুন

» আপনার কর্মচারীদের মূল্যবান অনুভব করান, তাদের প্রতি মনোযোগ দিয়ে এবং ভালো পরামর্শের জন্য পুরস্কৃত করুন

» কর্মচারীদের উপর আপনার প্রভাব সম্পর্কে সচেতন থাকুন, যাতে তাদের মনোবল বৃদ্ধি পায়

একজন সুপারভাইজারের প্রস্তাবিত দায়িত্ব

আপনি ব্যবসার দৈনন্দিন কার্যক্রম তদারকি করবেন। আপনি সম্ভাব্য কর্মচারীদের সাক্ষাৎকার নিতে পারেন, কাজের সময়সূচী তৈরি করতে পারেন, প্রশিক্ষণ সেশন সংগঠিত করতে পারেন এবং কর্মচারীদের কাজ এবং সময় পরিচালনা করতে পারেন।

অন্যান্য দায়িত্বগুলির মধ্যে থাকতে পারে:

» সরঞ্জাম এবং সরবরাহের অর্ডার তদারকি করা

» কর্মচারীদের কল্যাণ

» কর্মচারীদের রোটা এবং সময়সূচী প্রস্তুত করা, এবং কাজের চাপ পরিচালনা করা

» নগদ পরিশোধ করা

» খাদ্য প্রস্তুতি এবং পরিবেশনের প্রত্যাশিত মান তদারকি করা

» প্রস্তুতি এবং সেবা ক্ষেত্রগুলির পরিষ্কার করা এবং গোছানো তদারকি করা

» খাদ্য বিধি এবং স্বাস্থ্য ও নিরাপত্তা আইন মেনে চলা নিশ্চিত করা

» স্টক নেওয়া

» ডেলিভারি নোট এবং ইনভয়েস রেকর্ড এবং মীমাংসা করা

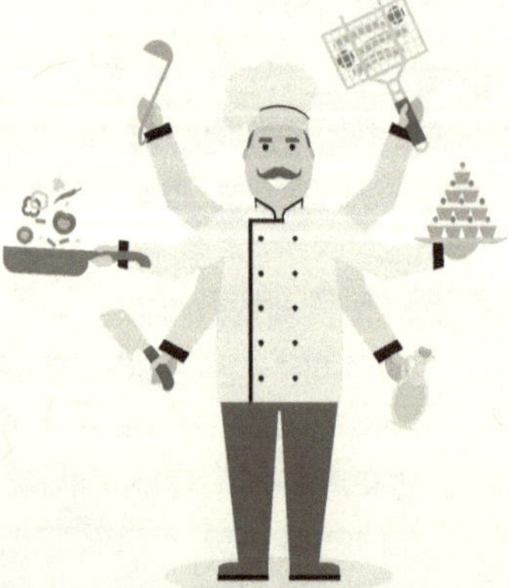

তত্ত্বাবধায়কের ভূমিকা

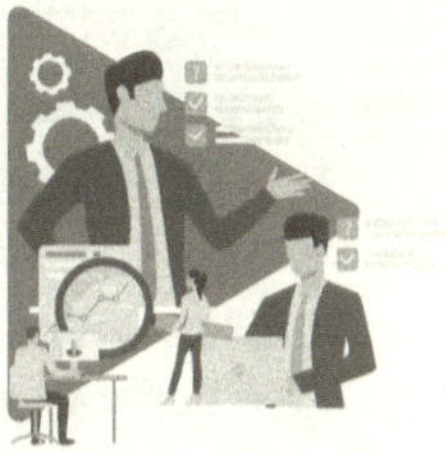

তত্ত্বাবধায়কের ভূমিকা নিম্নলিখিত শিরোনামের অধীনে আসে: পরিকল্পনা, তত্ত্বাবধান, সময়সূচী নির্ধারণ, ক্রয় ,মজুদ , গুণগত নিয়ন্ত্রণ

আপনি একটি রান্নাঘর, রেস্তোরাঁ, ক্যাফে, স্কুল, হাসপাতাল, ক্যানটিন বা হোটেলে কাজ করতে পারেন। আপনি একজন ওয়েটার বা রাঁধুনী হিসেবে শুরু করতে পারেন এবং পরবর্তীতে পদোন্নতি পেতে পারেন। এর ফলে, আপনার কাছে বিশেষ অন্তর্দৃষ্টি থাকতে পারে।

আপনি যেসব কর্মচারী তদারকি করবেন তারা হতে পারে:

» রাঁধুনী
» লাইন কুক এবং সহকারী রাঁধুনী
» ওয়েটার
» সার্ভার
» ডিসওয়াশার

আপনি একজন হেড শেফ, রেস্তোরাঁ বা ক্যাফে মালিক অথবা ব্যবসার ম্যানেজারের কাছে রিপোর্ট করতে পারেন। অসামাজিক সময় এবং দ্রুত গতির কাজ হতে পারে, এবং আপনাকে সাপ্তাহিক ছুটির দিন, সন্ধ্যা এবং সরকারি ছুটির দিনে কাজ করতে হতে পারে, কখনও কখনও সপ্তাহে ৪০ ঘণ্টার বেশি সময় পর্যন্ত।

কোন ধরণের তত্ত্বাবধানের ধরণ গুরুত্বপূর্ণ?

প্রতিটি তত্ত্বাবধায়ক তার নিজস্ব তত্ত্বাবধানের ধরণ তৈরি করবেন।

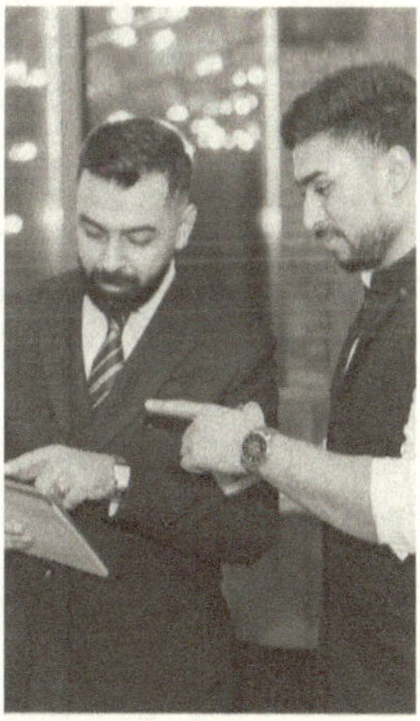

Mindtools.com ওয়েবসাইটে ১০টি প্রধান তদারকী শৈলী উল্লেখ করা হয়েছে, যার মধ্যে নিম্নলিখিতগুলি সম্ভবত সবচেয়ে সহায়ক:

» **গণতান্ত্রিক/অংশগ্রহণমূলক** - কর্মচারীদের সিদ্ধান্তে অন্তর্ভুক্ত করুন কিন্তু চূড়ান্ত সিদ্ধান্ত নিজেই নিন
» **মানুষ/সম্পর্ক-ভিত্তিক** - আপনি কর্মচারীদের সাথে বন্ধুত্বপূর্ণ সম্পর্ক রাখেন এবং সংঘর্ষ এড়ান
» **রূপান্তরমূলক নেতৃত্ব** - আপনি খুব দৃশ্যমান এবং যোগাযোগমূলক এবং প্রায়ই কাজগুলি আস্থাভরে ভাগ করেন
» **পরিস্থিতিগত নেতৃত্ব** - আপনি বিশেষ পরিস্থিতিগুলির প্রতি প্রতিক্রিয়া জানান, যখন সেগুলি ঘটে, এবং কর্মচারীদের দক্ষতা এবং অভিজ্ঞতার স্তরগুলি বিবেচনায় নেন

ব্যবস্থাপনা ও তত্ত্বাবধায়কদের ব্যর্থতা

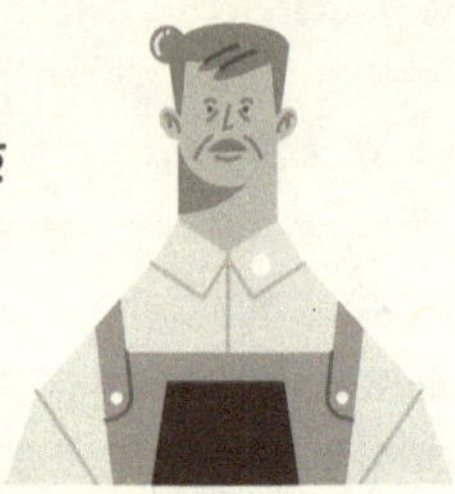

তত্ত্বাবধায়ক শৈলীতেও 10টি বড় ব্যর্থতা রয়েছেঃ

1. যখন আপনার প্রশ্ন করা উচিত তখন আপনার কাছে সমস্ত উত্তর রয়েছে।
2. কর্মচারীদের সঙ্গে সম্পর্ক বা সংযোগ স্থাপন না করা
3. খুব ধীর গতিতে সিদ্ধান্ত নেওয়া
4. আপনার প্রত্যাশা সম্পর্কে স্পষ্ট না হওয়া
5. অসততা-ব্যক্তিগত সততার অভাব কর্মীদের কাছে সুস্পষ্ট হবে এবং আপনার কর্তৃত্বকে দুর্বল করে দেবে।
6. ভুল থেকে শেখার অক্ষমতা
7. 'আন্তরিক অনুভূতির' উপর নির্ভর করে কর্মীদের অযৌক্তিক নিয়োগ
8. কাজের সঙ্গে একটি দলকে ওভারলোড করা
9. স্বনির্ভর হওয়া
10. কর্মচারীদের কথা না শোনা এবং বলা, 'কী করতে হবে'

এই সমস্ত কিছু এড়িয়ে চলার চেষ্টা করুন এবং এই বৈশিষ্ট্যগুলির মধ্যে কোনটি আপনার রয়েছে কিনা সে সম্পর্কে সচেতন থাকার চেষ্টা করুন।

খাদ্য নিরাপত্তা সংস্কৃতি

একজন ক্যাটারিং সুপারভাইজার হিসাবে আপনার একটি 'খাদ্য নিরাপত্তা সংস্কৃতি' খুঁজে পাওয়া উচিত। এটি নিশ্চিত করবে যে কর্মীরা আপনার এফ. এস. এম. এস অনুসরণ করছে-অনিরাপদ আচরণ মানে অনিরাপদ খাবার। ইউকে হেলথ অ্যান্ড সেফটি এক্সিকিউটিভ বলেছে যে খাদ্য নিরাপত্তা সংস্কৃতি হলঃ

"ব্যক্তি এবং গোষ্ঠী মূল্যবোধ, মনোভাব, দক্ষতা এবং আচরণের নিদর্শনগুলির পণ্য যা কোনও সংস্থার স্বাস্থ্য ও সুরক্ষা কর্মসূচির প্রতিশ্রুতি এবং শৈলী এবং দক্ষতা নির্ধারণ করে।" অর্থাৎঃ প্রত্যেকের প্রচেষ্টা সামগ্রিকভাবে অবদান রাখে।বৈশিষ্ট্য।

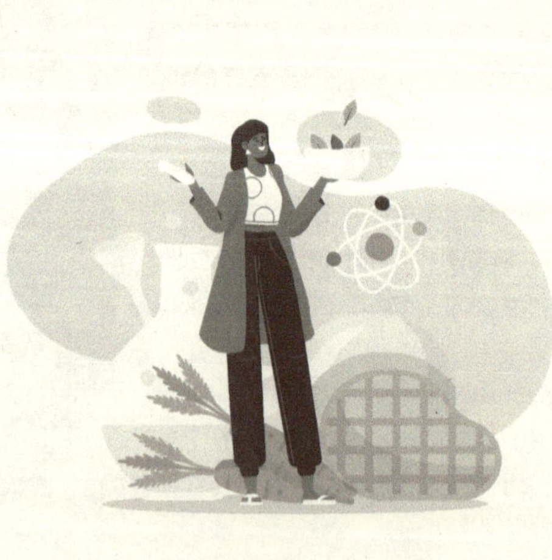

মান

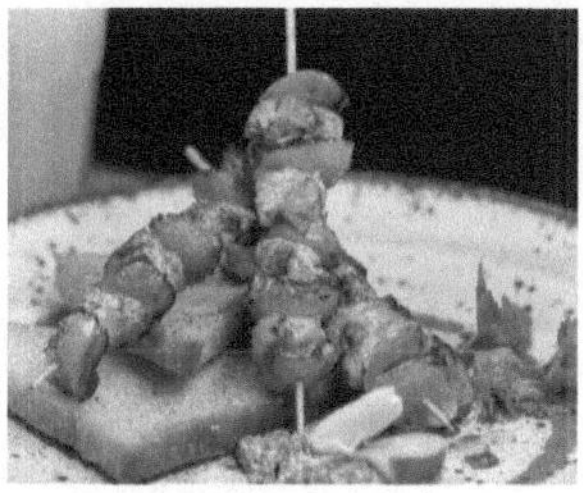

আপনার ক্যাটারিং ব্যবসার মানগুলি ভাল খাদ্য স্বাস্থ্যবিধির উপর নির্ভরশীল। আপনার ব্যবসার অবশ্যই এমন পদ্ধতি থাকতে হবে যা ক্রমাগত ভাল খাদ্য স্বাস্থ্য বজায় রাখে। ফুড স্ট্যান্ডার্ড এজেন্সি এমন নিয়মকানুন প্রকাশ করে যা আপনার ক্যাটারিং ব্যবসাকে তার আইনি বাধ্যবাধকতার সাথে মেলে ধরতে সহায়তা করে। মান বজায় রাখুন এফ. এস. এ-র 'ফোর সি' অফ ফুড হাইজিন 'আপনার আইনি বাধ্যবাধকতা পূরণের একটি সহজ উপায়।

» পরিষ্কার-পরিচ্ছন্নতা
» রান্নার কাজ।
» ঠাণ্ডা লাগে।
» ক্রস-দূষণ

'4সি' গুলি সবচেয়ে সাধারণ খাদ্য নিরাপত্তা সমস্যাগুলি প্রতিরোধ করে।

পরিষ্কার-পরিচ্ছন্নতা

আপনার পরিষ্কার-পরিচ্ছন্নতা এবং পরিষ্কার-পরিচ্ছন্নতার সময়সূচীর প্রাথমিক পদক্ষেপগুলি হলঃ

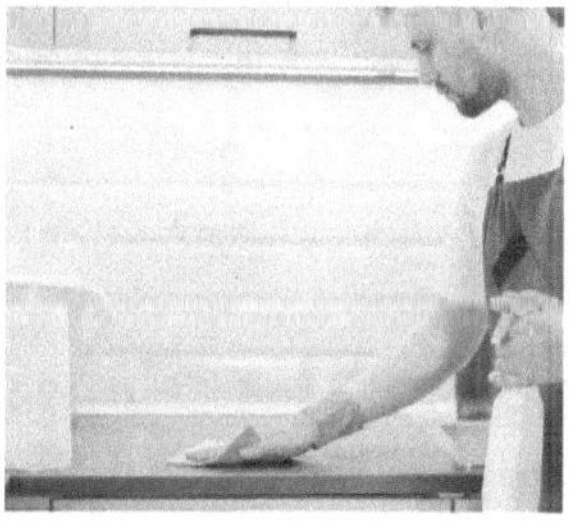

» প্রতিটি কাজের মধ্যে সরঞ্জাম এবং অঞ্চলগুলি পরিষ্কার এবং জীবাণুমুক্ত করা
» আপনি যেতে যেতে পরিষ্কার করুন '-অবিলম্বে স্পিলেজ মোকাবেলা করুন
» বর্জ্য জমতে দেবেন না
» বি. এস. ই. এন মান পূরণ করে এমন পরিষ্কার করার পণ্য ব্যবহার করুন
» একটি দক্ষ, কাস্টম-তৈরি পরিষ্কারের সময়সূচী ব্যবহার করুন

আপনার পরিষ্কার-পরিচ্ছন্নতার সময়সূচীতে অন্তর্ভুক্ত হওয়া উচিতঃ

» কি পরিষ্কার এবং জীবাণুমুক্ত করা প্রয়োজন
» এটা কত ঘন ঘন করতে হবে?
» আপনি কোন পদ্ধতিগুলি ব্যবহার করেন?
» পদ্ধতি, পরিষ্কার করার পণ্য, ব্যবহারের পদ্ধতি এবং সংরক্ষণের রূপরেখা নির্দেশাবলী
» আরও তথ্যের জন্য, এফ. এস. এ-এর নিরাপদ খাদ্য, উন্নত ব্যবসা নথি দেখুনঃ wwwl Food.gov.uk

রান্নার কাজ।

রান্নার মৌলিক মানগুলি অন্তর্ভুক্ত করা উচিতঃ

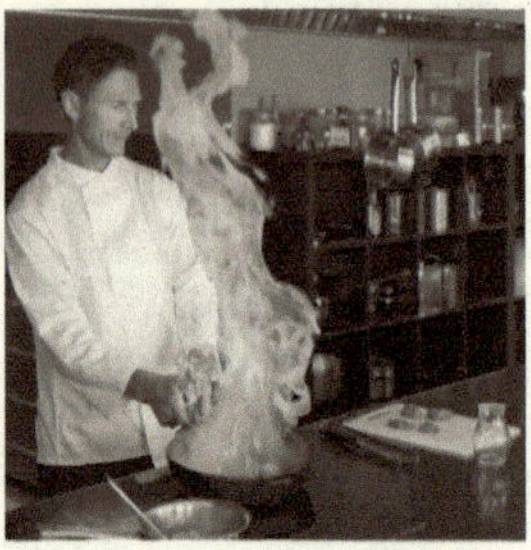

» মাংস রান্না করুন যতক্ষণ না এটি ভিতরে গরম হয়, রসগুলি পরিষ্কার হয়ে যায় এবং ভিতরে কোনও গোলাপী বা লাল মাংস অবশিষ্ট থাকে না (ব্যতিক্রমের মধ্যে স্টেক অন্তর্ভুক্ত)
» রান্নার আদর্শ তাপমাত্রা এবং সময় মেনে চলা
» কিছু ব্যতিক্রম ছাড়া গরম খাবার অবশ্যই 63 ডিগ্রি সেলসিয়াস বা তার উপরে রাখতে হবে।
» নিম্নলিখিত হট-হোল্ডিং পরামর্শঃ www.food.gov.uk
» খাবারটি ভিতরে বাষ্পীভূত না হওয়া পর্যন্ত কেবল একবার গরম করা

মৌলিক রান্নার মান অন্তর্ভুক্ত করা উচিতঃ www.food.gov.uk

চিলিং (সামগ্রিক ঠান্ডা রাখা)

চিলিং সম্পর্কিত সুপারিশগুলি অন্তর্ভুক্ত করে:

» 'বিক্রি করার তারিখ' যুক্ত খাদ্য, রান্না করা এবং প্রস্তুত খাবার দ্রুত চিল করুন।
» খাদ্যকে সোজা চিলারে রাখুন।
» আপনার ফ্রিজের তাপমাত্রা নিয়মিত পরীক্ষা করুন; তাপমাত্রা ৮°C এর নিচে রাখতে হবে।
» খাবার চিলারে চার ঘণ্টার বেশি রাখতে না চেষ্টা করুন।

আরও বিস্তারিত জানার জন্য "সেইফার ফুড, বেটার বিজনেস" এর চিলিং সংক্রান্ত পরামর্শ দেখুন: www.food.gov.uk

ফ্রিজিং (খাবার হিমায়িত করা)

খাবার হিমায়িত করার সময় আপনাকে নিচের কাজগুলো করতে হবে:

» খাবার সরবরাহকারী বাহন থেকে সরাসরি ফ্রিজে স্থানান্তর করুন।
» তাজা খাবার সরাসরি ফ্রিজে রাখুন।
» 'ব্যবহারের তারিখ' এর আগে ফ্রিজ করুন।
» খাবার ফ্রিজের বাইরে বের করার সময় ফ্রিজ বা মাইক্রোওয়েভে ডিফ্রস্ট করুন।

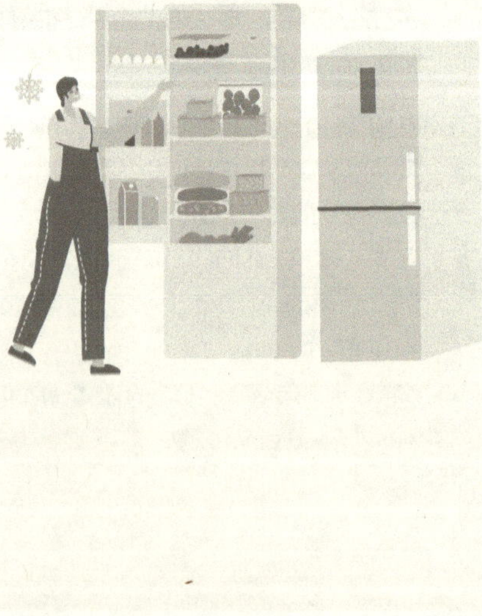

আরও বিস্তারিত জানার জন্য সরকারী পরামর্শ দেখুন: www.food.gov.uk

ক্রস-কন্টামিনেশন (পরস্পরের দূষণ প্রতিরোধ)

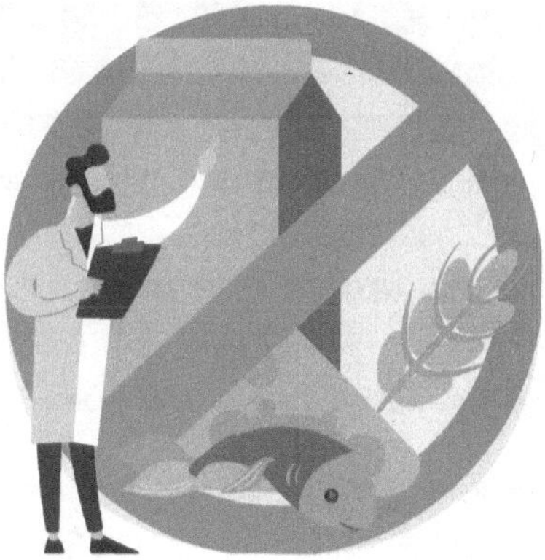

ক্রস-কন্টামিনেশন এড়াতে নিম্নলিখিত পদক্ষেপগুলি অনুসরণ করুন:

» কাজের পৃষ্ঠ এবং যন্ত্রপাতি ব্যবহারের পরে সব সময় পরিষ্কার ও জীবাণুমুক্ত করুন।

» কাঁচা এবং রান্না করা খাবারের জন্য আলাদা এলাকা এবং যন্ত্রপাতি ব্যবহার করুন।

» আপনার হাত সম্পূর্ণভাবে এবং প্রায়ই ধুয়ে ফেলুন।

» কাঁচা এবং রান্না করা খাবার আলাদা রাখুন।

» একই ফ্রিজে কাঁচা খাবারের নিচে রান্না করা খাবার রাখুন।

» কাঁচা এবং রান্না করা খাবারের এলাকা এবং যন্ত্রপাতি পরিষ্কারের জন্য আলাদা ক্লিনিং ম্যাটেরিয়াল ব্যবহার করুন।

» কর্মীদের ক্রস-কন্টামিনেশন প্রতিরোধের জন্য প্রশিক্ষণ দিন।

খাদ্য নিরাপত্তা নীতিমালা

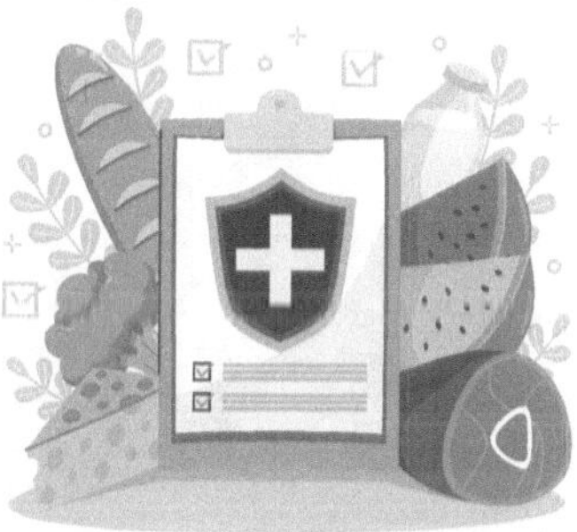

সব কর্মী এবং ব্যবস্থাপনার জন্য ব্যবসার খাদ্য নিরাপত্তা নীতিমালা বোঝা আবশ্যক। খাদ্য নিরাপদ রাখতে একটি সম্মিলিত দায়িত্ব রয়েছে। তবে, সুপারভাইজারদের নিশ্চিত করতে হবে যে কর্মীরা কোম্পানির নীতিমালা অনুসরণ করছে। সুতরাং, কোম্পানিগুলিকে তাদের খাদ্য নিরাপত্তা ব্যবস্থায় আন্তর্জাতিক মানের হ্যাজার্ড অ্যানালিসিস ক্রিটিকাল কন্ট্রোল পয়েন্ট (HACCP) সিস্টেম অন্তর্ভুক্ত করতে হবে।

গুণগত নিশ্চয়তা

গুণগত নিশ্চয়তা (QA) হলো খাদ্য উৎপাদন প্রক্রিয়াগুলির উপর মনোযোগ দেওয়ার একটি উপায় যাতে সেরা মান বজায় থাকে। এর উদাহরণগুলির মধ্যে রয়েছে প্রক্রিয়া চেকলিস্ট, প্রকল্প অডিট এবং গ্রাহক অভিযোগের প্রতিবেদন। এটি একটি সক্রিয় উপায় যা মান উন্নত করতে এবং পরীক্ষার পদ্ধতি ও প্রক্রিয়াগুলিকে পরীক্ষা করতে সাহায্য করে, যাতে ভুল এবং ত্রুটি এড়ানো যায়। প্রতিটি কর্মীকে QA কার্যকরভাবে বাস্তবায়ন করতে হবে।

QA মান সাধারণত ক্যাটারিং ব্যবসার জন্য প্রাপ্ত উপাদান, কাঁচামাল এবং সরঞ্জামের মাধ্যমে নির্ধারিত হয়, যেমন ডিমের উপর লাইয়ন লোগো, কৃষি উৎপাদনে রেড ট্রাক্টর এবং সয়েল অ্যাসোসিয়েশন অর্গানিক স্ট্যান্ডার্ড মার্ক।

যুক্তরাজ্যে, QA সাধারণত স্বেচ্ছাধীন, তবে আপনাকে এমন সিস্টেম থাকতে হবে যা প্রমাণ করে যে আপনার খাদ্য এবং পরিবেশ আপনার প্রতিযোগীদের মতোই ভালো।

FSA QA স্কিমগুলি তদারকি করে, এবং সার্টিফিকেটগুলি ইউনাইটেড কিংডম অ্যাক্রিডিটেশন সার্ভিস (UKAS) দ্বারা অ্যাক্রিডিটেড হয়। আপনি FSA এবং UKAS মান পূরণ না করা পর্যন্ত আপনার পণ্যে QA লোগো ব্যবহার করতে পারবেন না।

গুণগত মান নিয়ন্ত্রণ (Quality Control - QC)

পণ্যের ত্রুটি মনিটর এবং নিয়ন্ত্রণ করে। QC এর উদাহরণগুলো হলো HACCP, উপাদান স্পেসিফিকেশন এবং একটি অনুমোদিত সরবরাহকারী তালিকা। QC খারাপ গুণমান বা ত্রুটি চিহ্নিত করে এবং সেগুলি পণ্যের মধ্যে থেকে সরিয়ে ফেলে। এটি সাধারণত একটি নির্দিষ্ট ব্যক্তি বা দলের দ্বারা পরিদর্শন অন্তর্ভুক্ত করে। আপনার HACCP এবং FSMS নিশ্চিত করবে যে আপনার QA এবং QC উভয়ের আইনি মান বজায় রয়েছে।

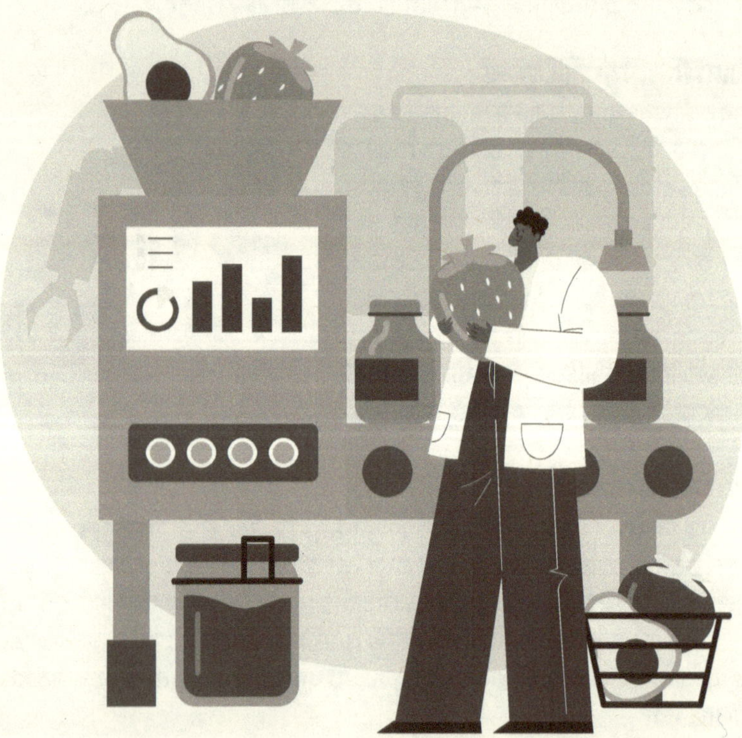

মূল্যায়ন

প্রশ্ন ১: নিম্নলিখিত কোনটি FSA এর 'ACs' এর মধ্যে অন্তর্ভুক্ত নয়?

i. ক্রস-কন্টামিনেশন
ii. শীতলীকরণ
iii. পরিষ্কার করা
iv. ক্যানিং

প্রশ্ন ২: নিম্নলিখিত কোনটি খাবারের পণ্যে গুণগত মান নিশ্চিতকরণের চিহ্ন নয়?

i. সিংহের লোগো
ii. লাল ট্র্যাক্টর
iii. কালো দাগ
iv. তেল সমিতি জৈব স্ট্যান্ডার্ড মার্ক

সত্য অথবা মিথ্যা

'সেল-বাই' তারিখ সহ খাবার সর্বদা শীতলীকৃত হওয়া উচিত।

» সত্য
» মিথ্যা

সারাংশ

আমরা কি শিখলাম?

» একটি ক্যাটারিং সুপারভাইজারের ভূমিকা হল যুক্তরাজ্যের খাদ্য নিরাপত্তা আইন এবং মানদণ্ডের নীতিগুলি সম্পর্কে সচেতন থাকা।
» সকল ইউকে খাদ্য ব্যবসায়ে HACCP ভিত্তিক পরিষ্কার এবং প্রস্তুতি প্রোটোকল থাকতে হবে।
» গুরুত্বপূর্ণ সুপারভাইজারী দক্ষতাগুলির মধ্যে অন্তর্ভুক্ত রয়েছে: দেখানো, শোনা, বোঝা, সক্রিয়ভাবে অংশগ্রহণ করা, পরিবর্তন করা, যোগাযোগ করা এবং প্রেরণা দেওয়া।
» আপনার দায়িত্বগুলির মধ্যে পরিকল্পনা, তদারকি, সময়সূচী তৈরি, ক্রয়, স্টক ইনভেন্টরি, স্টকটেকিং এবং গুণমান নিয়ন্ত্রণ অন্তর্ভুক্ত থাকবে।

মাইক্রোবায়োলজি

ভূমিকা

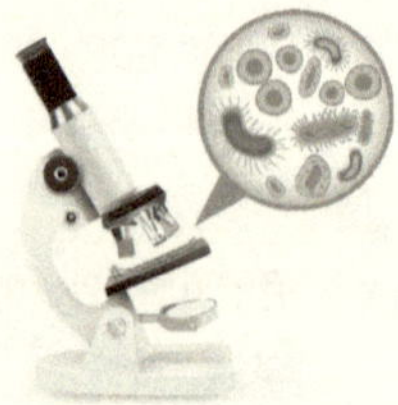

এই মডিউলে, আমরা খাবারের বিষক্রিয়ার কারণগুলি অনুসন্ধান করব। বেশিরভাগ খাদ্যবাহিত অসুস্থতা মাইক্রো-অরগানিজম দ্বারা সৃষ্ট হয়: ব্যাকটেরিয়া, ভাইরাস, ছাঁচ এবং খামির, যা অসুস্থতা সৃষ্টি করে বা খাদ্যে বিষাক্ত পদার্থ প্রবাহিত করে। কোর্সের পরবর্তী অংশে, আপনি শিখবেন কীভাবে মাইক্রো-অরগানিজমগুলোকে খাদ্যকে ক্ষতিকর হতে না দেওয়ার ব্যবস্থা নিতে হবে এবং আইনের অধীনে আপনার দায়িত্বগুলি কী।

এই মডিউলে, আমরা নিম্নলিখিত বিষয়গুলি আলোচনা করব:

- ব্যাকটেরিয়ার আকার, আকৃতি এবং গঠন
- ব্যাকটেরিয়ার বংশবৃদ্ধি
  - পুষ্টি
  - আর্দ্রতা
  - অ্যাসিডিটি এবং ক্ষারিতার (pH)
  - তাপমাত্রা
  - অক্সিজেনের উপস্থিতি
  - বিষাক্ত পদার্থ উৎপাদন
  - স্পোর গঠন
  - প্রতিযোগিতা
  - ব্যাকটেরিয়া ধ্বংস
- ছাঁচ
- খামির
- ভাইরাস
- প্রোটোজোয়া
- সাইক্লোস্পোরা

ব্যাকটেরিয়ার আকার, আকৃতি এবং গঠন

ব্যাকটেরিয়া হল মাইক্রোস্কোপিক এককোষী অর্গানিজম যা অধিকাংশ বড় জীবজগতের তুলনায় একটি সহজ কোষের গঠন রাখে। তাদের কোষে নিউক্লিয়াস বা অর্গানেল (অঙ্গগুলোর সমতুল্য) থাকে না। ব্যাকটেরিয়া আকার, আকৃতি এবং গঠনে বিভিন্নতা থাকতে পারে, তবে তারা একটি কঠিন আকার বজায় রাখে একটি কঠিন কোষপ্রাচীর ব্যবহার করে। প্যাথোজেনিক মাইক্রো-অর্গানিজমের উপস্থিতি নিজে রোগ সৃষ্টি করে না। আপনি অসুস্থতার লক্ষণগুলো তখনই প্রদর্শন করেন যখন আপনার কোষ প্যাথোজেনিক কার্যকলাপ দ্বারা ক্ষতিগ্রস্ত হয়। রোগের তীব্রতা আপনার ইমিউন সিস্টেম এবং সাধারণ স্বাস্থ্যের উপর নির্ভর করে। প্রকৃতপক্ষে, অনেক লক্ষণ আপনার ইমিউন সিস্টেমের কাজের জন্য ঘটে থাকে, যেমন জ্বর, মাথাব্যথা, দাগ এবং চর্মরোগ - এগুলো হল সাদা রক্তকণিকা এবং অ্যান্টিবডি দ্বারা প্যাথোজেনিক জীবাণুর বিরুদ্ধে লড়াই করার পার্শ্বপ্রতিক্রিয়া।

ব্যাকটেরিয়ার বংশবৃদ্ধি

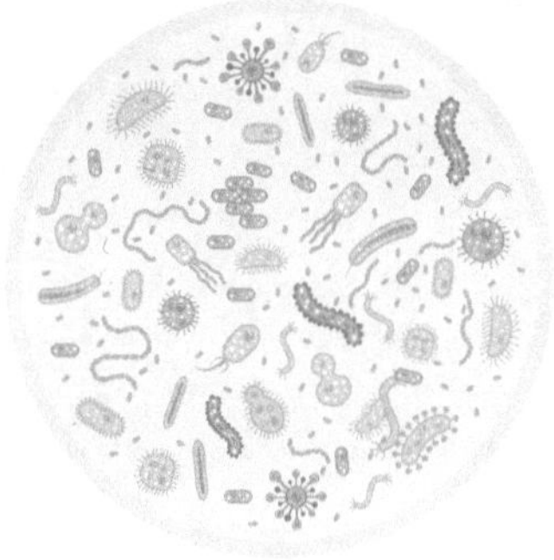

- পুষ্টি
- আর্দ্রতা
- অম্লত্ব এবং ক্ষারত্ব (pH)
- তাপমাত্রা
- অক্সিজেনের উপস্থিতি
- টক্সিন উৎপাদন
- স্পোর গঠন
- প্রতিযোগিতা
- ব্যাকটেরিয়া ধ্বংসের উপায়

পুষ্টি

ব্যাকটেরিয়া অত্যন্ত শক্তিশালী জীবন রূপ - এজন্যই এগুলোকে দূর করা এত কঠিন এবং এদের বিস্তার প্রতিরোধে কঠোর প্রোটোকল প্রয়োজন। তাদের পুষ্টির চাহিদা অত্যন্ত সীমিত: পানি, কার্বন, নাইট্রোজেন এবং কিছু অন্যান্য প্রাকৃতিক পদার্থের একটি সীমিত পরিমাণ। কিছু ব্যাকটেরিয়া অতিরিক্ত শক্তির উৎস প্রয়োজন - বা সূর্যের আলো অথবা জৈব রাসায়নিক প্রতিক্রিয়া। তবে, অন্যরা শুধুমাত্র বাতাসে থাকা কার্বন ডাইঅক্সাইড এবং নাইট্রোজেন প্রয়োজন। অনেক খাদ্য প্রস্তুতকারক তাদের পণ্যগুলিতে প্রচুর লবণ যোগ করেন, কারণ এটি ব্যাকটেরিয়ার বৃদ্ধি অনেকটাই ধীর করে দেয়। তবে, অতিরিক্ত লবণের পরিমাণ অস্বাস্থ্যকর হতে পারে যদি এটি খুব বেশি পরিমাণে খাওয়া হয় এবং খাবারটি অরুচিকর হয়ে পড়ে। এজন্য, বেশিরভাগ প্রস্তুতকারক কম লবণ ব্যবহার করে এবং ব্যাকটেরিয়া বৃদ্ধির ধীর গতি বজায় রাখতে রেফ্রিজারেশন বা ফ্রিজিংয়ের পরামর্শ দেন। একটি উদাহরণ হলো ৩.৫% লবণ এবং স্মোকড মাছের পণ্যগুলিতে রেফ্রিজারেশন এর সংমিশ্রণ। এই মিশ্রণটি সাধারণত প্যাথোজেনিক ব্যাকটেরিয়া নিয়ন্ত্রণ করতে যথেষ্ট, যা বোটুলিজম বা 'স্ট্যাফ' সংক্রমণ সৃষ্টি করে।

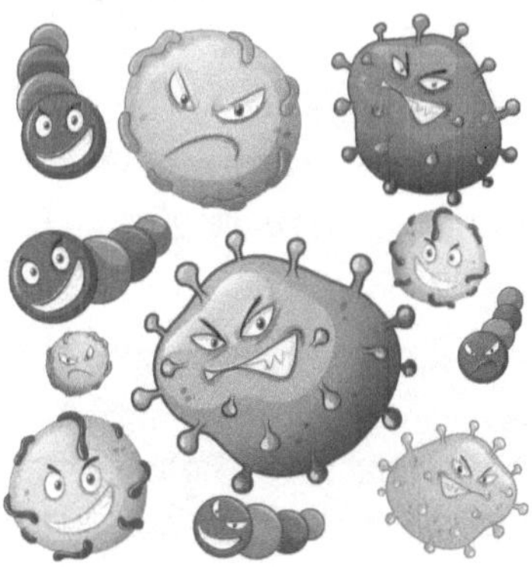

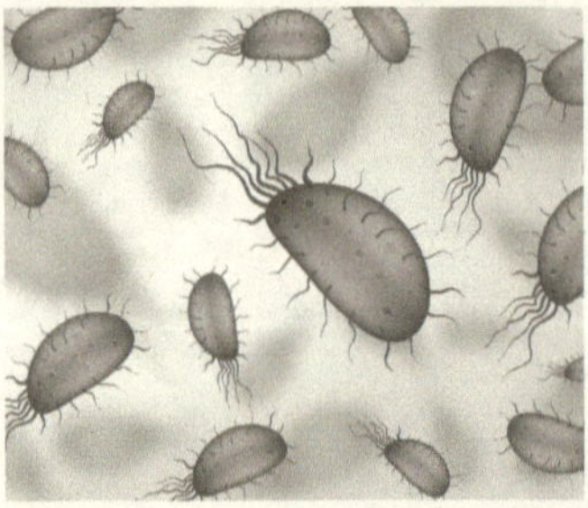

আর্দ্রতা

ব্যাকটেরিয়ার বৃদ্ধির জন্য পানি অপরিহার্য - তারা এটি খাবার শোষণ এবং বর্জ্য উৎপাদন করতে ব্যবহার করে। ব্যাকটেরিয়া এমন পরিবেশ দ্বারা উৎসাহিত হয় যা 'পানি কার্যকলাপ স্কেলে' উচ্চ। এই পরিমাপটি শূন্য (সম্পূর্ণ শুষ্ক) থেকে এক (বিশুদ্ধ পানি) পর্যন্ত চলে - যতটা কাছে পানি কার্যকলাপ পরিমাপ একের দিকে চলে, ততটাই এটি ব্যাকটেরিয়া বৃদ্ধির জন্য উপযুক্ত। মাংস, মুরগি, মাছ এবং দুগ্ধজাত পণ্যগুলির পানি কার্যকলাপ সংখ্যা ০.৯৫-০.৯৯ এর মধ্যে থাকে - এটি পচন এবং খাদ্যবাহিত রোগ সৃষ্টিকারী ব্যাকটেরিয়ার জন্য আদর্শ। এর জন্য, এমন খাবারগুলি ফ্রিজে, শুকনো বা লবণাক্ত করলে বেশি সময় স্থায়ী হয়।

অম্লতা এবং ক্ষারত্ব (pH)

রাসায়নিক এবং খাবারের অম্লতা বা ক্ষারত্ব পরিমাপ করা হয় তাদের pH মান দ্বারা। pH স্কেলটি ০ থেকে ১৪ পর্যন্ত চলে, যার মধ্যে ৭ এর নিচে pH অম্লীয় এবং ৭ এর উপরে pH ক্ষারীয়: ৭ নিজেই নিরপেক্ষ (নিউট্রাল) হিসেবে পরিচিত। নিরপেক্ষ হল ব্যাকটেরিয়া বৃদ্ধির জন্য আদর্শ pH, এবং এই পরিমাপ থেকে বিচ্যুতি বিভিন্ন ব্যাকটেরিয়ার বৃদ্ধিতে বাধা দেয়। ৪.৬ এর নিচে বা ১১ এর উপরে pH থাকলে ব্যাকটেরিয়া বৃদ্ধি ধীর হয়ে যায় এবং সম্পূর্ণভাবে থেমে যায়।

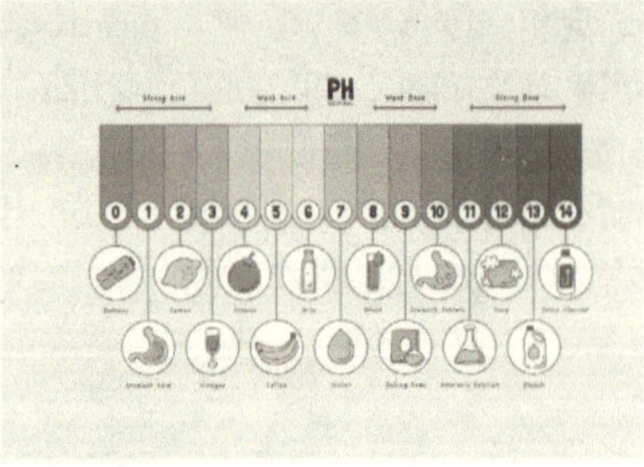

তাহলে, আমরা খাবারগুলোকে 'অম্ল' এবং 'নিম্ন-অম্ল' হিসেবে শ্রেণীবদ্ধ করি। অম্লীয় খাবারের মধ্যে কমলা, লেবু এবং আড়পিঁচ রয়েছে, এবং তাদের pH ৪.৬ এর নিচে।

নিম্ন-অম্লীয় খাবারের মধ্যে বেশিরভাগ শাকসবজি, মাছ, মুরগি এবং মাংস রয়েছে, এবং তাদের pH ৪.৬ এর উপরে। সামুদ্রিক খাবারের pH ৬ এর উপরে, তাই এটি গরম এবং আর্দ্রতার সাথে সহজেই পচে যায়। খাবার প্রক্রিয়াকরণ এটি প্রতিরোধ করতে সহায়ক, কারণ এটি নিম্ন-অম্লীয় খাবারকে অম্লীয় খাবারে রূপান্তরিত করে।

মাছ পিকলিংয়ের মাধ্যমে ভিনেগার যোগ করলে তার pH কমে যায়, এটি একটি অম্লীয় খাবারে পরিণত হয় এবং তার পচন হার কমিয়ে দেয়। ফার্মেন্টেশনও এই প্রভাব সৃষ্টি করতে পারে, তাই এশীয় রান্নায় মাছের সস খাওয়া নিরাপদ - ফার্মেন্টেশন মাইক্রো-অর্গানিজমগুলি অম্ল উৎপন্ন করে, pH হার কমিয়ে দেয়।

তাপমাত্রা

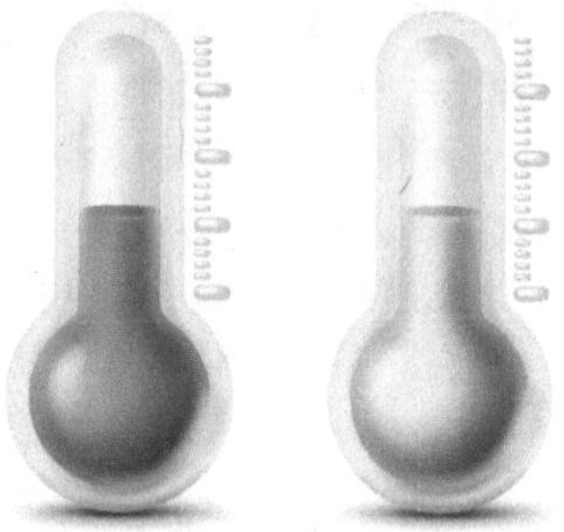

সমস্ত ব্যাকটেরিয়ার একটি আদর্শ বৃদ্ধি তাপমাত্রা থাকে। এটি সবসময় একই হয় না, তবে বেশিরভাগের আদর্শ বৃদ্ধি শর্ত ৫°C থেকে ৬৩°C এর মধ্যে থাকে - এটি 'বিপদ অঞ্চল' হিসেবে পরিচিত। তবে, কিছু খাদ্যবাহী রোগের ব্যাকটেরিয়া - যেমন লিস্টেরিওসিস এবং বটুলিজম সৃষ্টিকারী ব্যাকটেরিয়া - রেফ্রিজারেটর শর্তে বৃদ্ধি পেতে পারে। এই কারণে, খাদ্যগুলি রেফ্রিজারেটর তাপমাত্রায় জমে যাওয়ার মাত্রার একটু উপরে সংরক্ষণ করা উচিত। ফ্রীজিং (খাদ্যের তাপমাত্রা 0°C এর নিচে রাখা) প্রায় সমস্ত ব্যাকটেরিয়ার বৃদ্ধিকে বাধাগ্রস্ত করে, যেমন তাপমাত্রা ৬৩°C এর উপরে, যখন অধিকাংশ খাদ্যবাহী ব্যাকটেরিয়া মারা যায়।
তবে, এমন উচ্চ তাপমাত্রাতেও কিছু ব্যাকটেরিয়া টিকে থাকে, যতক্ষণ না তাপ প্রয়োগ করা হয় দীর্ঘ সময় ধরে - এজন্য রান্না করা মাংসের ভিতরের তাপমাত্রা পরীক্ষা করতে থার্মোমিটার ব্যবহার করা হয়।

অক্সিজেনের উপস্থিতি

ব্যাকটেরিয়ার তিনটি প্রধান প্রকার তাদের অক্সিজেনের প্রয়োজনীয়তা অনুযায়ী শ্রেণীবদ্ধ করা হয়: এ্যারোবিক ব্যাকটেরিয়া অক্সিজেনের উপস্থিতিতে বৃদ্ধি পায় (যেমন, Bacillus cereus)। অ্যানএ্যারোবিক ব্যাকটেরিয়া অক্সিজেনের উপস্থিতিতে বৃদ্ধি পায় না (যেমন, Clostridium botulinum টাইপ E); এমন ব্যাকটেরিয়া সহজেই ভ্যাকুয়াম প্যাকিংয়ে টিকে থাকতে পারে।
অন্যান্য ব্যাকটেরিয়া উভয় পরিবেশে বৃদ্ধি পায়, যেমন Salmonella, Listeria এবং Staphylococcus।

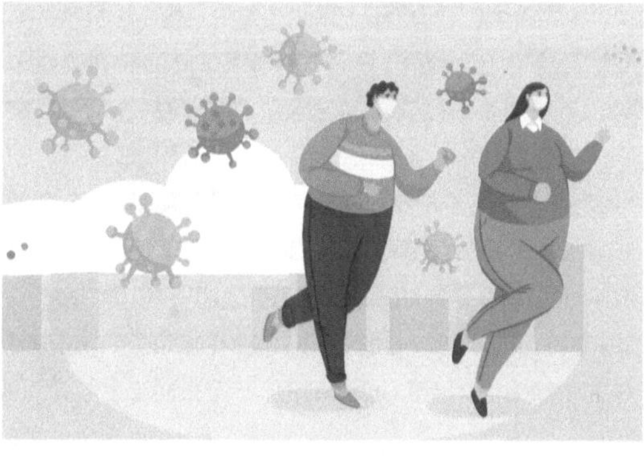

টক্সিনের উৎপাদন

সব ব্যাকটেরিয়া সরাসরি ফুড পয়জনিং সৃষ্টি করে না; কিছু ব্যাকটেরিয়া নিরীহ হলেও তাদের বিপাকীয় প্রক্রিয়ার সময় এমন পদার্থ তৈরি করে যা মানুষের জন্য বিষাক্ত হতে পারে। এই টক্সিনগুলি শরীরে উপস্থিত থাকলে অসুস্থতা সৃষ্টি করতে পারে।

খাদ্যবাহিত ব্যাকটেরিয়া টক্সিনের দুটি গুরুত্বপূর্ণ প্রকার রয়েছে:

» এক্সোটক্সিন: ব্যাকটেরিয়া শরীরে স্রাব করে।
» এন্ডোটক্সিন: স্রাবের পরে ব্যাকটেরিয়ার বাইরের সেল মেমব্রেনের অংশ হিসেবে থাকে এবং ব্যাকটেরিয়া মেরে যাওয়ার সময় এটি মুক্তি পায়।

কিছু ধরনের Staphylococcus প্রোটিন excrete করে, যেগুলি খাওয়ার সময় বিষাক্ত হয়ে যায়। তারা Salmonella এবং Campylobacter এর পর তৃতীয় সবচেয়ে সাধারণ ফুড পয়জনিং এর কারণ। SETs রান্না করা পাস্তা, মাংস ও মাছের পণ্য, দুধ, স্যালাড এবং পেস্ট্রির মধ্যে পাওয়া যায়। টক্সিন এছাড়াও Escherichia coli (E. coli) দ্বারা উৎপাদিত হয়। এই ব্যাকটেরিয়ার উৎসগুলো অন্তর্ভুক্ত করে কাঁচা মাংস, অনপাস্তুরিত দুধের পণ্য এবং মানব মলের দ্বারা দূষিত জল।

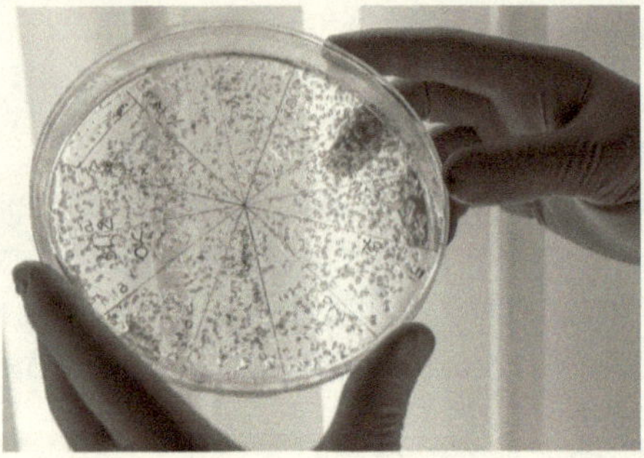

স্পোর গঠন

ব্যাকটেরিয়া তাদের অত্যন্ত তাপ ও ঠাণ্ডার প্রতি প্রতিরোধ ক্ষমতা প্রদর্শন করার একটি গুরুত্বপূর্ণ উপায় হলো স্পোর (অথবা সঠিকভাবে বলা হয়, 'এন্ডোস্পোর') গঠন। এই শক্তিশালী, নিস্তেজ কাঠামোগুলি খাদ্য প্রক্রিয়াকরণকে অকার্যকর করে তোলে যদি সঠিকভাবে না করা হয়। যখন ব্যাকটেরিয়া প্রক্রিয়াকরণে মেরে ফেলা হয়, তখন এটি স্পোর তৈরি করতে পারে যা তাপ, ঠাণ্ডা, লবণ, অথবা অক্সিজেনের অনুপস্থিতি বা উপস্থিতির প্রতি সহনশীল হতে পারে। একটি জটিল উদাহরণ হল সাধারণ স্পোর-গঠনকারী ব্যাকটেরিয়া 'বেসিলাস'। সাধারণত অ্যানারোবিক (অক্সিজেনহীন পরিবেশে বৃদ্ধি হয়), এটি তাপ দ্বারা খারাপভাবে প্রভাবিত হয়। তবে, কিছু ব্যাকটেরিয়া মেসোফিলিক (মাঝারি তাপমাত্রা পছন্দ করে) এবং ৩৫°C তাপমাত্রায় সর্বোত্তম বৃদ্ধি পায় কিন্তু ৫৫°C এ মরে যায়; অন্যগুলি থার্মোফিলিক (তাপ পছন্দ করে), যা ৫৫°C এ বৃদ্ধি পায় এবং ৩৫°C এ মারা যায়।

আরেকটি উদাহরণ হলো অ্যানারোবিক ব্যাকটেরিয়া ক্লস্ট্রিডিয়াম, যা বটুলিজম রোগ সৃষ্টি করে। এটি মেসোফিলিক বা থার্মোফিলিক উভয় রূপে থাকতে পারে। এর স্পোর মাটি, পানি, প্রাণী এবং মানুষের মধ্যে পাওয়া যেতে পারে এবং যথাযথ চিকিৎসা না পেলে এটি প্রাণঘাতী হতে পারে।

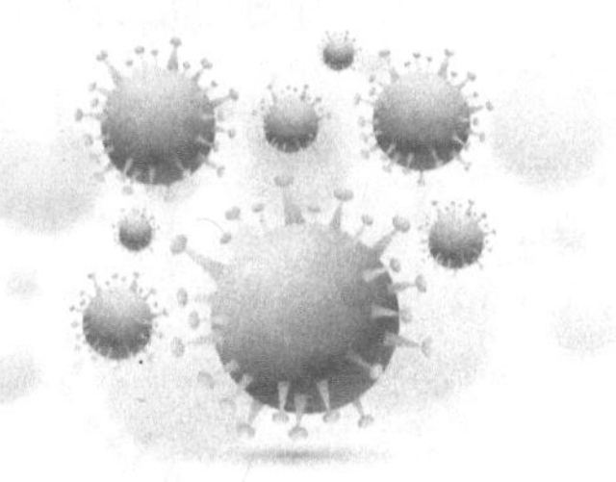

তাপ এবং বিকিরণ স্পোর নিষ্ক্রিয় বা ধ্বংস করার জন্য ডিজাইন করা হয়েছে; অন্যথায়, এগুলি শতাব্দীর পর শতাব্দী–এমনকি হাজার হাজার বছর–নিষ্ক্রিয় অবস্থায় থাকতে পারে!

পরিবেশ বৃদ্ধি এবং বেঁচে থাকার জন্য উপযুক্ত হয়ে উঠলে স্পোর আবার সক্রিয় হয়। অনেক স্পোর পুষ্টিহীন পরিবেশেও টিকে থাকতে পারে এবং বিকিরণ, শুকিয়ে যাওয়া, অত্যন্ত উচ্চ তাপমাত্রা, জমাট বাঁধা, এবং পরিষ্কারক রাসায়নিক প্রতিরোধ করতে পারে।

প্রতিযোগিতা

পৃথিবীর প্রতিটি অংশে অসংখ্য অণুজীব ব্যাকটেরিয়া বসবাস করার ফলে সম্পদ ও স্থান নিয়ে প্রতিযোগিতা তীব্র হয়। ফলস্বরূপ, কিছু ব্যাকটেরিয়া এমন বিষাক্ত পদার্থ নির্গত করে যা তাদের প্রতিদ্বন্দ্বীদের আক্রমণ করে বা ক্ষতি বা ধ্বংস করে। মানব পাচনতন্ত্র একটি এমন পরিবেশ যেখানে এই ব্যাকটেরিয়াল যুদ্ধগুলি ঘটে। এভাবে নির্গত টক্সিন খাদ্য বিষক্রিয়া সৃষ্টি করতে পারে, যেমন অন্যান্য ব্যাকটেরিয়ার টক্সিন-উৎপাদনকারী প্রজাতি দ্বারা সৃষ্টি হতে পারে।

ব্যাকটেরিয়া ধ্বংস করার উপায়

ব্যাকটেরিয়া পর্যাপ্ত তাপ এবং আর্দ্রতা থাকলে দ্রুত এবং এক্সপোনেনশিয়ালভাবে বৃদ্ধি পায়। এটি কারণেই খারাপভাবে প্রস্তুত বা সংরক্ষিত খাবার রোগ সৃষ্টি করতে পারে। ব্যাকটেরিয়া নিয়ন্ত্রণ বা ধ্বংস করতে "চার সি" অনুসরণ করতে হবে:

» **পরিষ্কার করা** : একটি কঠোর পরিষ্কার রীতি অনুসরণ করতে হবে, যার মধ্যে ব্যক্তিগত স্বাস্থ্যবিধি অন্তর্ভুক্ত রয়েছে।

» **রান্না করা** : সম্পূর্ণ রান্না প্রায় সব ব্যাকটেরিয়াকে মেরে ফেলবে।

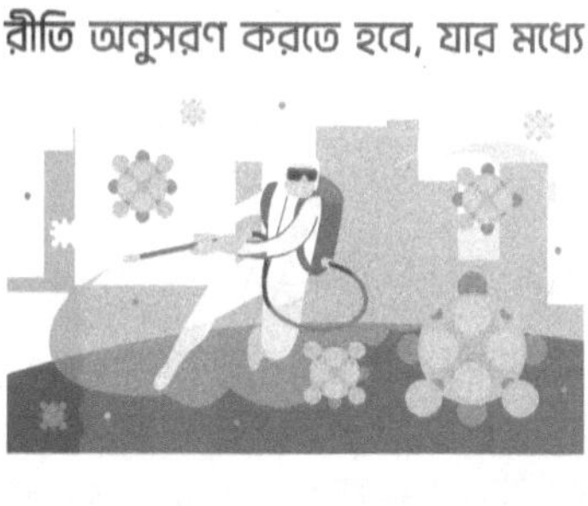

» **শীতলীকরণ** : তাপমাত্রা যত কম হবে, তত কম ব্যাকটেরিয়া বৃদ্ধি পাবে বা বেঁচে থাকবে। এজন্য আইন নির্দিষ্ট তাপমাত্রায় খাবার ঠাণ্ডা এবং রান্না করার জন্য নির্দেশনা দেয়।

» **ক্রস-সংক্রমণ** : কাঁচা খাবার রান্না করা খাবারের থেকে আলাদা রাখুন।

খাদ্যবাহিত রোগের ব্যাকটেরিয়া নিম্নলিখিত সহজ পদ্ধতি অনুসরণ করে কমিয়ে রাখা যেতে পারে:

» কাঁচা মাংস ঢেকে রাখুন এবং ফ্রিজের নিচে সংরক্ষণ করুন, যাতে রস প্রস্তুত খাবারের উপর না পড়ে।
» কাঁচা মাংস বা মুরগি ধোবেন না; ছিটকে পড়লে ব্যাকটেরিয়া ছড়িয়ে পড়ে, এবং রান্নার প্রক্রিয়া সেগুলো মেরে ফেলবে।
» ময়লা পাত্র, সরঞ্জাম এবং আপনার হাত ভালোভাবে ধুয়ে ফেলুন।
» সমস্ত খাবার ভালোভাবে রান্না করুন; মাংস এবং মুরগির মধ্যে নিশ্চিত করুন যে এটি পুরোপুরি গরম হয়েছে, এটা পরীক্ষা করতে মাংসে ছুরির মাধ্যমে কেটে দেখুন অথবা মাংসের থার্মোমিটার ব্যবহার করুন।

মোল্ড (অঁট)

মোল্ড হলো ক্ষুদ্র ছত্রাক যা হাইফে নামে পরিচিত তন্তুর মাধ্যমে বৃদ্ধি পায়, যার কারণে মোল্ডযুক্ত খাবারে কখনও কখনও "ফারী" (পেঁচানো) আকার দেখা যায়। মোল্ডের বিস্তার প্রায়শই খাবারের রঙ পরিবর্তন এবং অবস্থা নষ্ট করে, কারণ হাইফে গুলি একটি নেটওয়ার্কের মাধ্যমে ছড়িয়ে পড়ে এবং বৃদ্ধি পায়। তবে, মোল্ডের রঙগুলো বেশিরভাগ মোল্ডকে খাবারের উপর সহজে চিহ্নিত করতে সহায়ক। মোল্ডগুলি রোগ-সৃষ্টিকারী অসুস্থতা, অ্যালার্জিক প্রতিক্রিয়া, বা মাইকোটক্সিনগুলি খাবারের মধ্যে মুক্তি দিয়ে বিষক্রিয়া সৃষ্টি করতে পারে; কিছু মোল্ড মৃত্যুর কারণও হতে পারে। মাইকোটক্সিনগুলি বিশেষত সংরক্ষিত খাবারে যেমন গম এবং সিরিয়ালগুলিতে প্রচলিত হতে পারে। তবে, কিছু টক্সিন, যেমন পেনিসিলিন, শেষ পর্যন্ত মানুষের জন্য উপকারী হতে পারে।

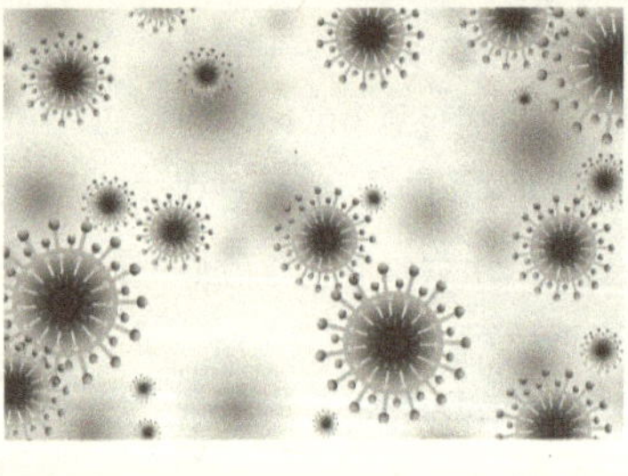

ইস্ট (মিষ্টি ছত্রাক)

ইস্ট হলো এককোষী ক্ষুদ্র ছত্রাক। তারা বৃদ্ধির জন্য একটি নির্দিষ্ট পরিবেশ প্রয়োজন, যা হল অম্লীয় খাবারের (pH ৭ এর নিচে) মধ্যে কার্বোহাইড্রেটের উপস্থিতি। অনেক খাবার এই সুযোগ প্রদান করতে পারে এবং পচনশীল হয়ে পড়ে। ইস্টগুলি সাধারণত খাবারের পৃষ্ঠে বৃদ্ধি পেলে স্পষ্ট হয়ে ওঠে, এবং তারা পানীয় যেমন রসের মধ্যে গঠন করতে পারে, যা রঙ পরিবর্তন এবং টক্সিন সৃষ্টি করতে পারে।

ভাইরাস

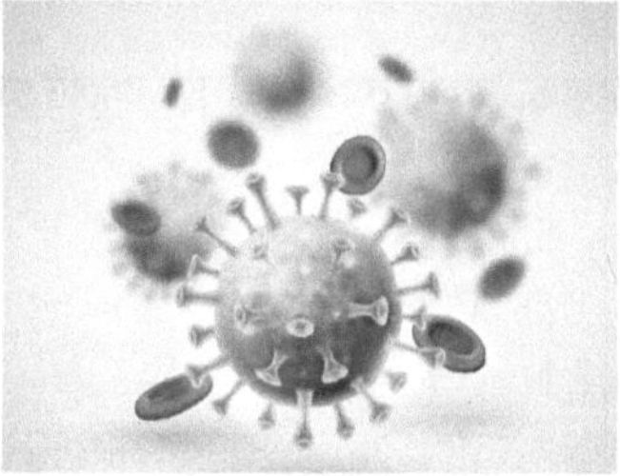

অধিকাংশ সময়ে সেগুলি প্রকৃতভাবে জীবন্ত নয় বলে মনে করা হয়, ভাইরাসগুলি সংক্রামক এজেন্ট যা কেবল জীবিত প্রাণীর কোষগুলির ভিতরে অনুলিপি করে বৃদ্ধির মাধ্যমে প্রচারিত হয়, কোষের অংশ চুরি করে। নোরোভাইরাস এবং রোটাভাইরাস হল ভাইরাসের উদাহরণ যা গ্যাস্ট্রোএন্টারাইটিস সৃষ্টি করে এবং রোগের স্থায়ী উৎস হিসেবে পরিচিত, যা মলের মাধ্যমে সরাসরি পেটে চলে আসে। আপনি যদি ভাবছেন মল খাবারের মধ্যে কীভাবে প্রবেশ করে, এটি হতে পারে মাটির মাধ্যমে যেখানে শাকসবজি জন্মে, খাবারের পরিচালকের আঙ্গুল এবং কাপড়ে, অথবা সেই পানির মাধ্যমে যা খাবার ধোওয়ার জন্য ব্যবহৃত হয়।

পরজীবী

আরেকটি ধরনের জীবাণু যা খাদ্য-জনিত রোগ সৃষ্টি করতে পারে তা হল পরজীবী, যা অন্যান্য জীবিত জীবের কাছ থেকে খাদ্য এবং সুরক্ষা লাভ করে তবে এর বিনিময়ে কোনো উপকারিতা প্রদান করে না। পশ্চিমা দেশগুলিতে পরজীবী সংক্রমণ সাধারণ নয়, তবে যেগুলি ঘটতে পারে এবং খাদ্য-জনিত রোগের সংক্রমণ ঘটাতে পারে (এবং নিজেই অসুস্থতা সৃষ্টি করতে পারে) তার মধ্যে অ্যামিবিয়া এবং অন্যান্য প্রোটোজোয়া, রাউন্ডওয়ার্ম এবং টেপওয়ার্ম অন্তর্ভুক্ত রয়েছে। প্রোটোজোয়ান সংক্রমণগুলি ব্যথাদায়ক হতে পারে এবং ডায়রিয়া এবং ডিহাইড্রেশনসহ বিপজ্জনক লক্ষণ সৃষ্টি করতে পারে।

সাইক্লোস্পোরা

একটি প্রোটোজোয়া যা একটি খারাপ সংক্রমণ সৃষ্টি করতে পারে তা হল Cyclospora cayetanensis, যা মল দ্বারা সংক্রমিত হয়। এটি সাধারণত মানুষের মধ্যে নয়, বরং দুষিত ফল এবং শাকসবজির মাধ্যমে ছড়ায় এবং সাইক্লোস্পোরিয়াসিস নামে পরিচিত অবস্থায় তীব্র ডায়রিয়া সৃষ্টি করতে পারে। এই প্রোটোজোয়ার স্পোরের মতো অউকিস্টগুলি ছড়ানোর একটি সাধারণ উপায় হল মানব মলকে সার হিসেবে ব্যবহার করা অথবা যখন এটি একটি জল সরবরাহে দূষণ ঘটায়।

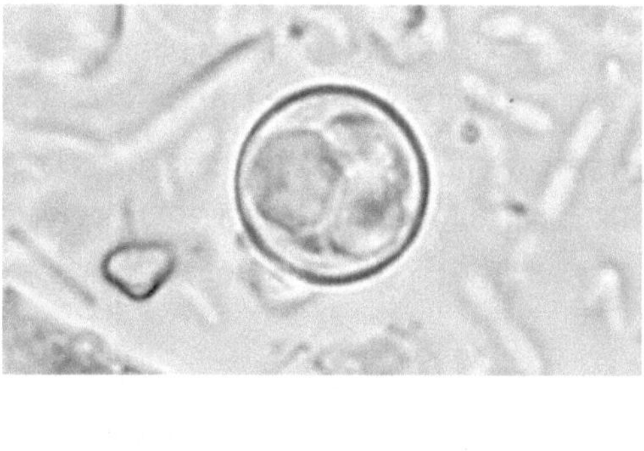

মূল্যায়ন

প্রশ্ন ১. একটি ব্যাকটেরিয়াম কতটি কোষ ধারণ করে?

i. কিছুই না

ii. দশ

iii. 1,000

iv. এক

প্রশ্ন ২. নিচের কোনটি ব্যাকটেরিয়ার ন্যূনতম পুষ্টির চাহিদার মধ্যে পড়ে না?

i. লবণ

ii. পানি

iii. কার্বন

iv. নাইট্রোজেন

সত্য নাকি মিথ্যা:

প্রশ্ন ৩. পানি ব্যাকটেরিয়ার বৃদ্ধির জন্য অপরিহার্য নয়।

» সত্য

» মিথ্যা

সারাংশ

এই মডিউলে, আমরা খাবারের বিষক্রিয়ার মাইক্রোবায়োলজিক্যাল কারণগুলি, তাদের গুরুত্ব এবং তারা কীভাবে বাঁচে এবং বাড়ে তা শিখেছি। আমরা আবিষ্কার করেছি যে:

» খাবারের বিষক্রিয়া ব্যাকটেরিয়া, মোল্ড, ইস্ট, ভাইরাস এবং পরজীবীদের (বিশেষত প্রোটোজোয়া এবং সাইক্লোস্পোরা) দ্বারা হতে পারে, এবং আমরা এই অর্গানিজমগুলির পরিচয় শনাক্ত করেছি।

» প্রথমিকভাবে খাবারের বিষক্রিয়া ব্যাকটেরিয়া দ্বারা হয়, যেগুলি টিকে থাকতে এবং প্রজনন করতে আর্দ্রতা, অম্লতা এবং ক্ষারিতা পর্যায়, নির্দিষ্ট তাপমাত্রা এবং অক্সিজেন বা অক্সিজেনের অনুপস্থিতির প্রয়োজন, যা তাদের ধরন অনুযায়ী পরিবর্তিত হয়।

» কিছু ব্যাকটেরিয়া তাদের স্বাভাবিক বিপাকীয় প্রক্রিয়াগুলির সময় যে বিষাক্ত পদার্থ তৈরি করে, তা দ্বারা অসুস্থতা সৃষ্টি করে।

» অন্যান্য ধরনের ব্যাকটেরিয়া অত্যধিক তাপমাত্রা এবং শুষ্কতার মধ্যে বাঁচতে এবং দীর্ঘ সময় ধরে নিষ্ক্রিয় থাকতে সুরক্ষিত স্পোর তৈরি করতে পারে।

মডিউল ০৭: দূষণের ঝুঁকি

ভূমিকা

ক্যাটারিং পরিবেশে স্বাস্থ্য এবং হাইজিনের সমস্ত ঝুঁকি প্রতিরোধ করা অত্যন্ত গুরুত্বপূর্ণ। এই ঝুঁকিগুলি বিভিন্ন উত্স থেকে আসে এবং বিভিন্ন রূপে হতে পারে, যা আমরা এই মডিউলে বিস্তারিত আলোচনা করব, পাশাপাশি খাদ্যকে দূষিত হওয়া থেকে প্রতিরোধ করার পদ্ধতিও আলোচনা করা হবে।

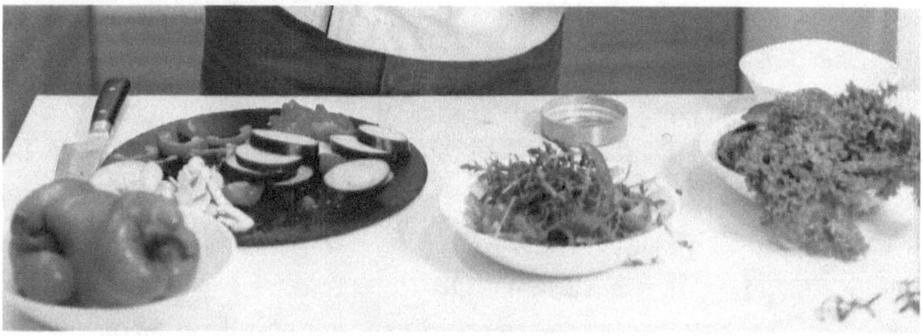

এই মডিউলে অন্তর্ভুক্ত বিষয়গুলো হলো:

- কোথায় দূষণ ঘটতে পারে?
- দূষণের উৎস
- দূষণের বিপদের ধরণ:
    - মাইক্রোবায়োলজিক্যাল বিপদ
    - শারীরিক বিপদ
    - রাসায়নিক বিপদ
    - অ্যালার্জেনিক বিপদ
- দূষণের মাধ্যম
- ক্রস-দূষণ
- দূষণ সনাক্তকর

দূষণ কোথায় ঘটতে পারে?

খাদ্য ফার্ম থেকে প্লেটে আসার যে কোনও পর্যায়ে দূষিত হতে পারে–বৃদ্ধি, কাটা, উৎপাদন ও প্রক্রিয়াকরণ, সংরক্ষণ, পরিবহন, প্রস্তুতি, রান্না, পরিবেশন, বা সার্ভিং এর সময়। দূষণ উত্সে ঘটতে পারে অথবা, সাধারণত, ক্রস-দূষণের মাধ্যমে ঘটে।

ক্রস-দূষণ হলো এক পৃষ্ঠ বা উপকরণ থেকে অন্য পৃষ্ঠ বা উপকরণে ক্ষতিকর দূষিত পদার্থ (সাধারণত ব্যাকটেরিয়া) স্থানান্তরিত হওয়া। এটি বিশেষত বিপজ্জনক হয় যখন কাঁচা, তাজা বা খাওয়ার জন্য প্রস্তুত খাদ্য, যেমন ফল, স্যালাড, বা অন্যান্য শাকসবজির সাথে কাজ করা হয়। রান্না না করা খাদ্য পরিবেশন করার আগে এতে ক্ষতিকর জীবাণু থেকে যেতে পারে, ফলে তারা খাদ্যের মধ্যে থাকতে পারে।

দূষণের উৎস

সকল জীববৈচিত্রিক দূষণের একটি উৎস এবং "যান" থাকে যা খাবারের বিষক্রিয়া ঘটানোর আগে। ব্যাকটেরিয়া খাদ্যে প্রবেশের তিনটি প্রধান উপায়ে ঘটে:

» নিষ্ক্রিয় দূষণ
» পরোক্ষ ক্রস-দূষণ
» সরাসরি ক্রস-দূষণ

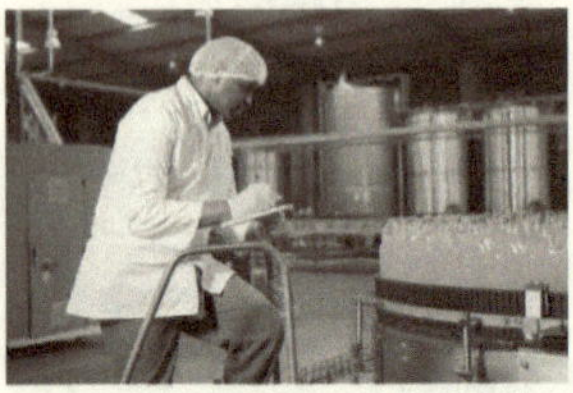

ক্রস-দূষণ সম্পর্কে আরও বিস্তারিত আলোচনা পরবর্তীতে করা হবে, তবে নিষ্ক্রিয় দূষণ কয়েকটি পথের মাধ্যমে ঘটে:

খাদ্য প্রাণী: পশু হত্যা করার সময় ত্বক বা অন্ত্রের মাধ্যমে রোগজীবাণু স্থানান্তরিত হয়, যখন মলমূত্র ক্রস হয়ে যায়। **দুধ ও দুগ্ধজাত পণ্য:** এইগুলি পাস্তুরিত করা হয় ব্যাকটেরিয়া মেরে ফেলার জন্য; দুধ তার উষ্ণতা, তরলতা এবং দীর্ঘ মেয়াদী সংরক্ষণকাল কারণে ব্যাকটেরিয়া বৃদ্ধির জন্য একটি আদর্শ পরিবেশ।

পোল্ট্রি: পাখির মৃতদেহ কাটার যন্ত্রের মাধ্যমে ব্যাকটেরিয়া স্থানান্তরিত হতে পারে।

ডিম: স্যালমোনেলা ডিমে স্থানান্তরিত হতে পারে যদি তা অন্যান্য দূষিত ডিম বা মলমূত্রের সাথে যোগাযোগ করে।

সামুদ্রিক খাদ্য: জীবন্ত শেলফিশের ফিল্টার-ফিডিং অঙ্গগুলির মাধ্যমে ব্যাকটেরিয়া জমা হয়, যা বিশেষভাবে বিপজ্জনক যদি তা কাঁচা খাওয়া হয়।

কাঁচা ফল এবং শাকসবজি: এগুলিতে মাটির বা বায়ুর মাধ্যমে ছড়ানো মাইক্রোঅর্গানিজম থাকতে পারে; পোকামাকড়ও তাদের মূত্র ও মল দিয়ে দূষিত করতে পারে।

পানি: পানি স্ট্যাগনেশন, মাটি, নর্দমা এবং স্লারি থেকে রন-অফ নিরপেক্ষ করতে চিকিৎসা করা উচিত; সংরক্ষণ ট্যাঙ্কের পানি শুধুমাত্র ধোয়ার জন্য ব্যবহার করা উচিত।

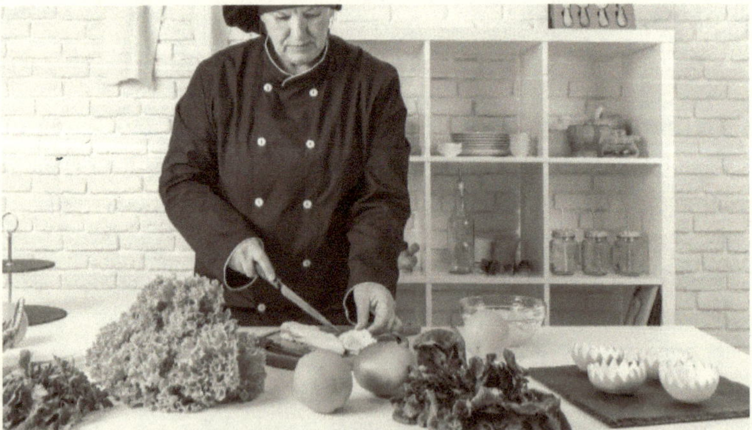

দূষণের হুমকির ধরণগুলি

চারটি প্রধান ধরণের হুমকি রয়েছে:

» **জীববৈচিত্রিক:** ব্যাকটেরিয়া, ইস্ট, ফাঙ্গাস, এবং ভাইরাস (পশ্চিমা সমাজে বৃহত্তর খাদ্যবাহিত পরজীবী বিরল)।

» **রাসায়নিক:** পানির এবং খাদ্য উপাদান থেকে শুরু করে পরিষ্কারের এজেন্ট, পোকামাকড় নিয়ন্ত্রণের রাসায়নিক, পরিবেশগত দূষণকারী, কীটনাশক এবং খাদ্য সংযোজন।

» **শারীরিক:** কাচ, প্যাকেজিং সামগ্রী, ব্যক্তিগত গহনা, পোকামাকড়ের মল, স্ক্রু, এবং বল্ট।

» **অ্যালার্জেন:** খাবারের উপাদান যা কিছু লোকের জন্য বিপজ্জনক অ্যালার্জি প্রতিক্রিয়া সৃষ্টি করতে পারে, ইউরোপীয় ইউনিয়নের তালিকাভুক্ত ১৪টি খাদ্য অ্যালার্জেনের মধ্যে একটির অযাচিত উপস্থিতির কারণে।

জীববৈচিত্রিক হুমকি

জীববৈচিত্রিক হুমকি ঘটে যখন খাদ্য মাইক্রোঅর্গানিজম দ্বারা দূষিত হয়। যদিও অনেক মাইক্রোঅর্গানিজম ক্ষতিকারক নয় (এমনকি জীবনের জন্য অপরিহার্য), কিছু মাইক্রোঅর্গানিজম সঠিক পরিস্থিতিতে খাবারের বিষক্রিয়া সৃষ্টি করতে পারে। কোনো খাবারই দূষিত হতে পারে–শুধু মুরগি বা মাছ নয়। দূষিত খাবার গন্ধ, স্বাদ এবং চেহারায় 'সাধারণ' মনে হতে পারে, যা এটিকে আরো বিপজ্জনক করে তোলে। খাদ্য বিষক্রিয়ার জীবাণুগুলি সবচেয়ে সহজে কিছু ধরনের খাদ্য, যেগুলিকে "উচ্চ-ঝুঁকিপূর্ণ" খাদ্য বলা হয়, তাতে বৃদ্ধি পায়। এগুলির মধ্যে রয়েছে:

» কাঁচা মাংস: সহজেই নষ্ট হয় বা ব্যাকটেরিয়া ধারণ করে।

» পাকা মাংস: যেমন লাসাগ্না, কারি, শেফার্ড পাই, এবং চিলি কন কার্নে।

» ডেইরি পণ্য: যেমন দুধ, ক্রিম, কাস্টার্ড, এবং চিজকেক।

» ডিমের পণ্য: কাঁচা ডিম এবং কুইশ লরেন বা টরটিলার মতো খাবার।

» সামুদ্রিক খাদ্য: যেমন কাঁকড়া স্টিক, স্যুপ, এবং স্টক।

» পাকা চাল এবং পাস্তা।

» রেডি-টু-ইট খাবার: যেমন স্যান্ডউইচ, পাই, রোল, বা পিজ্জা।

» প্রস্তুত সালাদ: যেমন কোলস্ল আইন, পাস্তা সালাদ, এবং ফলের সালাদ।

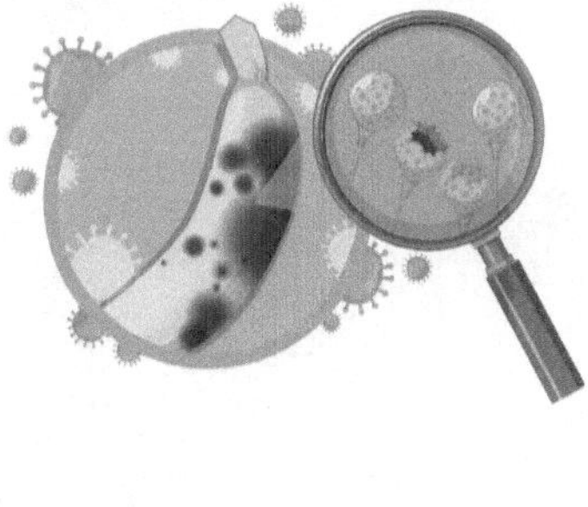

শারীরিক হুমকি

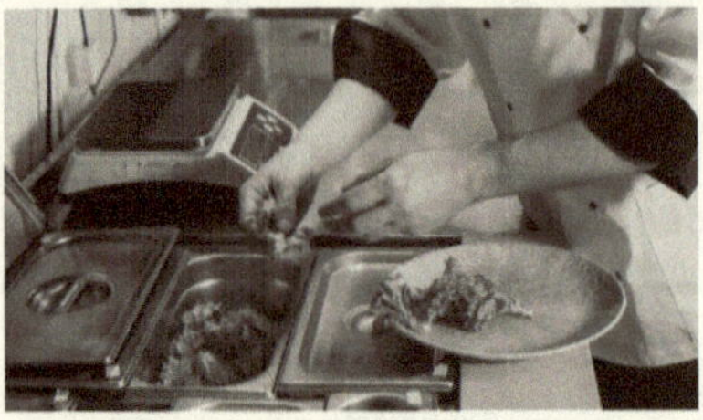

শারীরিক দূষক হল এমন বস্তু যেমন চুল, গাছের ডাঁটি, বা প্লাস্টিক এবং ধাতুর টুকরো যা খাদ্যে পাওয়া যায়। এগুলি অনেক উত্স থেকে আসতে পারে, যেমন খাদ্য সরবরাহকারীরা, খাদ্য প্রস্তুতকারীরা, বা রান্নাঘরের যন্ত্রপাতি। বিদেশি বস্তুগুলো মাইক্রোঅর্গানিজম ধারণও করতে পারে। বস্তুগুলি আঘাতজনকভাবে খাদ্যে পড়ে যেতে পারে ডেলিভারি এবং প্রস্তুতির সময়। এই ধরনের দূষক কেবল অপ্রীতিকর নয়, এগুলি গুরুতর ক্ষতি করতে পারে যেমন গলাটিপে যাওয়া বা অভ্যন্তরীণ আঘাত। যেসব খাবার আচ্ছাদিত বা মোড়ানো হয় না, বা যেগুলি প্রস্তুতকারীরা যথাযথ সতর্কতা না নিয়ে প্রস্তুত করেছেন, সেগুলি বিশেষভাবে ঝুঁকিপূর্ণ।

রাসায়নিক হুমকি

রাসায়নিক দূষণ ঘটে যখন কোন বিপজ্জনক বা অনুপযুক্ত পদার্থ খাদ্যে উপস্থিত থাকে। রাসায়নিক দূষক খাদ্য বিষক্রিয়ার প্রাদুর্ভাবের প্রধান কারণ এবং বিভিন্ন উপায়ে খাদ্যে প্রবেশ করতে পারে, যেমন মাটি, পানি, বায়ু, পরিস্কার এবং জীবাণুমুক্তকরণের উপ-প্রো-duct, খাদ্য প্রস্তুতকারীদের ব্যবহৃত স্বাস্থ্যবিধি পণ্য, বা প্যাকেজিং উপকরণ। সম্ভাব্য রাসায়নিক দূষক হতে পারে জীবাণুনাশক, ডিটারজেন্ট, ব্লিচ, কীটনাশক, সুগন্ধি, এবং প্লাস্টিক থেকে রসালো উপাদান।

খাদ্য উৎপাদনের প্রতিটি পর্যায়ে রাসায়নিক দূষণের সম্ভাবনা থাকে।

প্রধান ফ্ল্যাশপয়েন্টগুলি অন্তর্ভুক্ত করে:

» প্রকৃতি: প্যাথোজেনিক উপ-প্রোডাক্ট এবং বায়ু ও মাটি মাধ্যমে রাসায়নিক নির্গমন।

» পরিবহন: খারাপ পরিচালনা বা স্যানিটারি শর্ত।

» রান্না: রান্নার সময় যন্ত্রপাতি, বাসন বা খাদ্য প্রস্তুতকারীদের মাধ্যমে রাসায়নিক উপাদান পরিচিতি।

» রান্নাঘরের স্বাস্থ্যবিধি: অতিরিক্ত পরিমাণে পরিচ্ছন্নতা বা সংরক্ষণ পণ্য যুক্ত করা।

» প্রস্তুতি: খাদ্যে ইচ্ছাকৃতভাবে রাসায়নিক উপাদান যুক্ত করা।

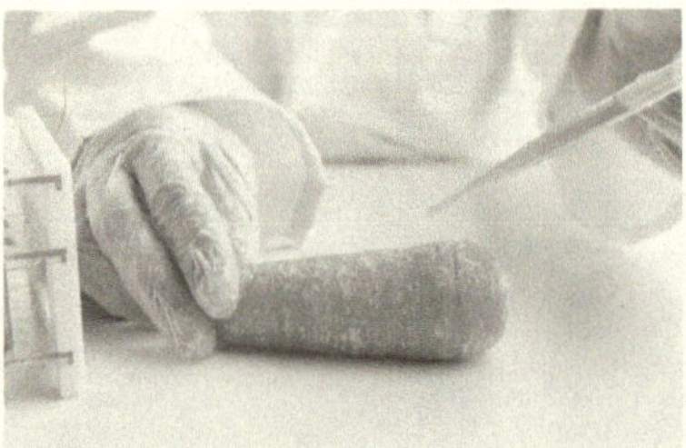

রাসায়নিক হুমকির সাধারণ উৎস:

» **পরিষ্করণ রাসায়নিক:** খাবার এবং সমস্ত পরিষ্করণ পণ্য আলাদা রাখতে হবে, যা অবশ্যই রান্নাঘরের ব্যবহারের জন্য নির্দিষ্ট হওয়া উচিত।

» **অপরিষ্কার শাকসবজি, স্যালাড উপকরণ এবং ফল:** প্রস্তুতির বা খাওয়ার আগে মাটির এবং বায়ুতে উপস্থিত মাইক্রোঅর্গানিজমগুলি পরিষ্কার করুন।

» **কীটনাশক:** কাঁচা উদ্ভিদজাত খাবার ধুয়ে কীটনাশক, কীটনাশক এবং ছত্রাকনাশকগুলো থেকে রক্ষা পেতে হবে।

» **পোকামাকড় নিয়ন্ত্রণ পণ্য:** খাবারের সাথে আলাদা করে রাখতে হবে, কারণ এই পদার্থগুলো মানুষের জন্য বিষাক্ত।

» **প্লাস্টিকের খাবার সংরক্ষণ পাত্র:** শুধুমাত্র পুনরায় ব্যবহারের জন্য ডিজাইন করা পাত্রে খাবার সংরক্ষণ করুন যাতে লিকেজ এড়ানো যায়।

» **যন্ত্রপাতি রক্ষণাবেক্ষণ:** রান্নাঘরের যন্ত্রপাতি মেরামত এবং রক্ষণাবেক্ষণের সময় খাবারের জন্য নিরাপদ তেল এবং লুব্রিকেন্ট ব্যবহার করুন।

অ্যালার্জেনিক হুমকি

অ্যালার্জেন হল প্রোটিন যা প্রাকৃতিকভাবে খাবারে উপস্থিত থাকে, তবে কিছু মানুষের মধ্যে এটি ইমিউন প্রতিক্রিয়া সৃষ্টি করতে পারে।

এমন প্রতিক্রিয়া সাধারণ হতে পারে: অধিকাংশ পশ্চিমা দেশে ৮% শিশু এবং ২% প্রাপ্তবয়স্ক ব্যক্তি খাবারের অ্যালার্জিতে ভুগে, এবং সারা বিশ্বে অ্যালার্জির হার বাড়ছে। শিশুরা সবচেয়ে বেশি দুধ এবং ডিমের অ্যালার্জিতে আক্রান্ত হয়, অন্যদিকে বাদাম এবং সীফুডের অ্যালার্জি প্রায়ই একজন ব্যক্তির জীবনে স্থায়ী হয় এবং তা গুরুতর প্রতিবন্ধকতা সৃষ্টি করতে পারে। যে কোনও খাবার সেই ব্যক্তির জন্য অ্যালার্জিক প্রতিক্রিয়া সৃষ্টি করতে পারে যার ইমিউন সিস্টেম নির্দিষ্ট প্রোটিনের প্রতি সংবেদনশীল।

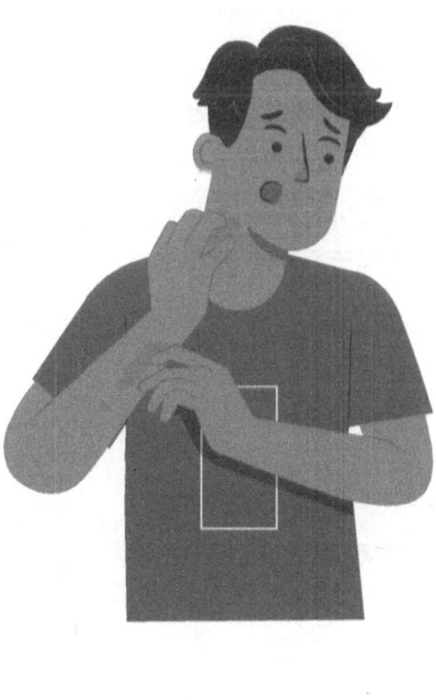

ইইউ অ্যালার্জেন সম্পর্কিত আইন

ইইউ-এর আইন (যা যুক্তরাজ্যের আইন হিসেবে গৃহীত) অনুসারে, ১৪টি প্রধান অ্যালার্জেনের যেকোনো একটি যদি খাবারের উপাদান হিসেবে উপস্থিত থাকে, তবে তা জনসাধারণের জন্য বিক্রয় এবং ব্যবহারযোগ্য খাদ্যে স্পষ্টভাবে লেবেল করতে হবে, যার মধ্যে সংশ্লিষ্ট পণ্যও অন্তর্ভুক্ত।

এই অ্যালার্জেনগুলির মধ্যে রয়েছে:

১. গ্লুটেন-containing সিরিয়াল: গম, রাই, বার্লি, এবং ওট

২. শেলফিশ: কাঁকড়া, লবস্টার, লাংগোস্টাইন, ক্রে ফিশ, প্রন এবং চিংড়ি

৩. ডিমের পণ্য: ডিম, ডিমের কাস্টার্ড এবং কুইশ

৪. মাছের পণ্য: মাছের জেলাটিন বাদে, মাছের পেস্ট, মাছের তেল, এবং মাছের সস

৫. চিনাবাদাম: গ্রাউন্ডনাট তেলসহ

৬. সয়া বীন পণ্য: সয়া তেল বাদে

৭. দুধের পণ্য: তাজা দুধ, চিজ, দই, শিশুর ফর্মুলা, এবং ক্রিম

৮. বাদাম (গাছের বাদাম): আলমন্ড, হ্যাজেলনাট, আখরোট, কাজু, পেকান, ব্রাজিল বাদাম, পিষ্টাশিও, এবং ম্যাকাডামিয়া বাদাম

৯. সেলারি পণ্য: সেলারি লবণসহ

১০. সরিষার পণ্য

১১. তিলের বীজ এবং তেল

১২. সালফার ডাইঅক্সাইড এবং সালফাইট: ১০ মি.গ্রা./কেজি বা ১০ মি.গ্রা./লিটার কনসেনট্রেশন

১৩. লুপিন: প্রায়ই গ্লুটেন-মুক্ত পণ্যে পাওয়া যায়

১৪. শেলফিশ পণ্য: ঝিনুক, মসল, ক্ল্যাম, উইংকল, ককেল, স্ক্যালপ, এবং স্থল শামুক

সংক্রমণের বাহন

প্যাথোজেনগুলি তিনটি মাধ্যমে খাদ্যে প্রবেশ করতে পারে: প্যাসিভ সংক্রমণ, পরোক্ষ ক্রস-সংক্রমণ, এবং প্রত্যক্ষ ক্রস-সংক্রমণ। এগুলি "বাহক"-এর মাধ্যমে খাদ্যে পৌঁছায়–যে বস্তুগুলি তাদের প্রবেশে সহায়তা করে।

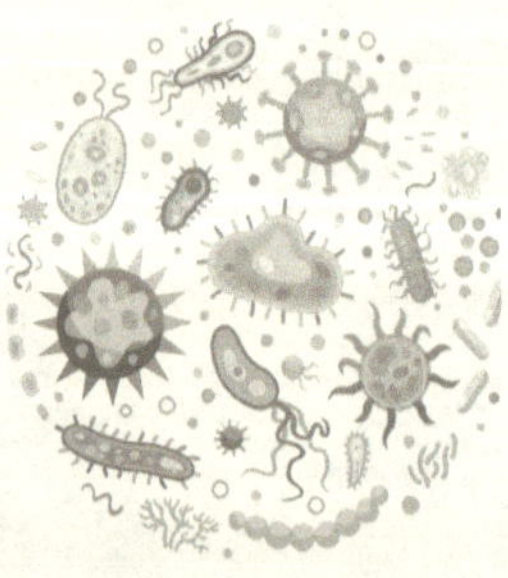

- **পরোক্ষ সংক্রমণ:** যেখানে একটি বাহক এক খাবার থেকে অন্য খাবারে প্যাথোজেন বহন করে।
- **প্রত্যক্ষ সংক্রমণ:** যেখানে কাঁচা খাবার রান্না করা খাবারের সাথে স্পর্শ করে, ফলে প্যাথোজেনের স্থানান্তর ঘটে।

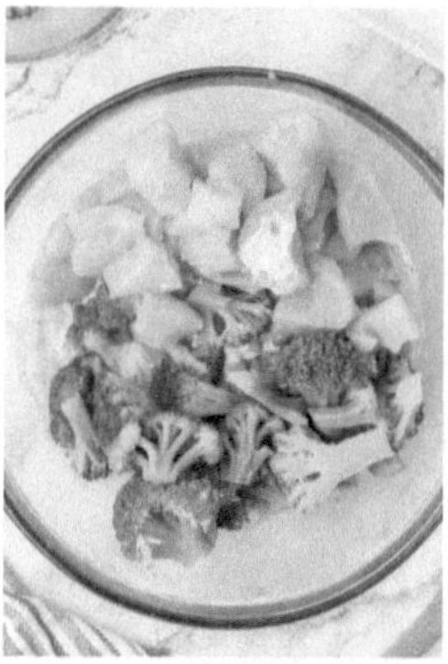

ক্রস-সংক্রমণ

ক্রস-সংক্রমণ মানে হল ক্ষতিকারক ব্যাকটেরিয়া উচ্চ-ঝুঁকিপূর্ণ খাবারে স্থানান্তরিত হওয়া। এটি সাধারণত ঘটে যখন কাঁচা মাংসের রস বা ময়লা সাপেক্ষ বস্তু রান্না করা বা প্রস্তুত খাবারের সাথে যোগাযোগ করে, যা খাদ্যবাহিত বিষক্রিয়া ঘটাতে পারে। পরিবহন, সংরক্ষণ, এবং প্রস্তুতির সময় কয়েকটি মানক, আইনগতভাবে কার্যকর পদক্ষেপ অনুসরণ করে আপনি উৎপাদন প্রক্রিয়ার প্রতিটি পর্যায়ে খাদ্যবাহিত বিষক্রিয়ার ঝুঁকি উল্লেখযোগ্যভাবে কমাতে পারেন।

ক্রস-সংক্রমণের তিনটি প্রধান পথ রয়েছে:

১. খাবার থেকে খাবারে: খাবার সহজেই অন্য খাবারের সাথে সংক্রমিত হতে পারে, বিশেষ করে কাঁচা থেকে রান্না করা খাবারে। উদাহরণস্বরূপ, যদি কাঁচা মাংস ফ্রিজের উপরের শেলফে রাখা হয়, তবে তার রস রান্না করা খাবারে নিচে পড়ে যেতে পারে। অন্য একটি উদাহরণ হল কাঁচা মাছের পাশে গ্রিলে রান্না করা বার্গার রাখা। বাহকগুলোতে আপনার হাত (সরাসরি), যন্ত্রপাতি যেমন স্প্যাটুলা, প্লেট বা বোল, এমনকি রান্নার পৃষ্ঠ (অপরোক্ষভাবে) অন্তর্ভুক্ত হতে পারে।

২. মানুষ থেকে খাবারে: খাদ্য প্রস্তুতকারীরা সরাসরি ক্রস-সংক্রমণের উৎস হতে পারে। প্যাথোজেন স্থানান্তরিত হতে পারে:

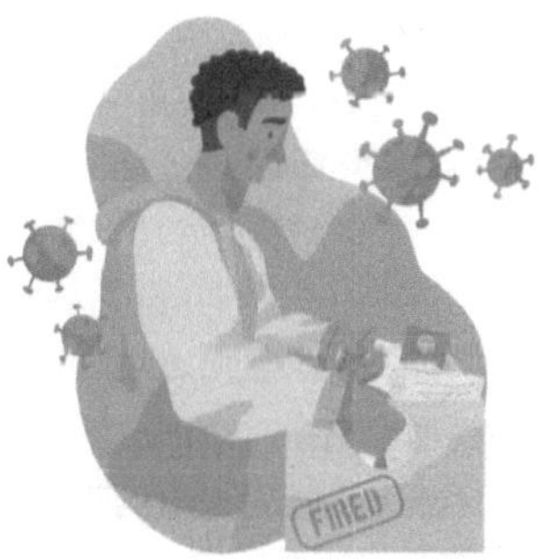

- কাঁচা মাংস হাত দিয়ে ধরার পর সবজি প্রস্তুত করার আগে হাত ভালোভাবে ধুয়ে না নেওয়া।
- টয়লেট ব্যবহারের পর সঠিকভাবে হাত না ধুয়ে খাবারে স্পর্শ করা।
- কাঁচা এবং রান্না করা খাবারের মধ্যে হাত মুছে নেওয়ার জন্য অ্যাপ্রোন ব্যবহার করা।
- একটি খাবার প্রস্তুতির কাউন্টারটি ডিসহ ক্লথ দিয়ে মুছে ফেলার পর সেটি হাতে মুছে নেওয়া।

৩. যন্ত্রপাতি থেকে খাবারে: যন্ত্রপাতি এবং সরঞ্জামগুলি থেকে খাবারে মাইক্রোঅর্গানিজম স্থানান্তরিত হতে পারে। এটি সাধারণত ঘটে যখন যন্ত্রপাতি বা সরঞ্জামগুলি প্রতিবার ব্যবহারের পরে ভালভাবে পরিষ্কার এবং জীবাণুমুক্ত করা হয় না। উদাহরণস্বরূপ:

- একই চপিং বোর্ডে মুরগি কাটার পর সবজি কাটা (অপরোক্ষভাবে)।
- অপরিষ্কার স্লাইসার ব্যবহার করে সবজি প্রস্তুত করা (অপরোক্ষভাবে)।
- কাঁচা মাংসের জন্য আগে ব্যবহৃত একটি অপরিষ্কার পাত্রে স্টু সংরক্ষণ করা।

ক্রস-সংক্রমণ প্রতিরোধ:

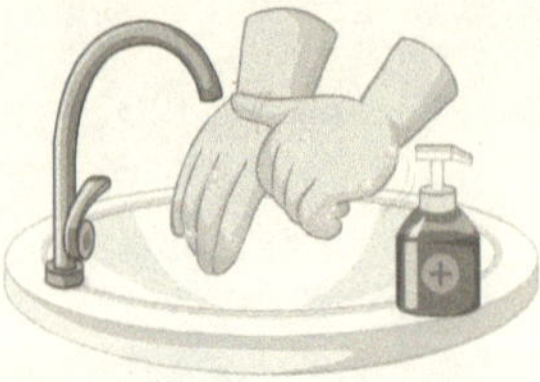

ক্রস-সংক্রমণ প্রতিরোধে নিম্নলিখিত পদক্ষেপগুলি সাহায্য করতে পারে:

» খাবার প্রস্তুত করার সময় বিশেষ করে বিভিন্ন কাজের মধ্যে হাত ভালোভাবে ধুয়ে ফেলুন।
» হাঁচি, কাশি বা চুল স্পর্শ করা থেকে বিরত থাকুন, এবং এর পরে হাত ধুয়ে ফেলুন; সবসময় খাবারের থেকে দূরে হাঁচি বা কাশি করুন।
» বিভিন্ন খাবারের জন্য আলাদা, পরিষ্কার যন্ত্রপাতি ব্যবহার করুন।
» রান্না করা এবং কাঁচা খাবারের জন্য একই কাটিং বোর্ড এবং ছুরি ব্যবহার করা থেকে বিরত থাকুন।
» রান্না করা খাবার কাঁচা খাবারের থেকে আলাদা রাখুন।
» কাঁচা খাবার রান্না করা খাবারের নিচে রাখুন যাতে ক্রস-সংক্রমণ প্রতিরোধ করা যায়।
» আবর্জনা সঠিকভাবে সংরক্ষণ করা নিশ্চিত করুন।
» ক্ষতিকারক পোকামাকড় থেকে রক্ষা পেতে আবর্জনা ঝুড়ি এবং আবর্জনা ক্ষেত্র পরিষ্কার এবং জীবাণুমুক্ত করুন।

দূষণ সনাক্তকরণ:

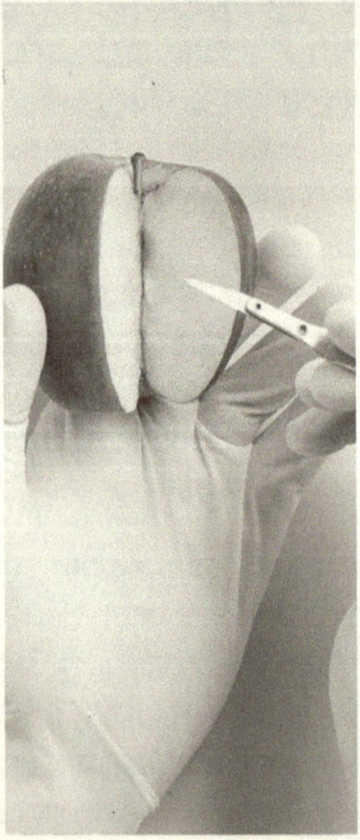

যতটুকু দূষণ দৃশ্য, গন্ধ বা দুঃখজনকভাবে স্বাদ দ্বারা সনাক্ত করা যেতে পারে, ততটুকু এটি একটি তৃতীয় পক্ষ দ্বারা অনুমোদিত ল্যাবরেটরি বা সার্টিফিকেশন সংস্থা দ্বারা পরীক্ষিত করা ভাল। এটি নিশ্চিত করে যে খাদ্য মান বজায় রাখা হয়েছে এবং আইন মেনে চলছে।খাদ্য পরীক্ষা আদর্শভাবে উত্পাদন শৃঙ্খলের উপরের দিকে, যেমন খামার, প্রস্তুতকারক এবং বড় খাদ্য খুচরা বিক্রেতাদের দ্বারা হওয়া উচিত। তবে, আপনার ব্যবসায় স্থানীয় কর্তৃপক্ষের নির্দেশে খাদ্য পরীক্ষা করতে হতে পারে। পেশাদার খাদ্য দূষণ পরীক্ষা নিয়ন্ত্রক নীতি অনুসরণ নিশ্চিত করে এবং গ্রাহকদের নিশ্চিন্ত করে যে তারা নিরাপদ, উচ্চ-মানের খাবার খাচ্ছে এবং খাদ্যবাহিত রোগের ঝুঁকি ছাড়া। খাদ্য পরীক্ষা ল্যাবরেটরিগুলি সাধারণত প্রতিটি খাদ্যের ধরন অনুযায়ী সবচেয়ে সম্ভবত ঝুঁকি ভিত্তিক প্যাথোজেন এবং রাসায়নিক পরীক্ষা করে থাকে।

যেমন উদাহরণস্বরূপ, ফলকে কীটনাশক পরীক্ষার জন্য পরীক্ষিত করা হয়, তবে মাংসকে অ্যান্টিবায়োটিক পরীক্ষা করা হয়। পোলট্রি সাধারণত স্যালমোনেলা বা ক্যাম্পাইলোবাকটের মতো ব্যাকটেরিয়াল দূষণের জন্য পরীক্ষিত হয়। রাসায়নিক দূষণকারী যেমন অ্যান্টিবায়োটিক এবং কীটনাশক শনাক্ত করার জন্য মস স্পেকট্রোমেট্রি ব্যবহার করা হয়। প্যাথোজেন পরীক্ষার মধ্যে প্রায়ই খাদ্য নমুনাগুলি আগার প্লেটের উপর প্লেট করা হয় ব্যাকটেরিয়াল বৃদ্ধির জন্য সনাক্ত করতে, অথবা দ্রুত পদ্ধতিগুলি যেমন ডিএনএ বিশ্লেষণ ব্যবহার করা হয়।

মূল্যায়ন:

১. নিচের কোনটি খাদ্যে ব্যাকটেরিয়া প্রবেশের প্রধান পদ্ধতির মধ্যে অন্তর্ভুক্ত নয়?

i. নিষ্ক্রিয়
ii. সক্রিয়
iii. পরোক্ষ ক্রস-কন্টামিনেশন
iv. প্রত্যক্ষ ক্রস-কন্টামিনেশন

২. নিচের কোনটি খাদ্য দূষণের প্যাসিভ উৎস নয়?

i. জবাইয়ের সময় পশুর অন্ত্র
ii. অপাস্তুরিত দুধ এবং দুগ্ধজাত দ্রব্য
iii. রান্না না করা সবজি
iv. সিদ্ধ এবং জীবাণুমুক্ত বোতলজাত পানি

৩. খাদ্য প্রক্রিয়ার এমন কিছু পয়েন্ট রয়েছে যেখানে দূষণ ঘটতে পারে না – সত্য না মিথ্যা?

» সত্য
» মিথ্যা

সারাংশ:

এই মডিউলে, আমরা বিভিন্ন ধরনের খাদ্য দূষণ ঝুঁকি, সেগুলি কোথা থেকে আসে, কীভাবে তারা খাদ্যে প্রবেশ করে, এবং কীভাবে সেগুলি প্রতিরোধ করা যায় তা আলোচনা করেছি। **আমরা শিখেছি যে:**

দূষণ খাদ্য উত্পাদন প্রক্রিয়ায় যে কোনো পয়েন্টে প্রবেশ করতে পারে, সরাসরি উৎস থেকে (প্যাসিভভাবে) অথবা ক্রস-কন্টামিনেশন (প্রত্যক্ষ বা পরোক্ষ) এর মাধ্যমে। দূষণের চারটি প্রকার রয়েছে: মাইক্রোবায়োলজিক্যাল, রসায়নিক, শারীরিক এবং অ্যালার্জেনিক। কিছু খাদ্য "উচ্চ ঝুঁকি" হিসেবে গণ্য হয়, যার মধ্যে কাঁচা এবং সেদ্ধ মাংস, ডেইরি পণ্য, ডিম, সীফুড, সেদ্ধ চাল এবং পাস্তা, সালাদ এবং প্রস্তুত-খাওয়ার খাদ্য অন্তর্ভুক্ত। আইন দ্বারা নিয়ন্ত্রিত ১৪টি আলাদা ধরনের অ্যালার্জেনিক খাদ্য গ্রুপ রয়েছে। ক্রস-কন্টামিনেশন মানুষের হাত, পোশাক, সরঞ্জাম, খাদ্য প্রস্তুতকারী যন্ত্রপাতি এবং অন্যান্য খাদ্যের মাধ্যমে ঘটে।

মডিউল ০৮: দূষণ নিয়ন্ত্রণ

ভূমিকা:

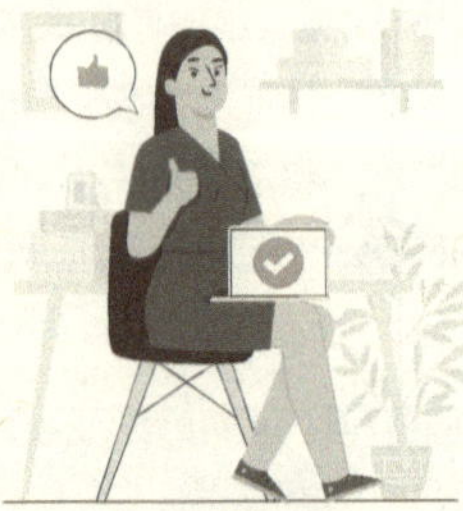

মডিউল ৭-এ আমরা দেখেছিলাম যে খাদ্য বিষক্রিয়া ক্যাটারিং পরিবেশে সবচেয়ে স্থায়ী ঝুঁকি, এবং এটি প্রতিরোধ করা প্রয়োজন যাতে গ্রাহক, কর্মী এবং আপনার ব্যবসার সুরক্ষা নিশ্চিত করা যায়। আমরা শিখেছি যে খাদ্য সুরক্ষা ঝুঁকির চারটি প্রধান ধরনের রয়েছে: জৈবিক, রসায়নিক, শারীরিক, অ্যালার্জেনিক
প্রত্যেকটির নিজস্ব বৈশিষ্ট্য রয়েছে এবং খাদ্য সুরক্ষা ব্যবস্থাপনা সিস্টেম (FSMS) ব্যবহার করে এগুলিকে প্রতিরোধ বা নিয়ন্ত্রণ করা যায়। এই মডিউলে, আমরা আলোচনা করব কীভাবে এই ঝুঁকিগুলি নিয়ন্ত্রিত হতে পারে।

আলোচিত বিষয়সমূহ:

- বিভিন্ন দূষণ ঝুঁকির নিয়ন্ত্রণ
  - মাইক্রোবায়োলজিক্যাল ঝুঁকি
  - শারীরিক ঝুঁকি
  - রাসায়নিক ঝুঁকি
  - অ্যালার্জেনিক ঝুঁকি
- ডেলিভারি
- খাবার সংরক্ষণ
- স্টক নিয়ন্ত্রণ
- রেকর্ডিং এবং লেবেলিং
- "ব্যবহারের শেষ তারিখ"
- "সেরা ব্যবহারের আগে" তারিখ
- খাদ্য প্রস্তুতি এবং রান্না
- খাদ্য পরিবেশন এবং ডেলিভারি
- দূষণ প্রতিরোধে সুপারভাইজারের ভূমিকা

বিভিন্ন দূষণ ঝুঁকির নিয়ন্ত্রণ:

গ্রাহক এবং খাবার প্রস্তুতকারীদের সুরক্ষা নিশ্চিত করতে, খাবারের দূষণ কঠোরভাবে নিয়ন্ত্রিত হওয়া উচিত। একটি পেশাদার ক্যাটারিং পরিবেশে, হ্যাজার্ড অ্যানালাইসিস অ্যান্ড ক্রিটিকাল কন্ট্রোল পয়েন্টস (HACCP) সিস্টেমের অধীনে মানক জীবাণু নিয়ন্ত্রণ এবং খাদ্য সুরক্ষা প্রক্রিয়া খাদ্য সুরক্ষা ব্যবস্থাপনা সিস্টেম (FSMS)-এর একটি অপরিহার্য অংশ হিসেবে কাজ করে। এই প্রক্রিয়াগুলি মূলত সাধারণ বুদ্ধি হলেও, HACCP দ্বারা আইনগতভাবে শাসিত হয় যা দূষণ প্রতিরোধ এবং খাদ্য সুরক্ষা নিশ্চিত করতে সাহায্য করে। চলুন কিছু গুরুত্বপূর্ণ বিষয় দেখি:

মাইক্রোবায়োলজিক্যাল ঝুঁকি

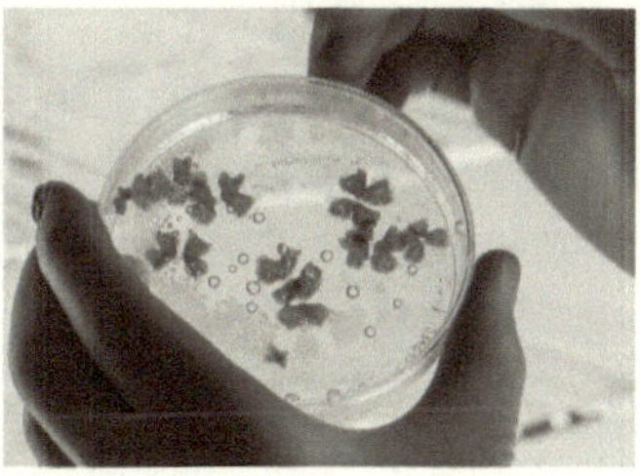

মাইক্রোঅর্গানিজম নিয়ন্ত্রণ করার জন্য, খাদ্য প্রস্তুতির প্রতিটি স্তরে তাদের বৃদ্ধির জন্য সহায়ক পরিস্থিতি থেকে বিরত থাকা গুরুত্বপূর্ণ। এটি HACCP পদ্ধতির নীতিমালা অনুসরণ করে অর্জন করা যেতে পারে, যা পূর্ববর্তী মডিউলে বর্ণিত হয়েছিল। মূল পদ্ধতিগুলির মধ্যে সঠিক তাপমাত্রা নিয়ন্ত্রণ এবং স্বাস্থ্যকর পরিচালনা রক্ষা করা অন্তর্ভুক্ত, যাতে ব্যাকটেরিয়ার দূষণের ঝুঁকি কমানো যায়।

শারীরিক ঝুঁকি

শারীরিক ঝুঁকি সাধারণত খারাপ খাদ্য পরিচালনা পদ্ধতির ফলাফল। খাদ্যের কাছাকাছি যে কোনো মানবিক কার্যকলাপ খাদ্যে দূষণ ঘটাতে পারে, যেমন চুল, কাচ, বা ধাতব কণার প্রবেশ। স্বাস্থ্যবিধি প্রোটোকল মেনে চলা, যথাযথ কর্মী প্রশিক্ষণ এবং সরঞ্জামের সঠিক পরীক্ষা-নিরীক্ষার মাধ্যমে এই ধরনের ঝুঁকি প্রতিরোধ করা যেতে পারে।

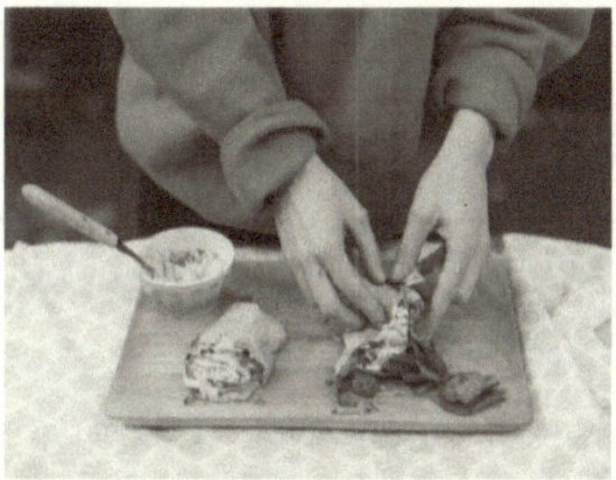

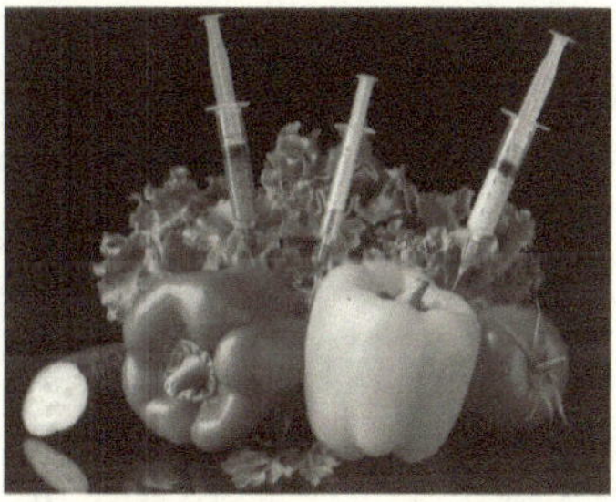

রাসায়নিক ঝুঁকি

রাসায়নিক ঝুঁকি কৃষি থেকে পরিবেশন পর্যন্ত যে কোনো পর্যায়ে ঘটতে পারে এবং পেস্ট নিয়ন্ত্রণ, পরিষ্কারের পণ্য বা এমনকি দূষিত সরঞ্জাম ব্যবহারের কারণে হতে পারে। রাসায়নিক দূষণের সাধারণ উত্সগুলো হলো:

» ধাতু: দস্তা (গ্যালভানাইজড কন্টেইনারে ব্যবহৃত), ক্যাডমিয়াম (ধাতু আবরণে ব্যবহৃত), টিন এবং লোহা (খাদ্য ক্যান থেকে)। এগুলো, বিশেষ করে অ্যাসিডিক পদার্থের সংস্পর্শে এলে, খাদ্যে দূষণ ঘটাতে পারে।

» কীটনাশক এবং টক্সিন: কীটনাশক ফল ও শাকসবজিতে বিষাক্ত অবশিষ্টাংশ রেখে যেতে পারে, যা ভালোভাবে ধুয়ে ফেলে সরানো উচিত। মাইকোটক্সিন এবং সোডিয়াম নাইট্রেটের মতো সংরক্ষণ সামগ্রীও ঝুঁকি সৃষ্টি করতে পারে।

এলার্জেনিক ঝুঁকি

খাদ্য এলার্জি গুরুতর ও জীবন-হানিকর প্রতিক্রিয়া ঘটাতে পারে। আইন অনুযায়ী, খাদ্য ব্যবসাগুলোকে খাদ্য ও পানীয়তে বিদ্যমান ১৪টি প্রধান এলার্জেন সম্পর্কে গ্রাহকদের স্পষ্টভাবে জানাতে হবে।

প্যাকেটজাত খাদ্য:

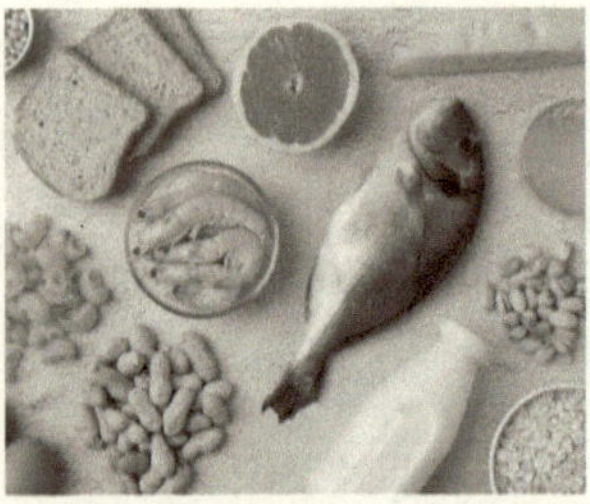

» এলার্জেনগুলো উপাদান তালিকায় হাইলাইট করতে হবে, সাধারণত বোল্ড, ইটালিক, বা রঙিন টেক্সট ব্যবহার করে সহজে সনাক্ত করার জন্য।

» খাওয়ার জায়গায়: খাদ্য সরবরাহকারীদের অবশ্যই লিখিত আকারে এলার্জেন সম্পর্কিত তথ্য প্রদান করতে হবে, মেনুতে, ওয়েবসাইটে, বা স্টাফদের মাধ্যমে নির্দেশনা দিয়ে। "মে কন্টেইন" লেবেলগুলো ব্যবহার করা উচিত যখন উৎপাদনের সময় এলার্জেনের সঙ্গে ক্রস-কন্ট্যাক্টের ঝুঁকি থাকে।

ডেলিভারি ব্যবস্থাপনা

খাবার ডেলিভারির সময় সঠিক পদ্ধতি অনুসরণ করা অপরিহার্য, যাতে খাদ্য দূষণের ঝুঁকি এড়ানো যায়। **খাদ্যের পৃথকীকরণ:** পরিবহনের সময় উচ্চ-ঝুঁকিপূর্ণ এবং নিম্ন-ঝুঁকিপূর্ণ খাবার আলাদা রাখতে হবে। **তাপমাত্রা নিয়ন্ত্রণ:** উচ্চ-ঝুঁকিপূর্ণ ঠান্ডা খাবার ৫°C বা তার নিচে রাখতে হবে। হিমায়িত খাবার -১৮°C বা তার নিচে রাখতে হবে। গৃহীত তাপমাত্রার বাইরে থাকা যে কোনো খাবার অবিলম্বে ফেলে দিতে হবে। **পরিদর্শন:** প্রতিটি ডেলিভারি তাজা অবস্থায় আছে কিনা, সঠিক তাপমাত্রায় আছে কিনা, সঠিক লেবেল এবং প্যাকেজিং আছে কিনা, এবং পোকামাকড়ের উপস্থিতি আছে কিনা তা পরীক্ষা করতে হবে। খাদ্যের উৎস শনাক্তযোগ্য করার জন্য সমস্ত ডেলিভারির রেকর্ড রাখতে হবে, যাতে খাদ্যবাহিত রোগের প্রাদুর্ভাব ঘটলে তা অনুসন্ধান করা যায়।

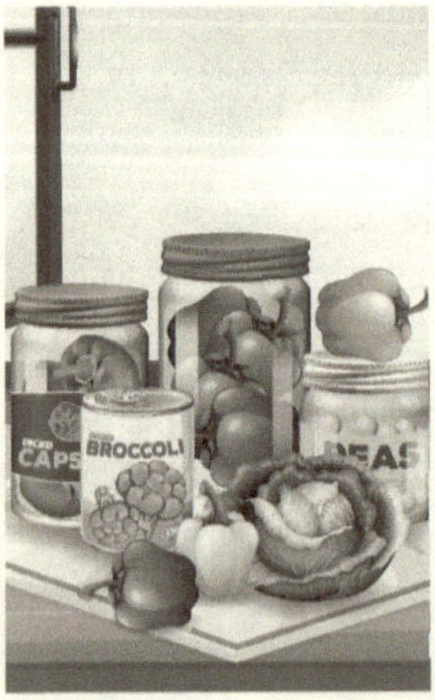

খাদ্য সংরক্ষণ

শুকনা খাদ্য সংরক্ষণ: নিম্ন-ঝুঁকিপূর্ণ শুকনা খাবারগুলো একটি ভাল-বায়ুচলাচল, পোকামাকড়-প্রতিরোধী এবং পরিষ্কার স্থানে সংরক্ষণ করা উচিত। সঠিক স্টক রোটেশন নিশ্চিত করে যে পুরনো আইটেমগুলো প্রথমে ব্যবহার হবে।

ফল এবং শাকসবজি সংরক্ষণ: এগুলো অন্য খাবারের থেকে আলাদাভাবে সংরক্ষণ করা উচিত, নিয়মিত ছত্রাকের লক্ষণ পরীক্ষা করা উচিত এবং উপযুক্ত শর্তে রাখা উচিত (যেমন, আলু সবুজ হওয়া থেকে রোধ করতে অন্ধকারে সংরক্ষণ করা)।

স্টক নিয়ন্ত্রণ

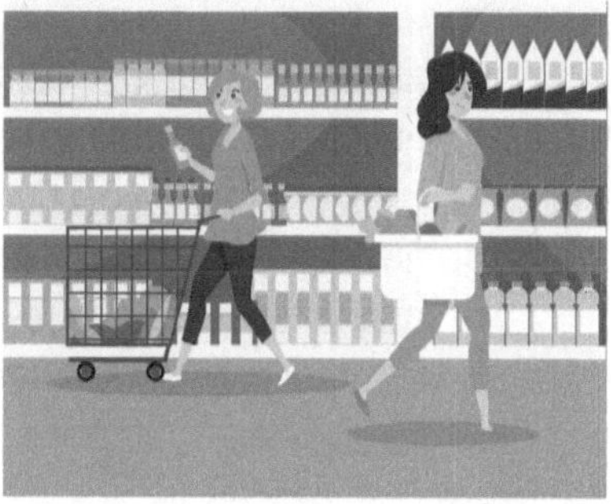

স্টক নিয়ন্ত্রণ নিশ্চিত করে যে খাবার তার শেলফ লাইফ অতিক্রম করার পর বিক্রি বা পরিবেশন করা হবে না।

যেকোনো উচ্চ ঝুঁকির খাবার তার মেয়াদ উত্তীর্ণ হলে দ্রুত ক্ষতিকারক ব্যাকটেরিয়া জমা হতে শুরু করে। শুকনো, ক্যানড, বা জমে থাকা খাবারগুলোরও দীর্ঘ মেয়াদ উত্তীর্ণ হওয়ার পর গুণগত মান হ্রাস পায়। সংরক্ষিত খাবার খাবার প্রস্তুতকারক, পোকামাকড়, বা সাধারণ পরিবেশের মাধ্যমে দূষিত হতে পারে। মাইক্রোবায়োলজিক্যাল এবং শারীরিক দূষণ ভুল স্টক রোটেশন, খারাপ সংরক্ষণ, অস্বাস্থ্যকর খাবার হ্যান্ডলিং বা অনুপযুক্ত পরিবহন পদ্ধতির কারণে ঘটতে পারে। এমন দূষণের ঝুঁকি প্রতিরোধ বা হ্রাস করতে বেশিরভাগ ক্ষেত্রে 'ব্যবহারের তারিখ' মনিটরিং করা হয়:

খাবার বা উপকরণ সরবরাহ যদি তাদের প্যাকেজিং ক্ষতিগ্রস্ত, ভাঙা, বা দুষিত হয় তবে তা প্রত্যাখ্যান করা উচিত। সরবরাহ গ্রহণ করা উচিত নয় যদি তাদের 'ব্যবহারের তারিখ' মেয়াদ উত্তীর্ণ হয়ে থাকে। সরবরাহ যা তাদের 'ব্যবহারের তারিখ' এর কাছাকাছি বা 'বিক্রির তারিখ' বা 'শ্রেষ্ঠ পূর্বের তারিখ' অতিক্রম করেছে, তা প্রত্যাখ্যান করা উচিত। সংরক্ষিত খাবার যদি তার 'ব্যবহারের তারিখ' অতিক্রম করে থাকে তবে তা ব্যবহার বা বিক্রি করা উচিত নয়।

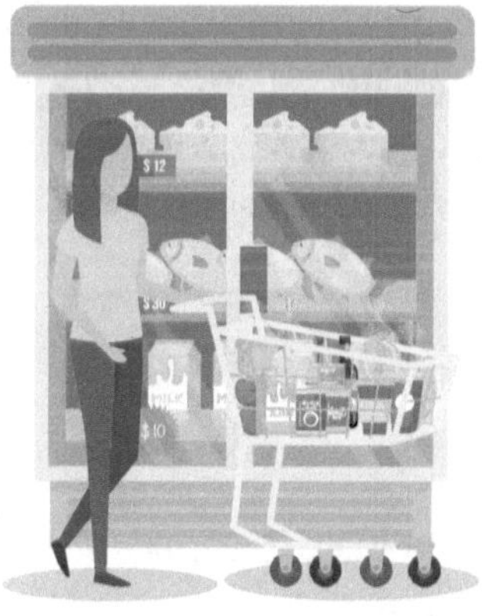

সংরক্ষিত খাবার রক্ষা করা

খোলা অবস্থায় প্রদর্শিত খাবার স্নিজ গার্ড বা অন্যান্য ঢাকনাগুলির মাধ্যমে রক্ষা করুন। খাবারকে পোকামাকড় থেকে রক্ষা করুন। 'ব্যবহারের তারিখ' প্রতিদিন পরীক্ষা করা উচিত। খাবারের টিনগুলি পরীক্ষা করুন যেন সেগুলি চেপে না থাকে বা ক্ষতিগ্রস্ত না হয়।

মূল্য, বিক্রয় বা বিশেষ অফারের লেবেলগুলি 'ব্যবহারের তারিখ' বা 'পূর্বের তারিখ' আচ্ছাদিত করা উচিত নয়।

পণ্য প্রত্যাহার এবং ফেরত

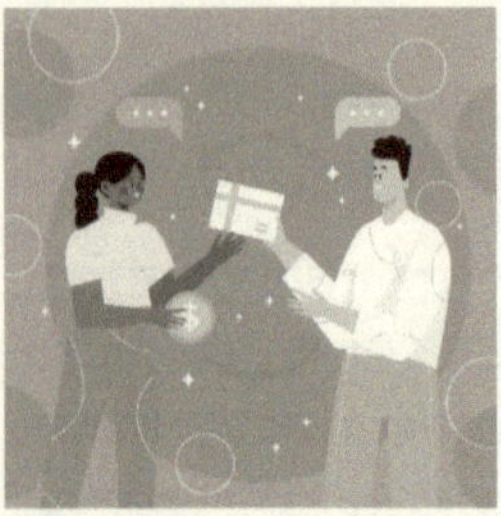

কখনও কখনও খাবারের পণ্যগুলি তাক থেকে তুলে সরিয়ে সরবরাহকারীর কাছে ফেরত পাঠানো হয়। এটি ঘটে যখন খাবারের লেবেল ভুলভাবে দেওয়া হয় অথবা তা মাইক্রোঅর্গানিজম বা বিদেশি বস্তু দ্বারা দূষিত হয়। সরিয়ে নেওয়ার পরে, আপনার কোম্পানিকে স্থানীয় কর্তৃপক্ষের পরিবেশগত স্বাস্থ্য কর্মকর্তা (EHO) কে অন্য ব্যবসায়ের কাছে কেনা বা বিক্রি করা পণ্যের বিস্তারিত তথ্য প্রদান করতে হতে পারে। এই ধরনের পরিস্থিতি ঘটলে সঠিক রেকর্ড, রসিদ এবং ইনভয়েস সংরক্ষণ করা উচিত।

খাদ্য রেকর্ডিং এবং লেবেলিং

যুক্তরাজ্যের আইন অনুযায়ী সমস্ত প্রি-প্যাকড খাবারের উপর নির্দিষ্ট বিশদ তথ্য স্পষ্টভাবে প্রদর্শন করা আবশ্যক, যার মধ্যে অন্তর্ভুক্ত:

» প্রস্তুতকারকের বিস্তারিত তথ্য
» পণ্যের নাম এবং ব্র্যান্ড
» পণ্যের ওজন
» উপাদানের তালিকা (ওজনের উত্থানক্রমে)
» রান্নার, গরম করার, এবং সংরক্ষণের নির্দেশাবলী
» 'ব্যবহার করার শেষ তারিখ' বা 'সেরা আগে' তারিখ, যা শেলফ লাইফ নির্দেশ করে
» উৎপত্তি এবং উৎপাদনের স্থান
» পুষ্টিগত তথ্য
» এলার্জেনের উপস্থিতি

রেকর্ডিং এবং লেবেলিং

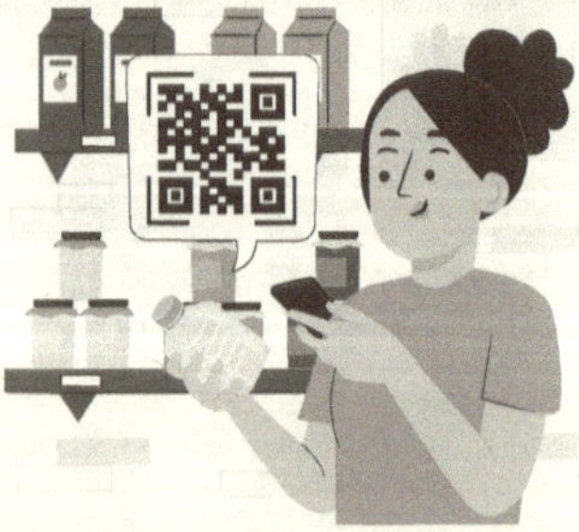

জেনারেল ফুড রেগুলেশনস (ইসি) 178/2002 আইন সঠিক খাদ্য লেবেলিংয়ের প্রয়োজনীয়তা তুলে ধরে এবং বলে যে:

» খাদ্য পণ্যগুলোকে বিভ্রান্তিকরভাবে উপস্থাপন, লেবেলিং বা বর্ণনা করা যাবে না।
» মানব ব্যবহারের অযোগ্য বা অন্যথায় নিরাপত্তাহীন খাদ্য বিক্রি করা যাবে না।
» নিরাপত্তাহীন খাদ্য বিক্রির জন্য প্রত্যাহার করতে হবে।
» উপাদান, প্রাণীজাত পণ্য এবং খাদ্য নিজে সবকিছুর উৎস স্পষ্টভাবে চিহ্নিত করা উচিত।

'ব্যবহার করার শেষ তারিখ

'ব্যবহার করার শেষ তারিখ' এবং 'সেরা আগে' তারিখের মধ্যে পার্থক্য জানা অত্যন্ত গুরুত্বপূর্ণ। 'ব্যবহার করার শেষ তারিখ' ঠান্ডা, উচ্চ-ঝুঁকিপূর্ণ খাবারে থাকে এবং এটি সেই সময় এবং তারিখ নির্দেশ করে যখন পণ্যটি খাওয়ার জন্য নিরাপদ আর থাকে না। 'ব্যবহার করার শেষ তারিখ' পার হয়ে খাবার বিক্রি, ব্যবহার, বিতরণ বা প্রদর্শন করা আইনগতভাবে নিষিদ্ধ। এই ধরনের খাবারগুলো প্রতিদিন পরীক্ষা করা উচিত যাতে নিশ্চিত হওয়া যায় যে সেগুলো এখনো খাওয়ার জন্য নিরাপদ।

সেরা ব্যবহারের আগে তারিখ

'সেরা আগে' তারিখ খাদ্য গুণমানের সাথে সম্পর্কিত এবং এটি নির্দেশ করে যে খাবারটি তার সেরা অবস্থায় থাকা সময়কাল। এই তারিখের পর, খাবারটি নষ্ট না হলেও রঙ পরিবর্তিত হতে পারে অথবা স্বাদ বা টেক্সচার হারাতে পারে। বেশিরভাগ খাবার তাদের 'সেরা আগে' তারিখ পার হওয়ার পরও বিক্রি করা যেতে পারে, তবে গ্রাহকদের জানানো উচিত যে খাবারটি তার সেরা অবস্থায় নাও থাকতে পারে। 'ডিসপ্লে করার জন্য' বা 'বিক্রির জন্য' এর মতো নির্দেশাবলী কর্মচারীদের জানিয়ে দেয় কত সময় ধরে খাবার বিক্রি বা প্রদর্শন করতে হবে।

খাদ্য প্রস্তুতি এবং রান্না

আপনি প্রস্তুতি এবং পরিচালনার সময় সোজা বা পরোক্ষ ক্রস-কন্টামিনেশন এড়াতে সহজ প্র্যাকটিস অনুসরণ করতে পারেন। ক্রস-কন্টামিনেশন এড়ানো সম্ভব হয় যদি খাবারটি স্বাস্থ্যসম্মতভাবে প্রস্তুত করা হয়, যথাযথভাবে সংরক্ষিত হয় এবং নিরাপদভাবে প্যাকেজ করা হয়:

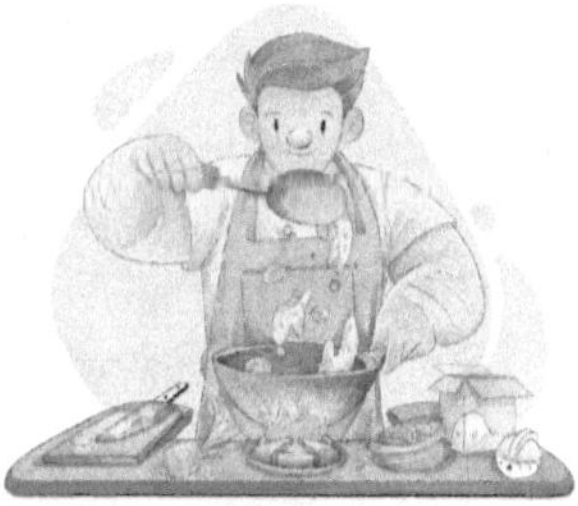

» কাঁচা এবং রান্না করা খাবারের জন্য আলাদা, সদ্য পরিষ্কার করা সরঞ্জাম, যন্ত্রপাতি, প্লেট এবং কাটা বোর্ড ব্যবহার করুন–এই জিনিসগুলো ব্যবহার করার মধ্যে পরিষ্কার করুন।
» কাঁচা মাংস ধুবেন না।
» কাঁচা খাবার স্পর্শ করার পর এবং রান্না করা বা খাওয়ার জন্য প্রস্তুত খাবার হাতে নেওয়ার আগে হাত ধুয়ে ফেলুন।
» কাঁচা খাবার ঢেকে রাখুন এবং প্রস্তুত খাবারের থেকে আলাদা রাখুন।
» কাঁচা মাংস, মুরগি এবং মাছ ফ্রিজের নিচের শেলফে সংরক্ষণ করুন।
» যখন পরিষ্কার করার পণ্য ব্যবহার করা হয়, তখন সেগুলো খাবার এবং প্রস্তুতির জায়গা থেকে দূরে রাখুন।
» এক ধরনের খাবারের জন্য নির্দিষ্ট যন্ত্রপাতি ব্যবহার নিশ্চিত করতে তাদের রঙ কোডিং বা লেবেল করুন।

খাদ্য সেবা এবং ডেলিভারি

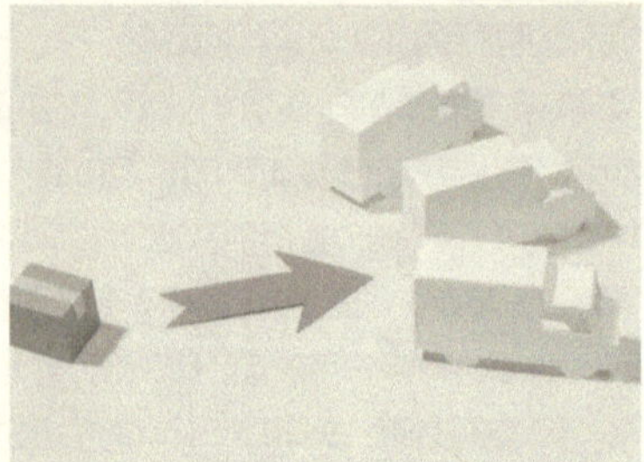

সংরক্ষিত খাবার 'ফুড-গ্রেড' কন্টেইনারে রাখা উচিত। পুনঃব্যবহারযোগ্য কন্টেইনারগুলি ব্যবহারের আগে পরিষ্কার এবং জীবাণুমুক্ত করতে হবে। একবার ব্যবহারযোগ্য কন্টেইনার পুনরায় ব্যবহার করা উচিত নয়। কন্টেইনারে স্টিকার ব্যবহার করুন, খাবারের উপর নয়। সব সার্ভিস কাটা-চামচ এবং যন্ত্রপাতি সদ্য ধুয়ে পরিষ্কার হতে হবে।

খাবার পরিবেশন করার সময় তা যাতে দূষিত না হয়, সেজন্য নিম্নলিখিত পদক্ষেপগুলি অনুসরণ করুন:

» যন্ত্রপাতি, প্লেট, গ্লাস এবং সার্ভিং প্ল্যাটারের সঠিক ব্যবহার নিশ্চিত করুন।

» মাংস, মাছ, মুরগি, শাকসবজি এবং ডেজার্ট পরিবেশনের জন্য আলাদা যন্ত্রপাতি ব্যবহার করুন।

» গ্লাসে বরফ এবং পানীয় গার্নিশ রাখার জন্য টঙ ব্যবহার করুন।

» সমস্ত যন্ত্রপাতি তার হ্যান্ডেল দিয়ে ধরুন এবং খাবারের সাথে আঙ্গুলের যোগাযোগ এড়িয়ে চলুন।

» প্লেট এবং বোলগুলো তাদের বেস দিয়ে ধারণ করুন।

খাদ্য সেবা পণ্য যা ক্রস-কন্টামিনেশন প্রতিরোধে সহায়ক:

» মাংস এবং থার্মোমিটার যা নিশ্চিত করে যে খাবার সঠিক তাপমাত্রায় রান্না হচ্ছে।

» থার্মোমিটার জীবাণুমুক্ত করার জন্য প্রোব ওয়াইপস।

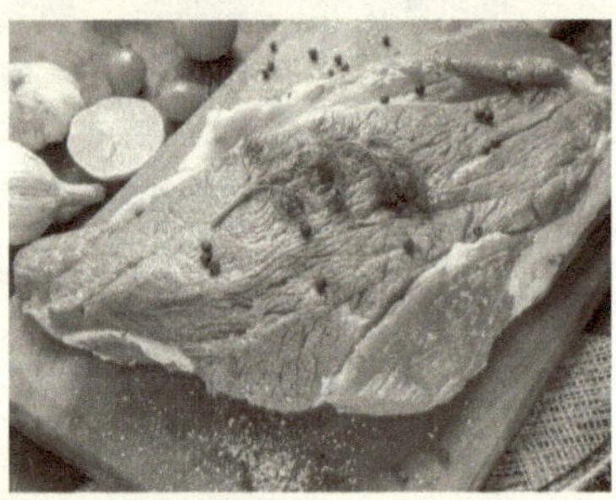

» বিভিন্ন ধরনের খাবারের জন্য রঙ-কোডেড থার্মোমিটার।

» এককালীন ব্যবহারের জন্য খাদ্য থার্মোমিটার।

» সঠিকভাবে স্টোর করা হচ্ছে এবং কতটুকু নিরাপদ তা দেখানোর জন্য কাঠামোবদ্ধ লেবেলিং।

» সিলযোগ্য, ধুয়ে পরিষ্কার করা যায় এমন স্টোরেজ কন্টেইনার।

এই পদ্ধতিগুলির কার্যকরিতা নিশ্চিত করার জন্য ক্যাটারিং কর্মস্থলে সম্পূর্ণ স্যানিটেশন অভ্যাস বজায় রাখা আবশ্যক। কর্মচারীদের এসব কৌশল এবং যন্ত্রপাতি সম্পর্কে পরিচিত হতে হবে এবং খাবার যাতে দূষিত না হয় তা নিশ্চিত করার জন্য প্রয়োজনীয় প্রশিক্ষণ নিতে হবে।

দূষণ প্রতিরোধে সুপারভাইজারের ভূমিকা

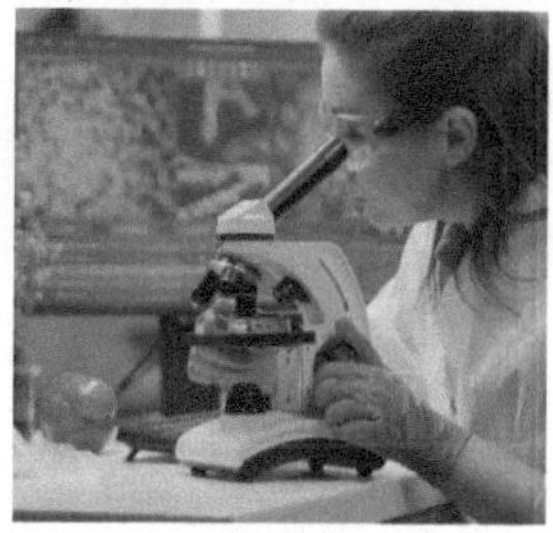

একজন খাদ্য নিরাপত্তা সুপারভাইজার (FSS) এমন একজন ব্যক্তি যিনি:

খাদ্য পরিচালনার সাথে সম্পর্কিত ঝুঁকিগুলি চিহ্নিত করতে এবং প্রতিরোধ করতে পেশাদারভাবে প্রশিক্ষিত। বর্তমান FSS সার্টিফিকেট ধারণ করেন, যা পাঁচ বছরের কম পুরনো। অন্য কোনো খাদ্য ব্যবসায়ের জন্য FSS হিসাবে কাজ করেন না। নিরাপদ খাদ্য পরিচালনার অভ্যাসে কর্মচারীদের প্রশিক্ষণ এবং তত্ত্বাবধান করার জন্য দক্ষতা এবং যোগ্যতা রাখেন।

একটি খাদ্য ব্যবসায় কমপক্ষে একজন সম্পূর্ণ প্রশিক্ষিত FSS থাকা প্রয়োজন।

একজন FSS নিম্নলিখিত ভূমিকা পালন করেন:

» যুক্তরাজ্যের খাদ্য নিরাপত্তা আইন এবং মানসম্পন্ন তথ্যের পূর্ণ এবং আপডেট জ্ঞান রাখা।
» খাদ্য কর্মীদের পর্যবেক্ষণ করা যাতে তারা নিরাপদ এবং সঠিকভাবে কাজ করছে তা নিশ্চিত করা।
» খাদ্য কর্মীরা তাদের ব্যক্তিগত স্যানিটেশন বজায় রাখছে তা নিশ্চিত করা।
» খাদ্য নিরাপত্তা ঝুঁকি চিহ্নিত করা, প্রতিরোধ করা এবং মোকাবেলা করা।
» খাদ্য নিরাপত্তা ব্যবস্থাপনা সিস্টেম (FSMS) আপডেট রাখা এবং বজায় রাখা।
» কর্মচারী, ব্যবস্থাপনা এবং স্থানীয় কর্তৃপক্ষের কাছে উপস্থিত থাকা।
» FSMS এর লঙ্ঘন পরীক্ষা করা।
» FSMS ব্যবহার করে ঝুঁকি চিহ্নিত করা এবং নিয়ন্ত্রণ ব্যবস্থা প্রয়োগ করা।

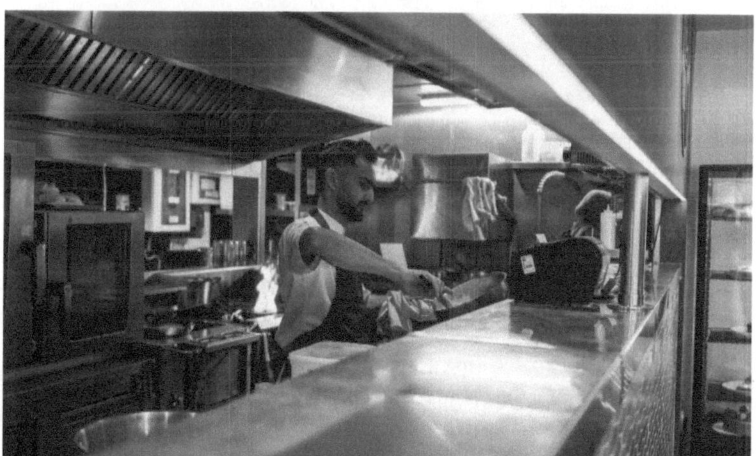

মূল্যায়ন

প্রশ্ন ১: নিম্নলিখিতগুলির মধ্যে কোনটি খাদ্যে পাওয়া না যাওয়া একটি রাসায়নিক বিপদ?

i. ফাঙ্গাল মাইকোটক্সিন
ii. শামুক এবং ক্রাস্টেসিয়ান
iii. সোডিয়াম নাইট্রেট
iv. কীটনাশক এবং আগাছানাশক

প্রশ্ন ২: একটি ক্যাটারিং ব্যবসায় কতগুলো প্রধান এলার্জেন উপস্থিতি জানান দিতে হবে?

i. কিছুই না
ii. ৫৪
iii. ১৪
iv. একটি
v. সত্য অথবা মিথ্যা

সত্য মিথ্যা

প্রশ্ন ১: রাসায়নিক বিপদ শুধুমাত্র খাদ্য প্রক্রিয়াকরণ চেইনের প্রস্তুতি পর্যায়ে ঘটে। সত্য অথবা মিথ্যা?

» সত্য
» মিথ্যা

সারাংশ

এই মডিউলে, আমরা কীভাবে দূষণ নিয়ন্ত্রণ করতে হয় এবং সুপারভাইজারের এই কাজের দায়িত্বগুলি অনুসন্ধান করেছি। মূল বিষয়গুলি অন্তর্ভুক্ত:

» **বিপদ নিয়ন্ত্রণ:** মাইক্রোবায়োলজিক্যাল, রাসায়নিক, শারীরিক, এবং এলার্জেনিক বিপদগুলি একটি HACCP-ভিত্তিক খাদ্য নিরাপত্তা ব্যবস্থাপনা সিস্টেম (FSMS) ব্যবহার করে ক্যাটারিং সুপারভাইজার দ্বারা নিয়ন্ত্রিত হতে পারে।
» **এলার্জেন লেবেলিং:** এলার্জেনগুলি সঠিক লেবেলিংয়ের মাধ্যমে গ্রাহকদের কাছে স্পষ্টভাবে তুলে ধরা উচিত।
» **খাদ্য ডেলিভারি:** ডেলিভারি জন্য যে যানবাহনগুলি ব্যবহার করা হবে, তা গরম, উষ্ণ, ঠান্ডা, বা জমাট খাবার পরিবহনের জন্য উপযুক্ত হতে হবে। উচ্চ-ঝুঁকিপূর্ণ খাবারগুলি পরিবহন এবং ক্যাটারিং ব্যবসার অন্যান্য অংশে নিম্ন-ঝুঁকিপূর্ণ খাবারগুলির থেকে সম্পূর্ণভাবে আলাদা রাখা উচিত।
» **শুকনো খাবারের সংরক্ষণ:** শুকনো খাবারের স্টোরগুলো নিয়মিতভাবে স্টক রোটেশন, পরিষ্কার এবং মেরামত সহ রক্ষণাবেক্ষণ করা উচিত।

ব্যাকটেরিয়াল ফুড পয়জনিং এবং খাদ্য-জনিত রোগ

পূর্ববর্তী মডিউলগুলিতে, আমরা শিখেছিলাম কীভাবে ব্যাকটেরিয়া বেশিরভাগ খাদ্য-জনিত রোগ সৃষ্টি করে, এগুলি কীভাবে ছড়ায়, বৃদ্ধি পায় এবং এর প্রতিরোধে কী করা যায়। এই সেশনে, আমরা খাদ্য পয়জনিং সৃষ্টি করা বিভিন্ন ধরনের ব্যাকটেরিয়া এবং ভাইরাস আলোচনা করব, যেমন: প্যাথোজেনগুলি: স্যালমোনেলা, ক্লস্ট্রিডিয়াম পারফ্রিংজেন্স, স্ট্যাফাইলোকক্কাস অরিয়াস, ব্যাসিলাস সেরিয়াস, ই. কোলাই, ক্যাম্পাইলোব্যাকটার এন্টারাইটিস, এবং আরও অনেক কিছু। **প্রতিটি প্যাথোজেনের জন্য আমরা চিহ্নিত করব:** উৎস, খাবারের মাধ্যম, রোগের সূচনা সময়, উপসর্গ, রোগের সময়কাল, নিয়ন্ত্রণ ব্যবস্থা

এই মডিউলে, আমরা নিম্নলিখিত বিষয়গুলি আলোচনা করব:

- খাদ্যে বিষক্রিয়া কী?
  - খাদ্য বিষক্রিয়ার সবচেয়ে সাধারণ কারণ।
  - স্যালমোনেলা
  - ক্লস্ট্রিডিয়াম পারফ্রিংজেন্স
  - স্ট্যাফাইলোকক্কাস অরিয়াস
  - ব্যাসিলাস সেরিয়াস
  - এসচারিচিয়া কোলাই (E. কোলাই)
  - ক্লস্ট্রিডিয়াম বোটুলিনাম
  - ক্যাম্পাইলোব্যাকটার এন্টারাইটিস
  - এসচারিচিয়া কোলাই ০১৫৭
  - লিস্টেরিওসিস
  - টাইফয়েড এবং প্যারাটাইফয়েড
  - ডিসেন্ট্রি (শিগেলা)
- খাদ্য-জনিত ভাইরাস
  - নোরোভাইরাস

খাদ্যে বিষক্রিয়া কী?

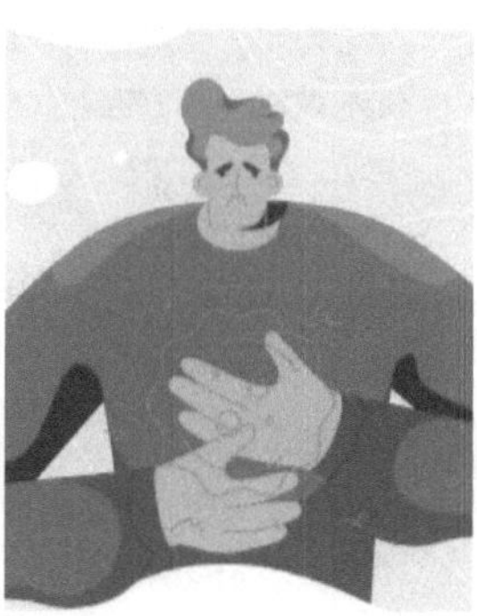

খাদ্য পয়জনিং হলো এমন একটি রোগ যা নষ্ট বা দূষিত খাবার খাওয়ার কারণে হয়, সাধারণত এর ফলে বমি, ডায়েরিয়া, জ্বর, এবং ফ্লু-এর মতো উপসর্গ দেখা দেয়। এটি সাধারণত গুরুতর হয় না, এবং বেশিরভাগ মানুষ এক সপ্তাহের মধ্যে সুস্থ হয়ে যায়। উপসর্গগুলি অন্তর্ভুক্ত:, বমি বমি ভাব, ডায়েরিয়া, বমি, পেটের ব্যথা, জ্বর (৩৮°C বা তার বেশি), সাধারণ অসুস্থতা বা ক্লান্তির অনুভূতি

খাদ্য বিষক্রিয়ার সাধারণ কারণ

খাদ্য পয়জনিং সাধারণত এই কারণে ঘটে:

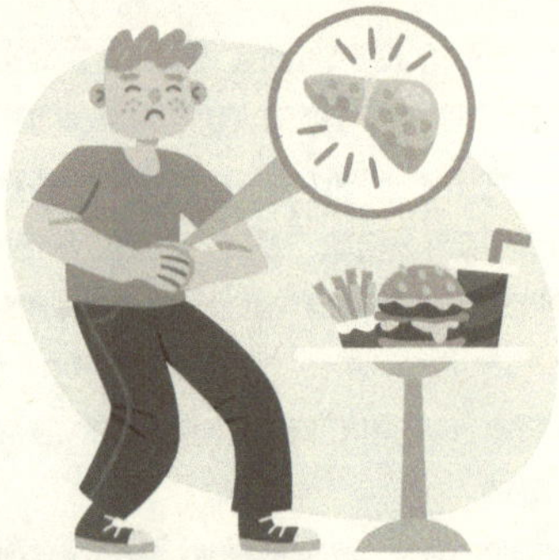

» অপর্যাপ্তভাবে রান্না করা বা ঠিকভাবে পুনরায় গরম না করা খাবার
» খাবারের অপর্যাপ্ত সংরক্ষণ
» অসুস্থ ব্যক্তি দ্বারা বা যারা হাত ধুয়ে নি তাদের দ্বারা
» পরিচালিত দূষিত খাবার
» 'ব্যবহারযোগ্য' তারিখ পার হওয়া খাবার

উচ্চ-ঝুঁকিপূর্ণ খাবার (যেমন কাঁচা মাংস, মুরগি, এবং ডেইরি পণ্য) সবচেয়ে সাধারণ কারণ।

খাদ্য বিষক্রিয়ার সবচেয়ে সাধারণ কারণ:

১. স্যালমোনেলা

» উৎস: অপর্যাপ্তভাবে রান্না করা মুরগি, মাংস, সি-ফুড, এবং ডিম।
» রোগের সূচনা সময়: ৭২ ঘণ্টা
» উপসর্গ: পেটের ব্যথা, ডায়েরিয়া, বমি, জ্বর, পানিশূন্যতা, মলের মধ্যে রক্ত
» নিয়ন্ত্রণ ব্যবস্থা: সঠিকভাবে গলানো এবং রান্না করা, প্রস্তুত খাবারের সাথে আলাদা রাখা, কাঁচা খাবার ফ্রিজের নিচের তলে সংরক্ষণ করা।

২. ক্লস্ট্রিডিয়াম পারফ্রিংজেন্স

» উৎস: মাটি, পঁচে যাওয়া উদ্ভিদের অংশ, এবং স্তন্যপায়ী প্রাণীর অন্ত্রের মধ্যে পাওয়া যায়।
» রোগের সূচনা সময়: ৮-১২ ঘণ্টা
» উপসর্গ: পেটব্যথা, গ্যাস্ট্রিক, জ্বর, ডায়েরিয়া, বমি
» নিয়ন্ত্রণ ব্যবস্থা: রান্না করা খাবার তত্ক্ষণাত্ খাওয়া নিশ্চিত করা, কমপক্ষে ৬৩°C তাপমাত্রায় সংরক্ষণ করা, এবং রান্নার ৯০ মিনিটের মধ্যে খাবার ঠাণ্ডা করা।

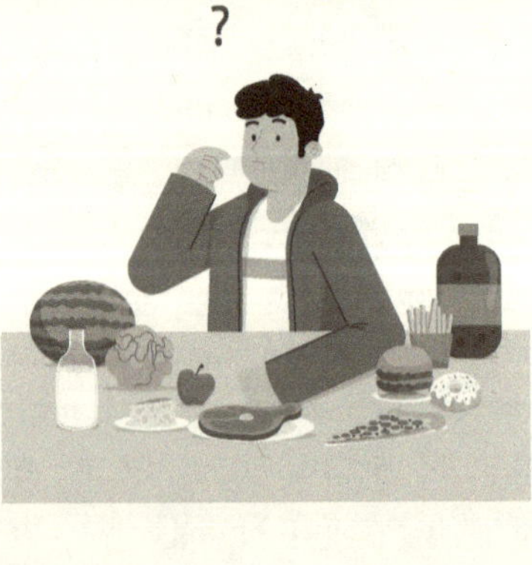

৩. স্ট্যাফাইলোকক্কাস অরিয়াস

» উৎস: হাত বা কাপড়ে সংক্রমিত ক্ষত বা পুঁজ।
» রোগের সূচনা সময়: ৩০ মিনিট থেকে ৮ ঘণ্টা
» উপসর্গ: বমি, ডায়েরিয়া, পানিশূন্যতা, কম রক্তচাপ

স্ট্যাফাইলোকক্কাস অরিয়াস

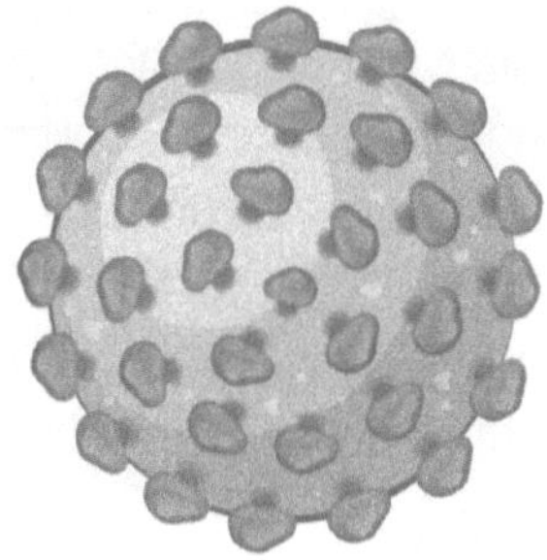

- **রোগের সময়কাল:** প্রায় এক দিন।
- **বিশেষ বৈশিষ্ট্য:** সাধারণত 'স্ট্যাফ' নামে পরিচিত। এর জন্য কোনো টিকা নেই। এটি মানবদেহের ত্বক ফ্লোরের একটি স্বাভাবিক অংশ হিসেবে বিদ্যমান এবং নাকে পাওয়া যায়। এটি খাদ্য পয়জনিং ছাড়াও অনেক ধরনের রোগ সৃষ্টি করে, যেমন পিম্পল, ইমপেটিগো, এবসেস, নিউমোনিয়া, মেনিনজাইটিস, টক্সিক শক সিনড্রোম, এবং সেপসিস।
- **নিয়ন্ত্রণ ব্যবস্থা:** হাত ধুয়ে পরিষ্কার রাখা এবং সংক্রমিত কাটা বা ক্ষতযুক্ত কর্মীদের দ্বারা খাবার না স্পর্শ করা নিশ্চিত করা। খাবারকে বিপদজনক তাপমাত্রা (৫-৬৩°C) এর বাইরে সংরক্ষণ করা উচিত।

এসচারিচিয়া কোলাই (E. কোলাই)

- **উৎস:** এটি মানবদেহের পাচনতন্ত্রে প্রাকৃতিকভাবে উপস্থিত থাকে এবং মলমূত্রের মাধ্যমে খাবার এবং পানিতে প্রবাহিত হয়। গবাদিপশু মূলত এই ব্যাকটেরিয়ার একটি বড় উৎস, যখন তাদের মাংস বা দুধ, পাঁপড়ি বা দুধ সংগ্রহের সময় মলমূত্রের সংস্পর্শে আসে।
- **খাদ্য মাধ্যম:** অপর্যাপ্তভাবে রান্না করা মাংস, অপরিষ্কার বা কাঁচা স্যালাড ও সবজি, মানব হাত (প্রাণী স্পর্শ করার পর বা অপর্যাপ্ত স্বাস্থ্যবিধি), সংক্রমিত ব্যক্তির শারীরিক যোগাযোগ, অথবা দূষিত পানিতে সাঁতার কাটা। দূষিত পানিতে ধোয়া সবজি এই রোগটি ছড়াতে পারে।
- **রোগের সূচনা সময়:** ১ থেকে ১০ দিন।
- **উপসর্গ:** এর সবচেয়ে খারাপ রূপ (E. কোলাই ০১৫৭) কিডনি বিকল, গ্যাস্ট্রোএন্টারাইটিস, ডায়েরিয়া (মলের মধ্যে রক্ত), তীব্র পেটব্যথা, এবং বমি সৃষ্টি করতে পারে। এটি ছোট শিশু, প্রবীণ এবং দুর্বল প্রতিরোধক্ষম ব্যক্তির জন্য বিপজ্জনক হতে পারে।
- **রোগের সময়কাল:** ৫ থেকে ১০ দিন।
- **নিয়ন্ত্রণ ব্যবস্থা:** সঠিকভাবে হাত ধোয়া E. কোলাই ছড়ানোর হাত থেকে রোধ করে। সংক্রামিত ব্যক্তিরা অন্তত ৪৮ ঘণ্টা লক্ষণ চলে যাওয়ার পর খাবার প্রস্তুত করা থেকে বিরত থাকতে হবে। যদি ব্যাকটেরিয়ার সংস্পর্শে আসার সন্দেহ থাকে, তবে জীবাণুনাশক স্প্রে ব্যবহার করা যেতে পারে।

ক্লস্ট্রিডিয়াম বটুলিনাম

» **উৎস:** C. বটুলিনাম শক্তিশালী স্নায়ু বিষাক্ততা তৈরি করে এবং এটি অপর্যাপ্ত প্রক্রিয়াজাত বা পচে যাওয়া খাবারে পাওয়া যায়।

» **খাদ্য মাধ্যম:** যে কোনো খাবার যা অপর্যাপ্তভাবে প্রক্রিয়াজাত, বিশেষত ঘরে তৈরি ক্যানড বা ফুলকোড়া ফল, সবজি, বা মাছ। মাঝে মাঝে, বেকড আলু, মরিচ, এবং রসুন তেলও এই রোগের উৎস হিসেবে চিহ্নিত হয়েছে। ২০১৫ সালে, যুক্তরাষ্ট্রে ৪০ বছরে সবচেয়ে বড় বটুলিজমের প্রাদুর্ভাব ঘটেছিল, যা ঘরে তৈরি ভুল ক্যানড আলুর সাথে সম্পর্কিত ছিল।

» **রোগের সূচনা সময়:** ৩ থেকে ৩৬ ঘণ্টা, তবে ৮ দিন পর্যন্ত হতে পারে।

» **উপসর্গ:** সাধারণ পেটের ব্যথা, বমি এবং বমির সাথে, বটুলিজম গিলতে বা কথা বলতে সমস্যা, শুষ্ক মুখ, মুখের দুর্বলতা দুই পাশে, অস্পষ্ট বা দ্বিগুণ দৃষ্টি, নেমে পড়া চোখের পাতা, শ্বাস নিতে সমস্যা, স্নায়ু কার্যক্রম বন্ধ হয়ে যাওয়া, এবং শ্বাসপ্রশ্বাস ও পেশির পক্ষাঘাত সৃষ্টি করে। এটি সহজেই প্রাণঘাতী হতে পারে, যদিও সংক্রমণ বেশ বিরল।

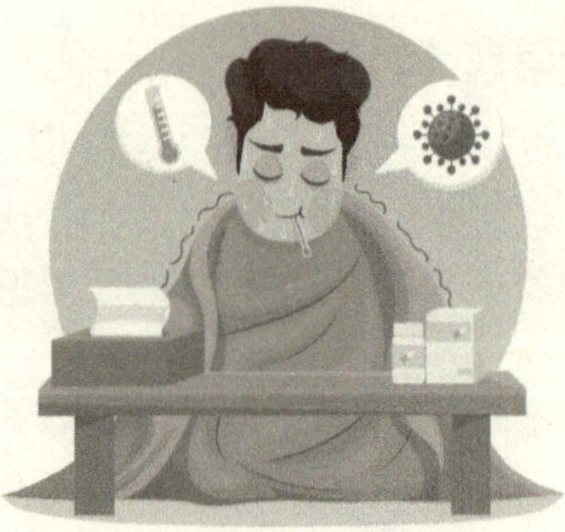

» **রোগের সময়কাল:** মৃত্যুর হাত থেকে বাঁচলে, বটুলিজম ৮ সপ্তাহ পর্যন্ত স্থায়ী হতে পারে, যদিও কিছু দুর্বলতা কয়েক মাস ধরে থাকতে পারে।

» **বিশেষ বৈশিষ্ট্য:** নিম্ন-অক্সিজেন বা অ্যানারোবিক অবস্থায় বৃদ্ধি পায়। C. বটুলিনাম থেকে উৎপন্ন বটুলিনাম টক্সিন প্রাণঘাতী। এর স্পোরগুলো তাপ প্রতিরোধী এবং পরিবেশে সর্বত্র পাওয়া যায়, যা নিম্ন-অক্সিজেন অবস্থায় বৃদ্ধি পায়।

» **নিয়ন্ত্রণ ব্যবস্থা:** সঠিক খাবারের প্রস্তুতি, উত্তাপ, রান্না এবং সাধারণ স্বাস্থ্যবিধি বটুলিজম থেকে রক্ষা পেতে সবচেয়ে ভালো নিরাপত্তা ব্যবস্থা। দ্রুত নির্ণয় এবং অ্যান্টি-টক্সিন চিকিৎসা এই রোগের অগ্রগতি থামাতে পারে, যা ক্ষেত্রে ৫-১০% মৃত্যু ঘটায় (অপর্যাপ্ত চিকিৎসায় ৪০-৫০%)। বটুলিনাম ৪.৬ পিএইচ এর নিচে অ্যাসিডিক পরিবেশে বৃদ্ধি পায় না। লবণ এবং ঠান্ডা করা এর বৃদ্ধিকে কিছুটা রোধ করতে পারে। পানি পরিশোধন প্রক্রিয়া এই ব্যাকটেরিয়াকে ধ্বংস করে, যা অন্যথায় পানি উৎসে পাওয়া যেতে পারে।

ক্যাম্পাইলোবাকটার এন্টারাইটিস

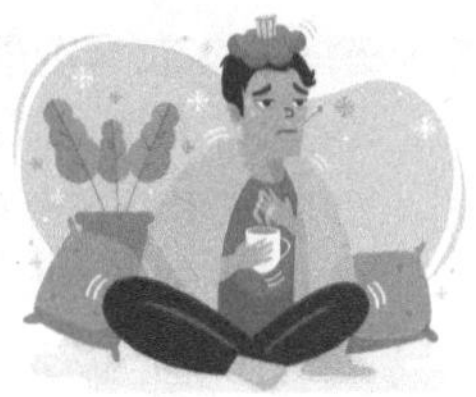

» উৎস: অপর্যাপ্ত রান্না করা মাংস বা মুরগি, অথবা গরম আবহাওয়ায় অপর্যাপ্তভাবে সংরক্ষিত খাদ্য। এই ব্যাকটেরিয়াম স্তন্যপায়ী, মুরগি, পোষা প্রাণী এবং মাঝে মাঝে শেলফিশে সাধারণভাবে পাওয়া যায়।

» খাদ্য মাধ্যম: সবচেয়ে সাধারণভাবে অপর্যাপ্ত রান্না করা মুরগি, দূষিত পানি, এবং অপর্যাপ্ত পাস্তুরিত দুধে পাওয়া যায়।

» রোগের সূচনা সময়: ২ থেকে ৫ দিন (যদিও কিছু ক্ষেত্রে ১০ দিন পর্যন্ত হতে পারে)।

» উপসর্গ: রক্তাক্ত ডায়রিয়া, পেট এবং অন্ত্রের ব্যথা, জ্বর, মাথাব্যথা, বমি এবং বমিভাব।

» রোগের সময়কাল: উপসর্গ সাধারণত ৩ থেকে ৬ দিন স্থায়ী হয়।

» নিয়ন্ত্রণ ব্যবস্থা: ক্যাম্পাইলোবাকটার নিয়ন্ত্রণে সঠিক সাধারণ রান্নাঘরের স্বাস্থ্যবিধি সবচেয়ে ভালো ব্যবস্থা। চরম ক্ষেত্রে, ব্যাকটেরিসাইড বা রেডিয়েশন দিয়ে জীবাণুমুক্তকরণ ব্যবহার করা যেতে পারে। স্বাস্থ্যকর মুরগি জবাইয়ের অভ্যাসগুলি উৎসস্থল থেকে দূষণ নিয়ন্ত্রণে সহায়তা করতে পারে।

লিস্টেরিয়া

» উৎস: মাটি, ধুলো, দূষিত পানি, এবং মল।

» খাদ্য মাধ্যম: উচ্চ-ঝুঁকিপূর্ণ খাদ্য, বিশেষ করে অপর্যাপ্ত পাস্তুরিত দুধ এবং এর পণ্য, কাঁচা ফল এবং শাক-সবজি (বিশেষ করে বীন স্প্রাউট), ডেলি মিট, হট ডগ, প্যাটে, এবং সামুদ্রিক খাদ্য।

» রোগের সূচনা সময়: ৭ থেকে ৭০ দিন।

» নিয়ন্ত্রণ ব্যবস্থা: সঠিক স্বাস্থ্যবিধি এবং সঠিক খাবারের সংরক্ষণ দূষণ প্রতিরোধ করে। অপর্যাপ্ত পাস্তুরিত পণ্যগুলির সঙ্গে ক্রস-দূষণ এড়ানো উচিত।

» উপসর্গ: সাধারণত অন্যান্য খাবার-জনিত রোগের মতো উপসর্গ উপস্থাপন করে, যেমন জ্বর, বমি এবং ডায়রিয়া, যা রোগ নির্ণয় কঠিন করে তোলে। গুরুতর ক্ষেত্রে শিশু, বৃদ্ধ এবং দুর্বল প্রতিরোধ ক্ষমতার মানুষদের মধ্যে সেপসিস, মেনিনজাইটিস, এবং এনসেফালাইটিস হতে পারে।

» রোগের সময়কাল: ৩ দিন থেকে কয়েক সপ্তাহ পর্যন্ত।

» বিশেষ বৈশিষ্ট্য: লিস্টেরিওসিস প্রাণঘাতী হতে পারে এবং এটি ফ্রিজে বৃদ্ধি পেতে পারে, কারণ এটি ৩°C এর নিচে তাপমাত্রায় টিকে থাকতে পারে।

» নিয়ন্ত্রণ ব্যবস্থা: সঠিক খাবারের স্বাস্থ্যবিধি চর্চা, যার মধ্যে খাদ্য পরিষ্কারভাবে ধোয়া, সঠিক রান্না এবং পুনরায় গরম করা খাবারকে ভালোভাবে গরম করা অন্তর্ভুক্ত। গুরুতর ক্ষেত্রে অ্যান্টিবায়োটিক দিয়ে চিকিৎসা করা যেতে পারে। অপর্যাপ্ত পাস্তুরিত দুধ পণ্য এড়িয়ে চলুন, তাপ দ্বারা সংরক্ষিত মাংসকে ৭৪°C অভ্যন্তরীণ তাপমাত্রায় গরম করুন, এবং কাটা তরমুজকে দ্রুত ফ্রিজে রাখুন বা খেয়ে ফেলুন।

টাইফয়েড এবং প্যারাটাইফয়েড

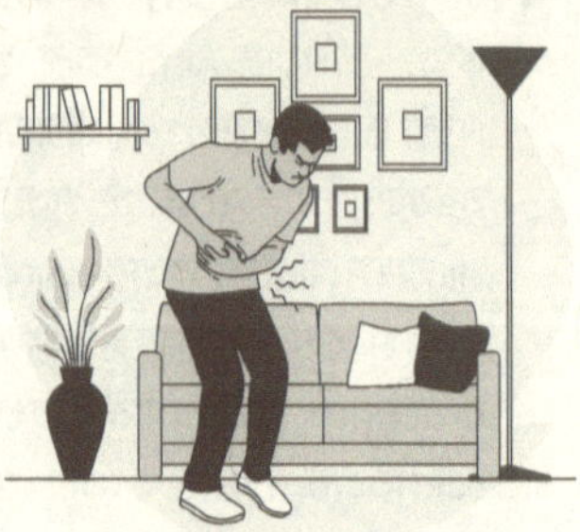

- উৎস: স্যালমোনেলা টাইফি দ্বারা সৃষ্ট (সাধারণ স্যালমোনেলা থেকে আলাদা একটি প্রজাতি), যা মল বা মূত্রের মাধ্যমে সংক্রমিত হয়।
- খাদ্য মাধ্যম: যেকোনো খাদ্য বা পানীয় যা মানুষের মল-মূত্র দ্বারা দূষিত।
- রোগের সূচনা সময়: ৬ থেকে ৩০ দিন।
- উপসর্গ: উচ্চ জ্বর (৩৯-৪০°C), মাথাব্যথা, শরীরব্যথা, কাশি, কোষ্ঠকাঠিন্য, খাওয়ার প্রতি আগ্রহ হারানো, র‍্যাশ, বমি, পেটব্যথা, এবং ডায়রিয়া। চিকিৎসা না করলে এটি প্রাণঘাতী হতে পারে।
- রোগের সময়কাল: সাধারণত জটিলতা ছাড়া তিন থেকে চার সপ্তাহ স্থায়ী হয়।
- বিশেষ বৈশিষ্ট্য: এটি একাধিক অঙ্গকে প্রভাবিত করতে পারে এবং চিকিৎসা না হলে গুরুতর জটিলতা সৃষ্টি করে মৃত্যু ঘটাতে পারে। অত্যন্ত সংক্রামক, বিশেষত শিশুদের মধ্যে, এবং খারাপ স্যানিটেশনের সাথে নিবিড়ভাবে সংযুক্ত।
- নিয়ন্ত্রণ ব্যবস্থা: কাঁচা খাবার, বিশেষ করে যে খাবার অপর্যাপ্ত পানি দিয়ে ধোয়া হয়েছে (যেমন লেটুস, বেরি) তা এড়িয়ে চলুন। দ্রুত অ্যান্টিবায়োটিক দ্বারা চিকিৎসা প্রয়োজন। উন্নয়নশীল দেশগুলিতে ভ্রমণ করার সময় শুধুমাত্র বোতলজাত পানি পান করুন।

ডিসেন্ট্রি (শিগেলা)

- উৎস: মানুষের মল দ্বারা সংক্রমিত, যা অদ্বীর্ঘ হাত বা অপরিষ্কার পচনমূলক পানি থেকে ছড়ায়।
- খাদ্য মাধ্যম: অপরিষ্কার পানি দিয়ে ধোয়া খাবার (বিশেষত সবজি, ফলমূল, এবং সালাদ) বা অযত্নে হাত দিয়ে স্পর্শ করা খাদ্য দ্বারা দূষিত।
- রোগের সূচনা সময়: ১২ থেকে ৯৬ ঘণ্টা।
- উপসর্গ: রক্ত বা শ্লেষ্মাযুক্ত ডায়রিয়া, তীব্র পেটব্যথা, বমি, জ্বর (৩৮°C বা তার উপরে)।
- রোগের সময়কাল: ৩-৭ দিন।
- বিশেষ বৈশিষ্ট্য: অত্যন্ত সংক্রামক। এর দুটি রূপ রয়েছে: ব্যাসিলারি (শিগেলোসিস) এবং অ্যামিবিক (অ্যামিবিয়াসিস), যার মধ্যে ব্যাসিলারি রূপটি যুক্তরাজ্যে অধিক প্রচলিত।
- নিয়ন্ত্রণ ব্যবস্থা: সাবান এবং পানি দিয়ে নিয়মিত হাত ধোওয়া অত্যন্ত গুরুত্বপূর্ণ। কাপড় এবং বিছানা সর্বোচ্চ তাপমাত্রায় ধুয়ে ফেলুন। এই রোগটি সাধারণত চিকিৎসা ছাড়াই সেরে যায়, তবে শরীরের তরল হারানো রোধ করার জন্য সঠিক পরিমাণে পানি পান করতে হবে। যেকোনো কর্মী, যাদের ডিসেন্ট্রি হয়েছে, তাদের

» কমপক্ষে ৪৮ ঘণ্টা বাড়িতে থাকতে হবে রোগের উপসর্গ চলে যাওয়ার পরও তারা সংক্রামক থাকতে পারেন। কর্মক্ষেত্রে উচ্চ মানের স্যানিটেশন, বিশেষ করে টয়লেট এবং ওয়াশরুমে, অত্যন্ত গুরুত্বপূর্ণ।

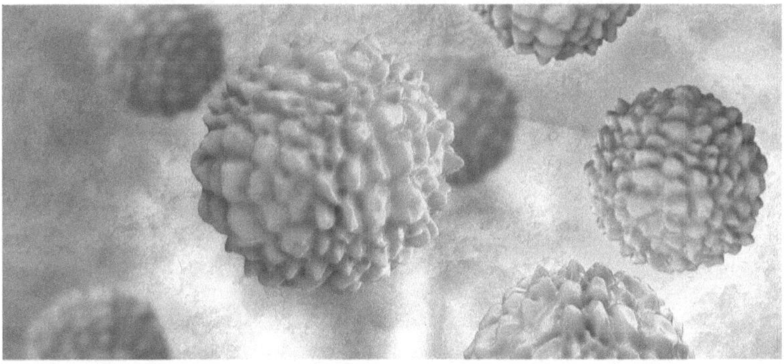

নোরোভাইরাস

» উৎস: মানুষের মল দ্বারা দূষিত পানি বা খাদ্য।

» খাদ্য মাধ্যম: বায়ু, স্পর্শ বা দূষিত পৃষ্ঠের মাধ্যমে ছড়ায়।

» রোগের সূচনা সময়: ২ দিন।

» উপসর্গ: বমি, মাথাব্যথা, ফ্লু-জাতীয় জ্বর, ডায়রিয়া, পানির ঘাটতি, এবং তীব্র অন্ত্রব্যথা।

» রোগের সময়কাল: সাধারণত দুই সপ্তাহের বেশি স্থায়ী হয় না।

» বিশেষ বৈশিষ্ট্য: এটি "শীতকালীন বমি ভাইরাস" নামেও পরিচিত, এবং এটি গ্যাস্ট্রোএন্টেরাইটিসের সবচেয়ে সাধারণ কারণ। বিশ্বের মধ্যে প্রতি বছর ৬৮৫ মিলিয়ন ক্ষেত্রে এই ভাইরাসের সংক্রমণ ঘটে। এটি বিপজ্জনক হতে পারে এবং প্রতি বছর প্রায় ২০০,০০০ মৃত্যু ঘটে, যার মধ্যে একটি চতুর্থাংশ পশ্চিমী দেশের শিশুদের।

» নিয়ন্ত্রণ ব্যবস্থা: এটি শুধুমাত্র "সর্বোত্তম অনুশীলন" স্যানিটেশন মান বজায় রাখার মাধ্যমে প্রতিরোধ করা যেতে পারে, বিশেষত নিয়মিত হাত ধোওয়া এবং জীবাণুমুক্তকরণের মাধ্যমে।

মূল্যায়ন প্রশ্নাবলী:

প্রশ্ন ১. নিম্নলিখিত কোনটি খাদ্যবাহিত রোগের সংক্রমণ ঘটানোর জন্য একটি পরিস্থিতি নয়?

i. যখন খাবার সঠিকভাবে রান্না করা হয়নি
ii. যখন খাবার সঠিকভাবে পুনরায় গরম করা হয়নি
iii. যখন খাবার স্যানিটারি অবস্থায় প্রস্তুত করা হয়
iv. যখন খাবার অনেক সময় বাইরে রাখা হয়

প্রশ্ন ২. নিম্নলিখিত কোন মাইক্রোজীবক Dysentery (ডায়রিয়া) সৃষ্টি করে?

i. নোরোভাইরাস
ii. শিগেলা
iii. লিস্টেরিয়া
iv. স্যালমোনেলা

প্রশ্ন ৩. নিম্নলিখিত কোন রোগ নোরোভাইরাস দ্বারা সৃষ্ট হয়?

i. ফ্রাইড রাইস সিনড্রোম
ii. শীতকালীন বমি বমি ভাব
iii. শরতের অবস্থা

সারাংশ:

এই মডিউলে, আমরা খাদ্য বিষক্রিয়া বা খাদ্য-বাহিত রোগের ব্যাকটেরিয়া ও ভাইরাসজনিত কারণগুলো সম্পর্কে শিখেছি। প্রতিটির জন্য, আমরা উৎস, খাদ্য বাহক, উপস্থিতির সময়কাল, উপসর্গ, অসুস্থতার স্থায়ীত্ব, বিশেষ বৈশিষ্ট্য এবং নিয়ন্ত্রণ ব্যবস্থা পরীক্ষা করেছি। আমরা আরও শিখেছি যে খাদ্য বিষক্রিয়া একটি বিস্তৃত শব্দ যা বিভিন্ন রোগকে অন্তর্ভুক্ত করে, যা প্রধানত ব্যাকটেরিয়ার কারণে ঘটে। বেশিরভাগ খাদ্য বিষক্রিয়া উপসর্গের মাধ্যমে চিহ্নিত হয় যেমন বমি, ডায়রিয়া, পেটের ব্যথা, এবং ফ্লু জাতীয় উপসর্গ। খাদ্য বিষক্রিয়া মূলত সেই খাবার বা পানীয় থেকে সংক্রমিত হয় যা স্যানিটারি অবস্থায় প্রস্তুত, সংরক্ষিত বা পরিচালিত হয়নি, বিশেষত "উচ্চ-ঝুঁকিপূর্ণ" খাবারের ক্ষেত্রে।

খাদ্য বিষক্রিয়া (ব্যাকটেরিয়া ছাড়া)

ভূমিকা

সমস্ত খাদ্য বিষক্রিয়া ব্যাকটেরিয়া দ্বারা সৃষ্ট নয়; রাসায়নিক দূষণ দ্বারা বিষাক্ত পদার্থও একটি উৎস হতে পারে। এই মডিউলে, আমরা খাদ্য বিষাক্ত পদার্থগুলি বিস্তারিতভাবে অনুসন্ধান করব এবং এগুলি প্রতিরোধ করার উপায় শিখব।

আলোচিত বিষয়সমূহ অন্তর্ভুক্ত:

- রাসায়নিক খাদ্য বিষক্রিয়া
- ধাতব খাদ্য বিষক্রিয়া
  - টিন এবং লোহা
- বিষাক্ত উদ্ভিদ
- বিষাক্ত মাছ
- স্কম্ব্রয়েড মাছ বিষক্রিয়া
- প্যারালিটিক শেলফিশ বিষক্রিয়া (পিএসপি) এবং ডায়রিয়েটিক শেলফিশ বিষক্রিয়া (ডিএসপি)
- পরজীবী
- প্রধান খাদ্য বিষক্রিয়া জীবাণুগুলির জন্য সাধারণ নিয়ন্ত্রণ ব্যবস্থা

রাসায়নিক খাদ্য বিষক্রিয়া

খাদ্যে রাসায়নিক দূষণের উপস্থিতি সাধারণত অনিচ্ছাকৃত হয় এবং এটি বিভিন্ন শ্রেণীতে পড়ে যেমন:

- ফাঙ্গাল মাইকোটক্সিন
- ভারী ধাতু
- মানবসৃষ্ট দূষক
- খাদ্য প্রক্রিয়াকরণ রাসায়নিক

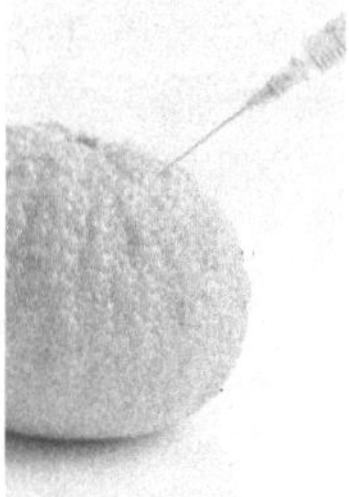

দূষকগুলি প্রায়ই উৎপাদনের প্রাথমিক পর্যায়ে খাদ্যে প্রবেশ করে, যার মধ্যে ধোঁয়া, গ্যাস, ল্যান্ডফিল থেকে সাঁটানো, দূষিত জমি, এবং পানি দূষণ অন্তর্ভুক্ত।

- বিষাক্ত পদার্থগুলি মাধ্যমিক পর্যায়েও প্রবেশ করতে পারে, যেমন পোড়ানো খাবার থেকে অ্যাক্রিলামাইড, পচনশীলতা, পরিবহন দূষণ, এবং ক্ষয়।
- নিয়ন্ত্রক ব্যবস্থা: যুক্তরাজ্যের আইন এই পদার্থগুলি নিয়ন্ত্রণ করে, stating যে খাদ্য বিক্রি করা যাবে না যদি এটি মানব ভোগের উপযোগী না হয় বা সম্ভবত ক্ষতিকর হয়। খাদ্য ব্যবসায়ীদের ভাল চর্চা অনুসরণ করতে হবে এবং সর্বোচ্চ দূষক কন্টেন্ট স্তর নির্ধারণ করতে হবে।

ধাতব খাদ্য বিষক্রিয়া

ভারী ধাতু যেমন পারদ, সীসা এবং ক্যাডমিয়াম প্রাকৃতিক হলেও খাদ্যে বিষাক্ত হতে পারে, যা স্নায়ু বা কিডনি ক্ষতির কারণ হতে পারে। কন্টেইনার এবং প্যাকেজিং (এলুমিনিয়াম, টিন, লোহা) থেকে ধাতু খাদ্যে লিক হয়ে যেতে পারে, বিশেষ করে অ্যাসিডিক পরিবেশে, যা পচন এবং ধাতব স্বাদের সৃষ্টি করে। এটি এড়াতে খাদ্য অ ধাতব কন্টেইনারে সংরক্ষণ করুন।

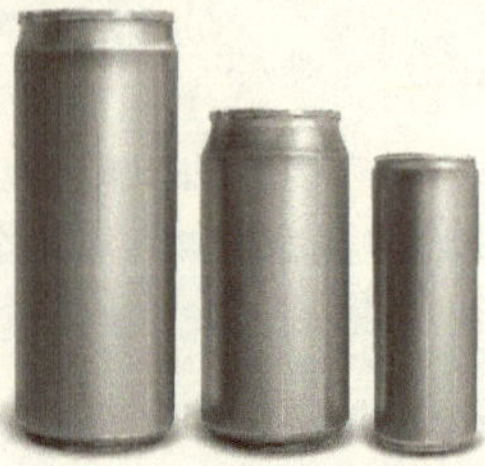

এলুমিনিয়াম, টিন এবং লোহা

ক্যান এবং রান্নার পাত্র থেকে লিক হওয়া ঘটে। ফ্রিজে রাখা খোলামেলা ক্যানের মধ্যে টিন লিক হতে পারে, যা খাদ্য বিষক্রিয়ার মতো সাময়িক উপসর্গ সৃষ্টি করতে পারে, তবে এর দীর্ঘমেয়াদি প্রভাব নেই।

বিষাক্ত উদ্ভিদ

অনেক খাওয়ার উপযোগী উদ্ভিদের বিষাক্ত অংশ থাকে বা বিষক্রিয়া এড়াতে সঠিকভাবে রান্না করতে হয়। কিছু উদ্ভিদ দুর্বল গ্রুপগুলির জন্য বিপদস্বরূপ হতে পারে, যেমন:

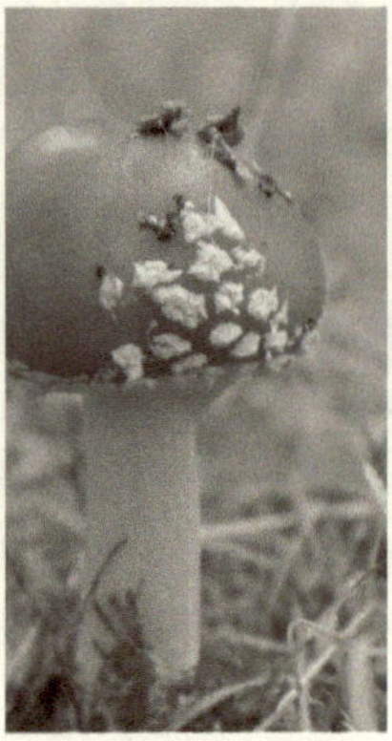

» লিচি - অপরিপক্ব লিচি বিপজ্জনকভাবে রক্তচাপ কমাতে, জ্বর, মস্তিষ্কের ক্ষতি এবং মৃত্যু ঘটাতে পারে।

» কাজু - তাজা সংগ্রহ করা কাজুতে বিষাক্ত উরুশিওল রজন থাকে।

» আকি - অপরিপক্ব বা অপরিপক্ক অবস্থায় খেলে বিষাক্ত উপাদান থাকে।

» কাসাভা - এতে হাইড্রোজেন সায়ানাইড থাকে, যা পক্ষাঘাত সৃষ্টি করতে পারে।

» স্টারফ্রুট - এতে নিউরোটক্সিন ক্যারামবক্সিন থাকে - যা দুর্বল কিডনি থাকা ব্যক্তির জন্য মারাত্মক।

» ফলের পাথরের খোসা - খুবানি, বরই এবং চেরিতে থাকা ফলের খোসায় সায়ানাইড থাকে কিন্তু যদি না চূর্ণ করা হয় তবে তা ক্ষতিকারক নয়; তবে, মাত্র দুটি চেরি খোসায় আপনাকে মেরে ফেলার জন্য যথেষ্ট পরিমাণে সায়ানাইড থাকে।

» আলু - আলুতে আলো পড়লে সোলানিন তৈরি হয়, যা বমি, বিভ্রান্তি এবং পক্ষাঘাত সৃষ্টি করে।

» মুসুর ডাল - অপরিশোধিত মুসুর ডালে লেকটিন থাকে, যা খাওয়ার পর বমি এবং ডায়রিয়া সৃষ্টি করে।

» কাঁচা শিম - বিষাক্ত ফাইটোহেমাগ্লুটিনিন ধ্বংস করতে শিম সেঁকতে এবং রান্না করতে হবে।

প্রাকৃতিক বিষাক্ত পদার্থ

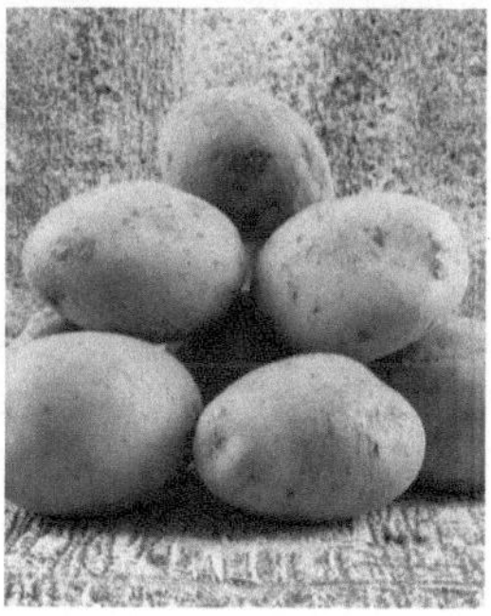

উদ্ভিদগুলির দ্বারা প্রতিরক্ষা হিসেবে উৎপাদিত বিষাক্ত পদার্থ খাদ্য চেইনে যেকোনো পর্যায়ে প্রবেশ করতে পারে।

» মহাসাগরের শৈবাল থেকে উৎপন্ন জলজ বায়োটক্সিন শেলফিশ দ্বারা খাওয়া হয়, যা গুরুতর অসুস্থতার কারণ হতে পারে।

» স্কম্ব্রয়েড মাছ বিষক্রিয়া পচা মাছ (টুনা, ম্যাকারেল, সারডিন) থেকে ঘটে, যা মাথাব্যথা এবং পেটের ব্যথার মতো উপসর্গ সৃষ্টি করে।

পরজীবী

পরজীবীরা খাবার ও মানুষের শরীরে সংক্রমণ ঘটাতে পারে, বিশেষ করে কাঁচা বা অপর্যাপ্তভাবে রান্না করা শূকর, গরুর মাংস, মাছ ইত্যাদিতে। এর প্রতিরোধমূলক ব্যবস্থা হলো দূষিত খাবার সঠিকভাবে ফেলে দেওয়া এবং কঠোর স্বাস্থ্যবিধি মেনে চলা।

জলজ বায়োটক্সিন

এগুলি প্রাকৃতিক শৈবালের "ব্লুম" চলাকালে তৈরি হয় এবং ঝিনুক বা শামুকের মতো শামুকজাতীয় প্রাণীরা এগুলি খায়। মানুষ এগুলি খাওয়ার মাধ্যমে বা দূষিত পানি পান করার ফলে বমি, ডায়রিয়া এবং পক্ষাঘাতের শিকার হতে পারে। এগুলি স্বাদ বা গন্ধ দ্বারা শনাক্ত করা যায় না এবং রান্নার সময় অপসারণ করা সম্ভব নয়।

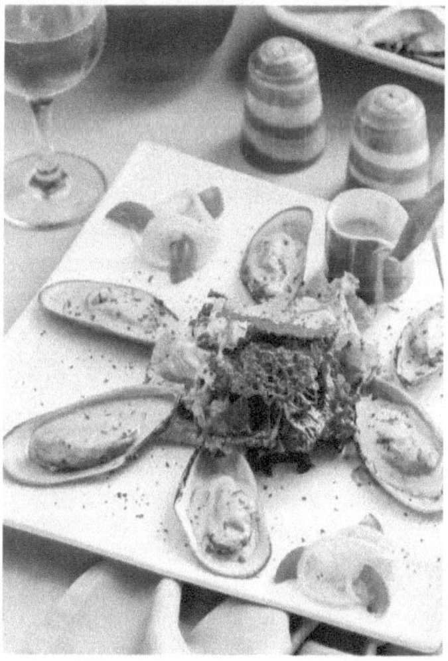

সায়ানোজেনিক গ্লাইকোসাইড

অনেক খাদ্য উদ্ভিদ যেমন, জোয়ার, বাঁশ, ক্যাসাভা এবং বাদামে সায়ানাইড উৎপন্ন হয়। সায়ানাইড নিম্ন রক্তচাপ, মাথাব্যথা, ডায়রিয়া, বমি, খিঁচুনি, কোমা এবং স্বাস্থ্যের অন্যান্য সমস্যার কারণ হতে পারে।

ফুরোকৌমারিনস

পার্সনিপ এবং সাইট্রাস ফল শারীরিকভাবে ক্ষতিগ্রস্ত হলে এই বিষ উৎপন্ন করে। ফুরোকৌমারিনস সূর্যের আলোতে সংস্পর্শে এলে পেটে সমস্যা বা ত্বকে র‍্যাশের সৃষ্টি করতে পারে।

মাইকোটক্সিন

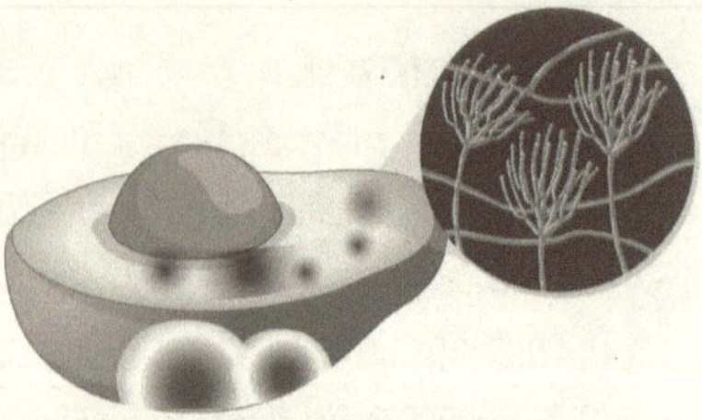

মাইকোটক্সিন হল ছত্রাক দ্বারা প্রাকৃতিকভাবে উৎপন্ন একটি বিষ, যা সাধারণত বাদাম, মসলা, শুকনো ফল এবং সিরিয়ালে পাওয়া যায়। ফসল সংগ্রহ থেকে সংরক্ষণ পর্যন্ত আর্দ্র পরিবেশে এটি তৈরি হয়। রান্না করেও এটি ধ্বংস করা যায় না। এর উপসর্গগুলির মধ্যে রয়েছে হ্যালুসিনেশন, বমি, দুর্বল রোগপ্রতিরোধ ক্ষমতা এবং মৃত্যুও হতে পারে।

সোলানাইনস

সোলানাসি পরিবারভুক্ত উদ্ভিদ যেমন টমেটো, বেগুন এবং আলুতে সোলানাইন নামক একটি বিষাক্ত পদার্থ থাকে। এটি ক্ষত, সূর্যের আলো, এবং পোকা-মাকড় বা চারণকারী প্রাণীর প্রতিক্রিয়ায় উৎপন্ন হয়। আলু ঠাণ্ডা, অন্ধকার এবং শুকনো জায়গায় সংরক্ষণ করা উচিত। কখনোই এর সবুজ অংশ বা অঙ্কুরিত অংশ খাওয়া উচিত নয়।

বিষাক্ত মাশরুম

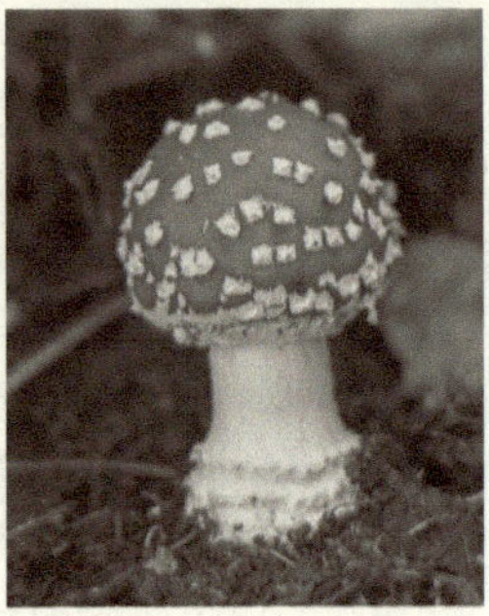

বন্য মাশরুম অত্যন্ত বিষাক্ত হতে পারে। মাইকোটক্সিন যেমন মিউজিকমল এবং মুসকারিন বমি, ডায়রিয়া এবং হ্যালুসিনেশনের কারণ হতে পারে। খাওয়ার ৬-২৪ ঘণ্টা পর লক্ষণ দেখা দিতে পারে, তবে দেরিতে শুরু হওয়া লক্ষণ লিভার, কিডনি এবং স্নায়ুতন্ত্রকে ক্ষতিগ্রস্ত করে মারাত্মক হতে পারে। রান্নার পরেও মাইকোটক্সিন সক্রিয় থাকে। শুধুমাত্র বিশেষজ্ঞদের দ্বারা নিরাপদ হিসেবে চিহ্নিত বন্য মাশরুম খাওয়া উচিত।

পাইরোলিজিডিন অ্যালকালয়েডস

পাইরোলিজিডিন অ্যালকালয়েডস (PAs) অনেক আগাছা দ্বারা উৎপন্ন হয়, যা ফসলের ক্ষেত্রগুলিতে পাওয়া যায়। কিছু PAs ক্যান্সারও সৃষ্টি করতে পারে। যদিও মানুষের সংস্পর্শ বিরল, PAs প্রক্রিয়াজাতকরণের সময় অক্ষত থাকে। এগুলি মসলা, ভেষজ চা, মধু এবং সিরিয়ালে পাওয়া যেতে পারে।

সতর্কতা এবং প্রতিরোধমূলক ব্যবস্থা:

যদি মনে হয় কোনো খাবার বিষাক্ত হতে পারে, তা নিরাপদে ফেলে দিন।

- প্রয়োজন হলে পরামর্শ নিন।
- "প্রাকৃতিক" খাবার নিরাপদ ধরে নেবেন না।
- ক্ষতিগ্রস্ত বা বিবর্ণ খাবার ফেলে দিন।
- নষ্ট হয়ে যাওয়া খাবার দূর করুন।
- বাসি বা পচা খাবার ফেলে দিন।

বিষাক্ত মাছ

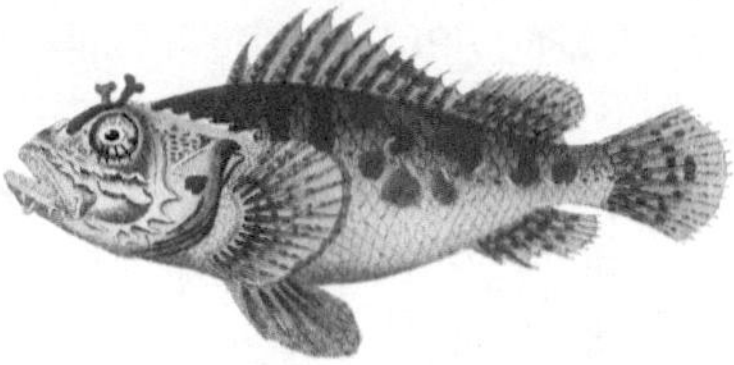

সামুদ্রিক খাবার অত্যন্ত বিষাক্ত হতে পারে। সাগর বা মিঠা পানির শৈবালের "ব্লুম" চলাকালে (যখন পানির উপর একটি রঙিন স্তর দেখা যায়) শৈবাল বিষ উৎপন্ন করে। এই বিষ মানুষের ডায়রিয়া, বমি এবং পক্ষাঘাতের কারণ হতে পারে। শামুকজাতীয় প্রাণীতে শৈবাল বিষ মাছের চেয়ে বেশি পাওয়া যায়, তবে পানীয় জলে এটি দূষিত হতে পারে। এই বিষ স্বাদ বা গন্ধ দ্বারা শনাক্ত করা যায় না এবং রান্না বা হিমায়নের পরেও সক্রিয় থাকে।

স্কম্ব্রয়েড মাছ বিষক্রিয়া

এটি একটি সাধারণ খাদ্য-জনিত অসুস্থতা যা পচা মাছ খাওয়ার ফলে ঘটে। এর লক্ষণগুলির মধ্যে রয়েছে মাথাব্যথা, ত্বকে ফুসকুড়ি, ঝাপসা দৃষ্টি, পেটব্যথা এবং ডায়রিয়া। খাওয়ার এক ঘণ্টার মধ্যে লক্ষণ দেখা দিতে পারে এবং কয়েক দিন স্থায়ী হতে পারে। স্কম্ব্রয়েড বিষক্রিয়া মাছের উচ্চ হিস্টামিন মাত্রা থেকে হয়, যা ব্যাকটেরিয়ার বৃদ্ধির ফলে ঘটে, যা দুর্বল সংরক্ষণ বা অপর্যাপ্ত রান্নার কারণে হয়। এটি সাধারণত টুনা, ম্যাকারেল, সার্ডিন, অ্যাঙ্কোভি বা হেরিং মাছের ক্ষেত্রে ঘটে এবং রান্না বা ধূমায়নের পরেও থেকে যায়। মাছ ধরা হওয়ার পরই দ্রুত হিমায়ন বা রেফ্রিজারেশনের মাধ্যমে স্কম্ব্রয়েড প্রতিরোধ করা যায়।

প্যারালিটিক শামুক বিষক্রিয়া (PSP) এবং ডায়রিয়েটিক শামুক বিষক্রিয়া (DSP)

এগুলি শামুক বিষক্রিয়ার চারটি প্রধান প্রকারের দুটি (অন্যান্য দুটি হল নিউরোটক্সিক এবং অ্যামনেসিক)। এই বিষক্রিয়া হয় তখন, যখন শামুকজাতীয় প্রাণী যেমন ঝিনুক এবং শামুক, যা ফিল্টার-ফিডার হিসেবে কাজ করে, তাদের মধ্যে বিষাক্ত পদার্থ জমা হয়। স্যাক্সিটক্সিন সবচেয়ে সাধারণ এবং এটি শৈবাল দ্বারা উৎপন্ন হয় যা শামুকের পাচনতন্ত্রে জমা হয়। PSP এবং DSP এর প্রধান লক্ষণগুলি হল স্নায়ুজনিত সমস্যা যেমন পায়ে ঝিঁঝিঁ ধরা এবং সমন্বয়হীনতা, তীব্র পেটব্যথা, মারাত্মক ডায়রিয়া, বমি এবং বমি ভাব। লক্ষণগুলি সাধারণত খাওয়ার আধা ঘণ্টার মধ্যে দেখা দেয় এবং একদিন পর্যন্ত স্থায়ী হতে পারে।

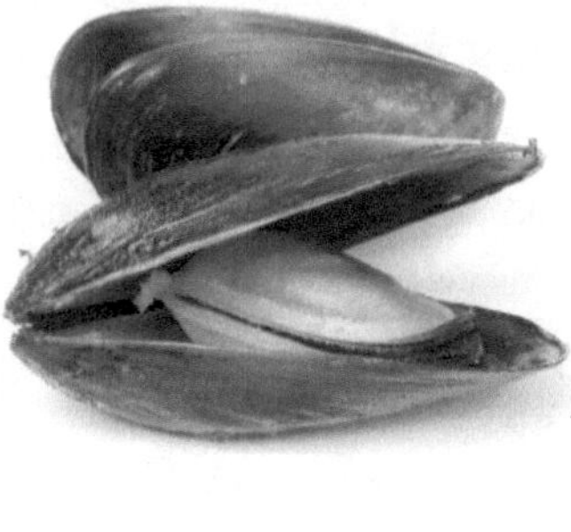

খাদ্য বিষক্রিয়া নিয়ন্ত্রণের সাধারণ ব্যবস্থা:

খাদ্য ব্যবসায়ে সুপারভাইজারদের চারটি সাধারণ সতর্কতা পালন করতে হবে:

» উৎপাদনের প্রতিটি পর্যায়ে ভালোভাবে পরিষ্কার করুন।

» কম ঝুঁকিপূর্ণ এবং উচ্চ ঝুঁকিপূর্ণ খাবার পৃথক করুন।

» খাবার সঠিকভাবে এবং পুরোপুরি রান্না করুন।

» খাবার দ্রুত ঠাণ্ডা বা হিমায়িত করুন।

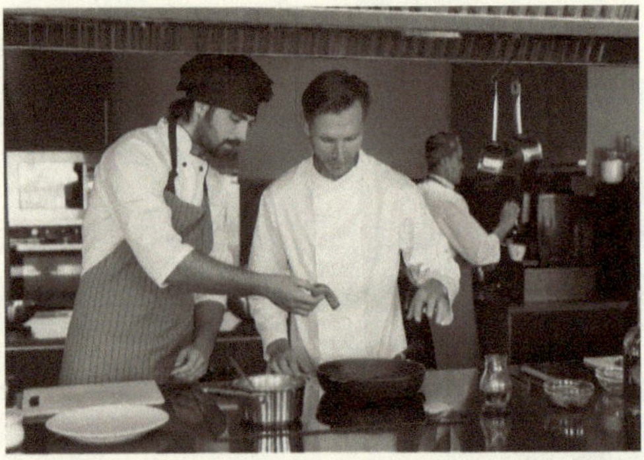

১. পরিষ্কার করা: কর্মচারীদের হাতে এবং সমস্ত খাবারের যোগাযোগ স্থল, সরঞ্জাম ও উপকরণগুলি কাজের মধ্যে পরিষ্কার করতে হবে। কার্যকরভাবে পরিষ্কার করতে মাটি, আবর্জনা এবং খাবারের কণা অপসারণ করুন; গরম পানি এবং সাবান বা ডিটারজেন্ট দিয়ে স্ক্রাব করুন; এবং পরিষ্কার পানিতে ধুয়ে ফেলুন। উচ্চ তাপমাত্রায় ডিশওয়াশারে স্যানিটাইজ করা বা ব্লিচ ব্যবহার করলে ব্যাকটেরিয়া কার্যকরভাবে নির্মূল হবে।

২. পৃথকীকরণ: কম ঝুঁকিপূর্ণ এবং উচ্চ ঝুঁকিপূর্ণ খাবারগুলিকে পৃথক রাখা উচিত, যাতে ক্রস-দূষণ প্রতিরোধ করা যায়। সহজ ব্যবস্থা যেমন, রান্না করা মাংস কাঁচা মাংসের উপরে রাখার জন্য যাতে রস পড়ে না যায় অথবা বিভিন্ন প্লাস্টিকের ব্যাগে খাবারগুলি রাখা ক্রস-দূষণ প্রতিরোধে সাহায্য করতে পারে।

৩. রান্না করা: খাবারটি সম্পূর্ণভাবে এবং সঠিকভাবে রান্না করতে হবে এবং এটি থার্মোমিটারের মাধ্যমে পরীক্ষা করতে হবে। প্রতিটি থার্মোমিটার ব্যবহারের মধ্যে গরম পানি এবং ডিটারজেন্ট বা সাবান দিয়ে ভালোভাবে ধুয়ে ফেলতে হবে। মাংসের সম্পূর্ণভাবে রান্না হওয়া নির্ধারণের জন্য রঙ, রান্নার সময় এবং পরিষ্কার রস নির্ভরযোগ্য সূচক নয়।

৪. হিমায়ন বা ঠাণ্ডা করা: মাংস, মুরগি এবং ডিম কেনার পর দ্রুত হিমায়িত বা ঠাণ্ডা করতে হবে। ফ্রিজ অতিরিক্ত পূর্ণ করবেন না–শীতল বাতাস চলাচলের জন্য স্থান প্রয়োজন। পূর্ববর্তী মডিউলগুলিতে মানক তাপমাত্রা নিয়মাবলী দেখা যেতে পারে। পাতলা হওয়া শুধুমাত্র নিরাপদভাবে ফ্রিজে, ঠাণ্ডা পানির মধ্যে বা মাইক্রোওয়েভে করা যেতে পারে, এর পর রান্না অবিলম্বে করা উচিত।

মূল্যায়ন

প্রশ্ন ১. নিম্নলিখিত কোনটি খাদ্যে রাসায়নিক দূষণকারী নয়?

i. মাইকোটক্সিন

ii. চা

iii. কাঠ

iv. পারদ

প্রশ্ন ২: অ্যাক্রিলামাইড বিষ কোথায় উৎপন্ন হয়?

i. পচন প্রক্রিয়ায়

ii. পুড়ে যাওয়া খাবারে

iii. প্যাকেজিংয়ের সময়

iv. পচন হতে

v. সত্য বা মিথ্যা

প্রশ্ন ৩. কাজু বাদাম যদি স্বাভাবিক অবস্থায় খাওয়া যায়, তাহলে তা আপনাকে বিষাক্ত করবে না–সত্য না মিথ্যা?

» সত্য

» মিথ্যা

সারাংশ:

এই মডিউলে, আমরা দেখেছি কীভাবে বিষাক্ত পদার্থ খাদ্য বিষক্রিয়া ঘটাতে পারে, তাদের বিভিন্ন উৎস এবং কীভাবে এগুলিকে মানুষের দ্বারা খাওয়া থেকে প্রতিরোধ করা যায়।

আমরা শিখেছি যে:

» রাসায়নিক খাদ্য বিষক্রিয়া ফাঙ্গাল মাইকোটক্সিন, ভারী ধাতু, দূষণ এবং খাদ্য প্রক্রিয়াজাতকরণ রাসায়নিক থেকে আসতে পারে, যা খাদ্য উৎপাদনে বিভিন্ন উত্স থেকে প্রবাহিত হতে পারে।

» ধাতুগুলি খাবারে লিচিং বা অক্সিডেশনের মাধ্যমে বিষক্রিয়া ঘটাতে পারে, বিশেষ করে টিন, অ্যালুমিনিয়াম বা লোহা কনটেইনারে।

» কিছু খাদ্য উদ্ভিদও বিষাক্ত হতে পারে যদি সেগুলি সঠিকভাবে পরিপক্ব বা প্রস্তুত না করা হয়।

» আগাছা, শৈবাল এবং ছত্রাক প্রাকৃতিক বিষাক্ত পদার্থ তৈরি করে আত্মরক্ষার জন্য, যা খাবারে দূষণ ঘটাতে পারে–যার কিছু মানুষের শরীরে মধ্যস্থতাকারী যেমন সামুদ্রিক খাবার বা পরজীবী দ্বারা প্রবাহিত হতে পারে।

» পরিষ্কার করা, পৃথকীকরণ, রান্না করা এবং ঠাণ্ডা করা সহজ নিয়ন্ত্রণ ব্যবস্থা হতে পারে, যা এই সমস্ত উত্স থেকে খাদ্য বিষক্রিয়া প্রতিরোধ করতে সাহায্য করে।

মডিউল ১১: খাদ্য অ্যালার্জি মূলসূত্র

খাদ্য অ্যালার্জি মূলসূত্র

এই মডিউলে আলোচনা করা হবে:

» খাদ্য অ্যালার্জি কী?

» অ্যালার্জেনের প্রধান প্রকারসমূহ

» খাদ্য অ্যালার্জি বনাম খাদ্য অস্বাভাবিক প্রতিক্রিয়া

» অ্যালার্জেনিক দূষণ নিয়ন্ত্রণ

» অ্যানাফাইল্যাকটিক শক

» অ্যানাফাইল্যাকটিক শকের চিকিৎসা

» অ্যালার্জেনিক দূষণ নিয়ন্ত্রণ

» মানব অ্যালার্জেন এবং আইন

খাদ্য অ্যালার্জি কী?

আমাদের ইমিউন সিস্টেম শরীরকে সংক্রমণ এবং রোগ থেকে রক্ষা করে। খাদ্য অ্যালার্জি তখন ঘটে যখন ইমিউন সিস্টেম সাধারণত স্বাস্থ্যকর এবং নিরীহ খাবারকে একটি হুমকি হিসেবে চিহ্নিত করে এবং এটি বিরুদ্ধে লড়াই করতে চায়। একে বলা হয় অ্যালার্জি প্রতিক্রিয়া। এই প্রতিক্রিয়ায়, ইমিউন সিস্টেম কিছু পদার্থ যেমন পিনাট থেকে বের হওয়া রাসায়নিককে আক্রমণাত্মক হিসেবে চিহ্নিত করে এবং শরীরে এই আক্রমণকারী পদার্থটি ধরতে প্রোটিন ব্যবহার করে। এর ফলে হিস্টামিন নামে একটি রাসায়নিক মুক্তি পায়, যা শরীরে অতিরিক্ত প্রতিক্রিয়া সৃষ্টি করে। খাদ্য অ্যালার্জির প্রতিক্রিয়া সাধারণত তাৎক্ষণিক হয় এবং এটি হালকা শারীরিক প্রভাব যেমন হাঁচি বা ত্বকে লালচে ভাব থেকে শুরু করে গুরুতর প্রতিক্রিয়া সৃষ্টি করতে পারে, যেমন জীবননাশক অ্যানাফাইল্যাকটিক শক, যা দ্রুত চিকিৎসা না হলে মৃত্যুর কারণ হতে পারে।

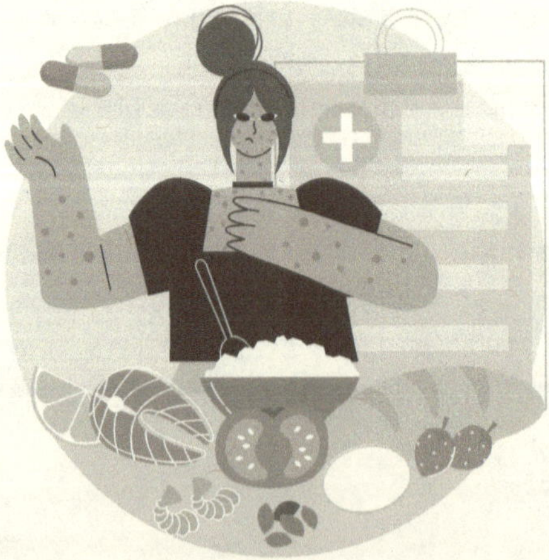

অ্যালার্জেনের প্রধান প্রকারসমূহ:

খাদ্য ব্যবসার কর্মচারী এবং মালিকদের প্রধান অ্যালার্জেন সম্পর্কে জানানো এবং মেনু, খাদ্য প্যাকেজিং, এবং উপাদানের তালিকায় তাদের উপস্থিতি স্পষ্টভাবে চিহ্নিত করা অত্যন্ত গুরুত্বপূর্ণ। এগুলি হল ১৪টি সবচেয়ে সাধারণ অ্যালার্জেন:

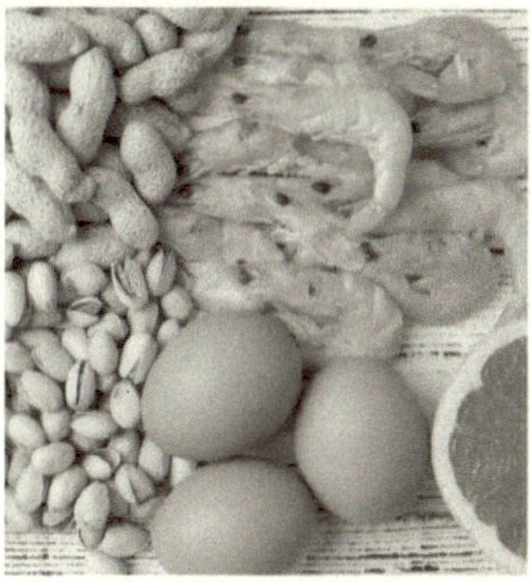

» সেলারি এবং সেলারিয়াক
» গ্লুটেন ধারণকারী শস্য
» ক্রাস্টেসিয়ান (চিংড়ি, ক্যাংকা, কাঁকড়া, কেরফিশ এবং লবস্টার)
» ডিম
» মাছ
» লুপিন (এই ফুলের বীজগুলি ভূমধ্যসাগরীয় এবং লাতিন দেশগুলিতে স্ন্যাক হিসেবে খাওয়া হয় এবং এখন যুক্তরাজ্যে জনপ্রিয়)
» মোলাস্কস (শামুকজাতীয় প্রাণী, স্কুইড [যাকে ক্যালামারি বলা হয়], এবং অক্টোপাস)
» দুধ এবং ডেইরি পণ্য
» সরিষা
» বাদাম (পেস্তাচিও, ব্রাজিল বাদাম, কেশু, পেকান,
» আখরোট, ম্যাকাডেমিয়া বাদাম, হ্যাজেলনাট, এবং আমন্ডসহ)
» চিনাবাদাম
» তিলের বীজ
» সোয়া বীজ এবং এক্সট্র্যাক্ট
» সালফার ডাইঅক্সাইড এবং সালফাইটস (১০ মিগ্রা প্রতি কেজি বা প্রতি লিটার এর উপরে)

খাদ্য অ্যালার্জি বনাম খাদ্য অসহনশীলতা:

মানুষ প্রায়ই খাদ্য অসহনশীলতা এবং অ্যালার্জিকে গুলিয়ে ফেলে, তবে এগুলো এক নয়। যদিও এরা একই ধরনের শারীরিক প্রতিক্রিয়া সৃষ্টি করতে পারে, খাদ্য অসহনশীলতা মূলত নির্দিষ্ট খাবারের প্রতি অতিসংবেদনশীলতার কারণে হয় এবং এটি অ্যালার্জিজনিত নয়। তবে, খাদ্য অসহনশীলতা ত্বকের ফুসকুড়ি, বমি বমি ভাব, ডায়রিয়া এবং পেট ফাঁপার মতো সমস্যা সৃষ্টি করতে পারে এবং এই খাবারগুলো খাওয়ার কয়েক দিন পরেও এর প্রভাব থাকতে পারে।

সবচেয়ে পরিচিত খাদ্য অসহনশীলতার একটি হলো গ্লুটেন অসহনশীলতা, যা গম এবং অন্যান্য সিরিয়ালজাত পণ্য, যেমন বিয়ারেও পাওয়া যায়।

অ্যানাফাইল্যাকটিক শক:

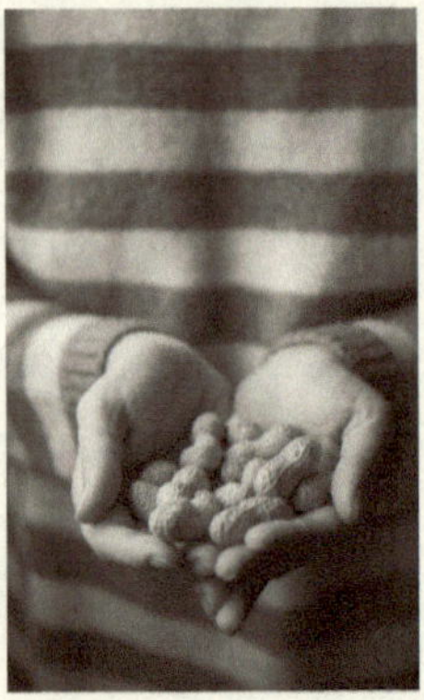

একটি অ্যালার্জি প্রতিক্রিয়া অ্যানাফাইল্যাকটিক শক সৃষ্টি করতে পারে, একটি অবস্থায় যেখানে একটি ব্যক্তির রক্তচাপ বিপজ্জনকভাবে কমে যায়। অ্যানাফাইল্যাকটিক শকের প্রাথমিক লক্ষণগুলির মধ্যে একটি ব্যক্তির গলা এবং মুখে স্পষ্ট স্ফীতি এবং লালচে ভাব দেখা যায়। তাদের শ্বাস নিতে অসুবিধা হবে এবং তারা খুব অসুস্থ অনুভব করবে, প্রায়শই আতঙ্কের অবস্থায় চলে যাবে।

অ্যালার্জেনের খুব ছোট পরিমাণও অ্যানাফাইল্যাকটিক শক সৃষ্টি করতে পারে, এবং তা আরও কিছু অ্যালার্জিক পার্শ্বপ্রতিক্রিয়া সৃষ্টি করতে পারে। কিছু মানুষ কয়েক মিনিটের মধ্যে মৃত্যুবরণ করতে পারে, এবং বেশিরভাগ আক্রান্ত ব্যক্তির মধ্যে প্রভাবগুলি খুব দ্রুত প্রকাশ পায়। উদাহরণস্বরূপ, যদি কেউ চিনাবাদাম প্রোটিনে অ্যালার্জিক হন, তবে মাত্র ৪/৪৪,০০০ অংশ চিনাবাদাম তাদের জন্য প্রাণঘাতী হতে পারে।

অ্যানাফাইল্যাকটিক শকের চিকিৎসা:

যদি আপনি কাউকে দেখতে পান যে অ্যানাফাইল্যাকটিক শকে আক্রান্ত হতে পারে, দ্রুত পদক্ষেপ নিন এবং এই সহজ প্রক্রিয়া অনুসরণ করুন:

- তাদের স্থানচ্যুত করবেন না।
- অবিলম্বে একটি অ্যাম্বুলেন্স ডাকুন।
- যদি ব্যক্তিটি শ্বাস বন্ধ করে দেয়, তবে আপনি যদি সিপিআর জানেন তবে তা করুন, অথবা দ্রুত এমন কাউকে খুঁজে বের করুন যে জানে।
- পরবর্তীতে ব্যক্তির অবস্থার খোঁজ নিন।
- যারা অত্যন্ত অ্যালার্জিক প্রতিক্রিয়া ঝুঁকির মধ্যে থাকেন, তারা সাধারণত একটি এপিপেন বহন করেন, যা একটি যন্ত্র যা অ্যানাফাইল্যাকটিক শককে প্রাণঘাতী হতে বাধা দিতে সাহায্য করতে দ্রুত অ্যাড্রিনালিন ইনজেকশন দেওয়ার জন্য ব্যবহৃত হয়।

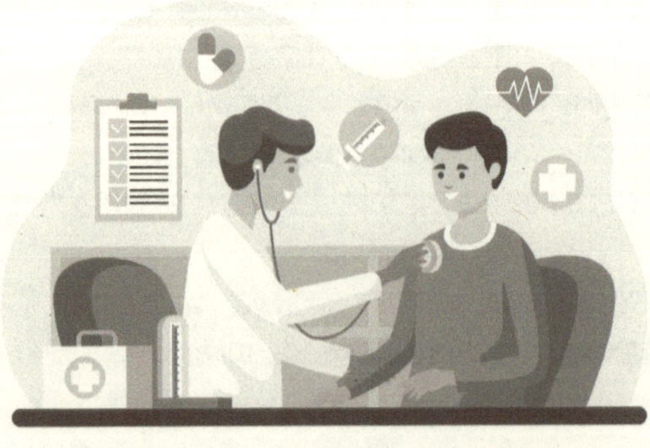

অ্যালার্জেনিক দূষণ নিয়ন্ত্রণ:

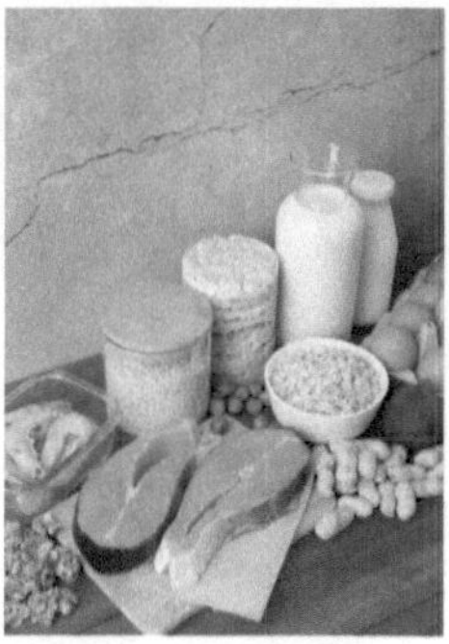

অ্যালার্জেনিক দূষণ প্রতিরোধ এবং নিয়ন্ত্রণের চারটি প্রধান ধাপ রয়েছে:

i. সর্বদা অনুমোদিত এবং বিশ্বস্ত সরবরাহকারী ব্যবহার করুন, যারা একটি মান্যকৃত কোড অফ প্র্যাকটিস অনুসরণ করে কাজ করে।
ii. নিশ্চিত করুন যে সমস্ত সম্ভাব্য অ্যালার্জেনিক পণ্য স্পষ্ট এবং সঠিকভাবে প্যাকেজ এবং লেবেল করা হয়েছে।
iii. নিশ্চিত করুন যে অ্যালার্জেনিক পণ্যগুলি সমস্ত অন্যান্য খাবার এবং উপাদান থেকে আলাদা রাখা হয়েছে, যাতে ক্রস-কন্টামিনেশন প্রতিরোধ করা যায়।
iv. সমস্ত প্রস্তুতি এলাকা, সরঞ্জাম, পোশাক এবং অ্যালার্জেনিক খাবার প্রস্তুত বা সংরক্ষণের জন্য ব্যবহৃত যন্ত্রপাতি আলাদা এবং পরিষ্কার রাখা উচিত।

মানব অ্যালার্জেন এবং আইন:

একটি খাদ্য ব্যবসা হিসেবে, ডিসেম্বর ২০১৪ থেকে, আপনাকে আপনার পণ্যের প্যাকেজিংয়ে যে কোনও অ্যালার্জেন সম্পর্কিত তথ্য প্রদান করা আইনগতভাবে বাধ্যতামূলক। অন্যথায়, এই তথ্য মেনু বা লেবেল এবং সাইনগুলিতে স্পষ্টভাবে প্রদর্শিত হওয়া উচিত যদি খাবারটি প্যাকেজিং ছাড়া সংরক্ষিত বা প্রদর্শিত হয়। এটি একটি গুরুত্বপূর্ণ প্রাথমিক পদক্ষেপ যাতে অ্যানাফাইল্যাকটিক শক থেকে আক্রান্ত হওয়ার ঝুঁকিতে থাকা ব্যক্তি তাদের খাবারে জীবননাশক পদার্থ খাওয়ার থেকে রক্ষা পায়।

খাদ্য ব্যবসাগুলিকে তাদের সমস্ত অ্যালার্জেনিক খাদ্য পণ্যকে তাদের সবচেয়ে সাধারণভাবে বোঝা নাম দ্বারা তালিকাভুক্ত করতে হবে–যেমন, ক্যাসেইনকে স্পষ্টভাবে দুধের উপাদান হিসেবে তালিকাভুক্ত করা উচিত, এবং অ্যালবুমিনকে ডিম থেকে উৎপন্ন বলে উল্লেখ করা উচিত। এসব উপাদানের উপস্থিতি গ্রাহকের দৃষ্টি আকর্ষণ করতে বিশেষভাবে মোটা বা আলাদা রঙের টেক্সট দ্বারা জোরালোভাবে চিহ্নিত করতে হবে। সব প্রস্তুতকারকদের যদি গ্রাহক কোনো অ্যালার্জেন সম্পর্কে প্রশ্ন করেন, তাহলে তারা যে কোনো খাবারের মধ্যে অ্যালার্জেন আছে তা ঘোষণা করতে বাধ্য, এবং তাদের অবশ্যই তাদের খাবারে কোন অ্যালার্জেন আছে তা সঠিকভাবে জানার প্রয়োজন, যাতে তারা এটি করতে সক্ষম হয়।

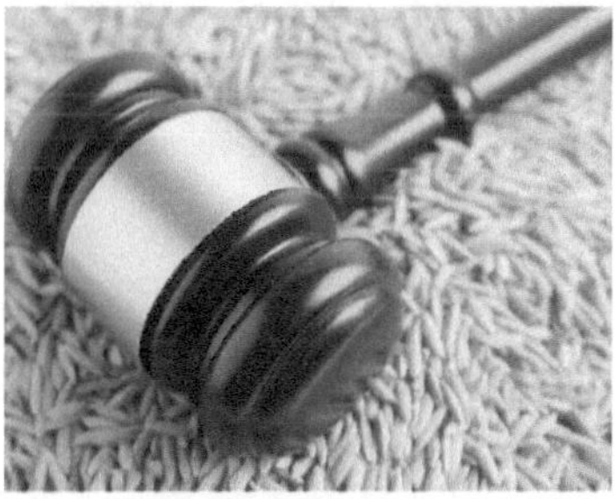

মূল্যায়ন প্রশ্নসমূহ:

প্রশ্ন ১: নিচের কোনটি অ্যানাফাইল্যাকটিক শকের একটি লক্ষণ নয়? কোনটি?

i. মুখ লাল হওয়া
ii. চুলকানি
iii. আতঙ্ক
iv. স্ফীতি

প্রশ্ন ২: নিচের কোনটি খাদ্যে উপস্থিত হতে পারে এমন ১৪টি প্রধান অ্যালার্জেনের মধ্যে একটি নয়?

i. চিনাবাদাম
ii. ভিনেগার
iii. সেলারি
iv. সরিষা

সত্য অথবা মিথ্যা:

প্রশ্ন ৩: মানবদেহে একটি অ্যালার্জি প্রতিক্রিয়া তখন ঘটে যখন ইমিউন সিস্টেম তার প্রাকৃতিক প্রতিরক্ষা ব্যবস্থাকে ভাইরাসের বিরুদ্ধে লড়াই করার জন্য ব্যবহার করে।

» সত্য
» মিথ্যা

সারাংশ:

* অ্যালার্জেনিক খাদ্যগুলি শরীরের ইমিউন সিস্টেম থেকে জীবননাশক প্রতিক্রিয়া সৃষ্টি করতে পারে যখন এটি এমন পদার্থের বিরুদ্ধে প্রতিরক্ষা তৈরি করতে চেষ্টা করে যা এটি হুমকি হিসেবে চিহ্নিত করে।
* এই প্রতিক্রিয়া অ্যানাফাইল্যাকটিক শকে পরিণত হতে পারে, তাই এটি চিহ্নিত করা এবং মৌলিক লক্ষণগুলি বুঝে নেওয়া গুরুত্বপূর্ণ।
* গ্রাহকদের সুরক্ষিত রাখতে, সমস্ত খাবার যদি অ্যালার্জেনিক উপাদান ধারণ করে তবে সেগুলি স্পষ্টভাবে

খাদ্য ব্যবসার জন্য অ্যালার্জেন নির্দেশিকা

এই মডিউলে যে বিষয়গুলি আলোচনা করা হবে:

» **অ্যালার্জেন সম্পর্কে খাদ্য ব্যবসার দায়িত্ব**

» বিভিন্ন ধরনের খাদ্যের জন্য অ্যালার্জেন লেবেলিং

» বিভিন্ন খাদ্য ব্যবসার জন্য অ্যালার্জেন তথ্য

» খাদ্য ব্যবসার জন্য অ্যালার্জেন সম্পর্কিত প্রয়োজনীয়তা এবং সেরা অনুশীলন

» আইন প্রয়োগ এবং শাস্তি

খাদ্য ব্যবসায়ের দায়িত্ব

খাদ্য শিল্পকে তাদের পণ্য, পরিষেবা এবং কার্যক্রম পরিচালনার সময় অ্যালার্জেন সম্পর্কিত তথ্য বিবেচনায় রাখতে হবে এবং লেবেলিংয়ের নিয়ম অনুসরণ করতে হবে, যাতে ভোক্তাদের সম্ভাব্য স্বাস্থ্য সমস্যাগুলি থেকে রক্ষা করা যায়।

এটি বোঝায় যে খুচরা ও ক্যাটারিং খাতের খাদ্য ব্যবসায় পরিচালকদের অবশ্যই:

» প্রিপ্যাকড এবং নন-প্রিপ্যাকড উভয় খাবার ও পানীয়ের জন্য ভোক্তাদের অ্যালার্জেন সম্পর্কিত তথ্য সরবরাহ করতে হবে।

» খাবার প্রস্তুতের সময় অ্যালার্জেনগুলি সঠিকভাবে পরিচালনা ও নিয়ন্ত্রণ করতে হবে।

খাদ্য ব্যবসায় অবশ্যই নিশ্চিত করতে হবে যে, ভোগ্যপণ্যের সাথে সংশ্লিষ্ট সকল কর্মী অ্যালার্জেন বিষয়ে মৌলিক পরিচিতিমূলক প্রশিক্ষণ এবং নিয়মিত পর্যায়ে উন্নত প্রশিক্ষণ পান।

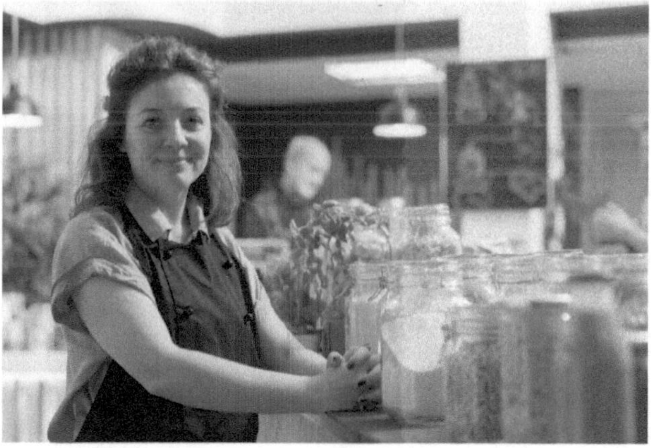

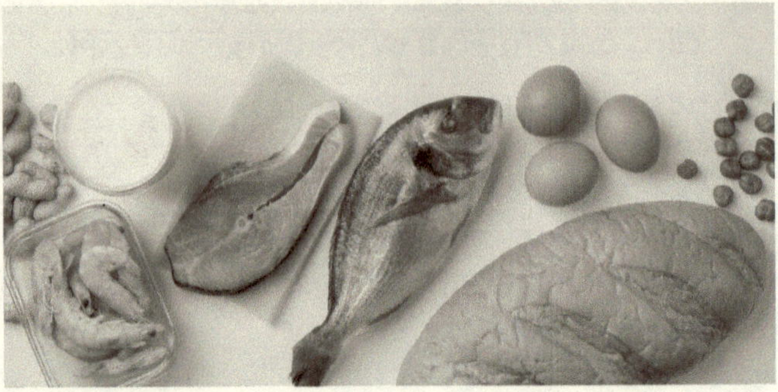

১৪টি অ্যালার্জেন:

কিছু উপাদান মানুষের মধ্যে অ্যালার্জিক প্রতিক্রিয়া সৃষ্টি করতে পারে যখন তারা তা খায়; তাই খাদ্য ব্যবসাগুলিকে তাদের প্রদত্ত যে কোন খাবারের মধ্যে যদি কোন অ্যালার্জেন থাকে, তাহলে গ্রাহকদের জানাতে হবে।

খাদ্য বিধিমালার অনুযায়ী, এই ১৪টি অ্যালার্জেনকে পূর্ব-প্যাকেজড খাবারে উল্লেখ করতে হবে:

1. সেলারি
2. গ্লুটেন-containing শস্য (যেমন বার্লি এবং ওটস)
3. ক্রাস্টাসিয়ান (যেমন চিংড়ি, কাঁকড়া, এবং লবস্টার)
4. ডিম
5. মাছ
6. লুপিন
7. দুধ
8. মোলাস্ক (যেমন মসল এবং শামুক)
9. সরিষা
10. চিনাবাদাম
11. তিল
12. সয়া বাদাম
13. সালফার ডাইঅক্সাইড এবং সালফাইট (যদি এগুলি দশ পার্টস পার মিলিয়ন এর বেশি হয়)
14. গাছের বাদাম (যেমন আখরোট, হ্যাজেলনাট, আখরোট, ব্রাজিল বাদাম, কাজু বাদাম, পেকান, পিস্টাচিও, এবং ম্যাকাডেমিয়া বাদাম)

এটি অ্যাডিটিভ, প্রক্রিয়াজাত সাহায্যকারী এবং ফাইনাল পণ্যতে উপস্থিত অন্য কোন উপাদানের ক্ষেত্রেও প্রযোজ্য।

বিভিন্ন ধরনের খাবারের জন্য অ্যালার্জেন লেবেলিং:

অ্যালার্জেন তথ্য গ্রাহকদের বিভিন্ন উপায়ে সরবরাহ করা যেতে পারে, এবং ব্যবসাগুলিকে তাদের কার্যক্রম এবং পরিবেশন করা খাবারের ধরনের জন্য সবচেয়ে উপযুক্ত পদ্ধতি বেছে নিতে হবে।

পূর্ব-প্যাকেজড খাবার: এগুলি সেই খাবারগুলো যা বিক্রির জন্য প্যাকেজিং করা হয়– বক্স, ব্যাগ, ক্যান বা অন্য কোন ধারক দিয়ে। খাবারকে পূর্ব-প্যাকেজড হিসাবে ধরা হয় যখন তা পুরোপুরি বা আংশিকভাবে প্যাকেজিং দ্বারা আবদ্ধ থাকে, প্যাকেজিং খোলার বা পরিবর্তন ছাড়া এটি পরিবর্তন করা যায় না, এবং এটি বিক্রির জন্য প্রস্তুত। সমস্ত পূর্ব-প্যাকেজড খাবারের প্যাকেজিংয়ে উপাদানের তালিকা থাকতে হবে, এবং যখনই অ্যালার্জেন উপস্থিত থাকে তা হাইলাইট করতে হবে।

সরাসরি বিক্রয়ের জন্য প্রিপ্যাকড: এই বিভাগটি সেই খাদ্য সামগ্রী অন্তর্ভুক্ত করে, যা একই স্থানে প্যাক করা হয়েছে, যেখান থেকে সেগুলি বিক্রি করা হয়। সাধারণ উদাহরণ হিসেবে রয়েছে স্যান্ডউইচ, সালাদ এবং পাই। গ্রাহকদের জন্য প্রত্যাশা থাকে যে তারা সেই ব্যক্তির সাথে কথা বলতে পারবেন, যিনি পণ্যটি তৈরি বা প্যাক করেছেন, যাতে উপাদান সম্পর্কে জিজ্ঞাসা করা যায়। অক্টোবর ২০২১ থেকে, সরাসরি বিক্রয়ের জন্য প্রিপ্যাকড (PPDS) খাদ্য সামগ্রীর অ্যালার্জেন লেবেলিং তথ্য প্রদান করার পদ্ধতি পরিবর্তন হবে। খাদ্য সামগ্রীর লেবেলে একটি পূর্ণ উপাদান তালিকা থাকতে হবে, যেখানে অ্যালার্জেন উপাদানগুলি স্পষ্টভাবে উল্লেখ থাকবে। এই পরিবর্তনের উদ্দেশ্য হলো খাদ্য অ্যালার্জি বা অসহনশীলতাযুক্ত ব্যক্তিদের নিরাপদ খাদ্য নির্বাচন করতে সহায়তা করার জন্য গুরুত্বপূর্ণ তথ্য সরবরাহ করা।

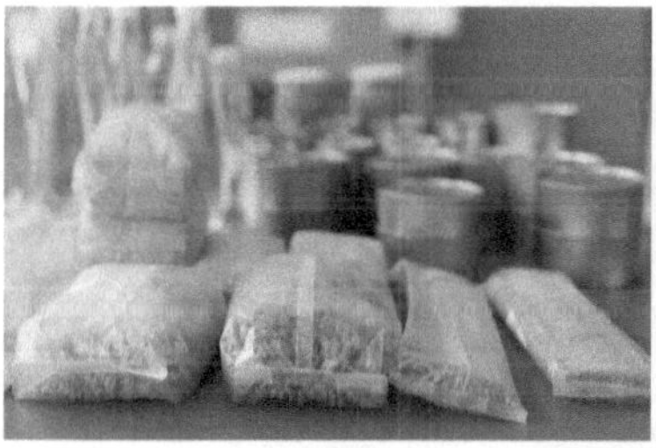

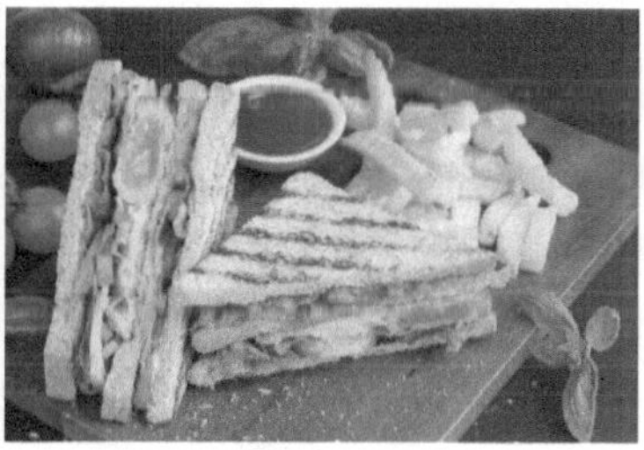

নন-প্রিপ্যাকড (খোলা) খাবার:

নন-প্রিপ্যাকড খাবারের ক্ষেত্রে, প্রতিটি আইটেমের জন্য অ্যালার্জেন সম্পর্কিত তথ্য সরবরাহ করতে হবে যদি এতে ১৪টি অ্যালার্জেনের যেকোনো একটি থাকে। নন-প্রিপ্যাকড খাবারের মধ্যে অন্তর্ভুক্ত রয়েছে খুচরা বিক্রয়কেন্দ্রে ঢিলা বিক্রি করা খাবার, প্রিপ্যাকড না করা খাবার, ডেলিকেটেসেন কাউন্টার, বেকারি, মাংস বিক্রেতার দোকান এবং রেস্টুরেন্ট বা টেকঅ্যাওয়েতে পরিবেশিত খাবার।

ফ্রি-ফ্রম, গ্লুটেন-ফ্রি, এবং ভেগান ক্লেইমস:

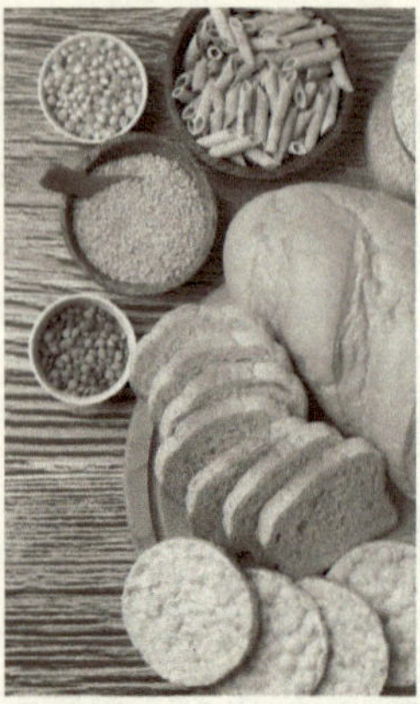

ফ্রি-ফ্রম ক্লেইম করতে হলে উপাদানগুলির উপর কঠোর নিয়ন্ত্রণ থাকতে হয়, যার মধ্যে সেগুলি কীভাবে পরিচালিত এবং প্রস্তুত করা হয় তাও অন্তর্ভুক্ত। একটি ফ্রি-ফ্রম ক্লেইম নির্দেশ করে যে খাবারটি অ্যালার্জি বা অস্বীকারের সমস্যায় ভোগা ব্যক্তিদের জন্য উপযুক্ত। উদাহরণস্বরূপ, যদি আপনি একটি রান্নাঘরে গমের ময়দা পরিচালনা করেন এবং সেগুলি আলাদা করার মাধ্যমে ক্রস-কন্ট্যামিনেশন এর ঝুঁকি দূর করতে না পারেন, তবে আপনাকে গ্রাহককে জানাতে হবে এবং গ্লুটেন-ফ্রি বা গম-মুক্ত ক্লেইম করা এড়িয়ে চলতে হবে।
গ্রাহকরা প্রায়ই মনে করেন যে ভেগান খাবারগুলি পশু ভিত্তিক অ্যালার্জেন (যেমন ডিম, মাছ, ক্রাস্টাসিয়ান, মোলাস্ক এবং দুধ) মুক্ত। তবে, উৎপাদন চলাকালীন কম মাত্রার ক্রস-কন্ট্যামিনেশন হতে পারে। এই ঝুঁকি গ্রাহকদের স্পষ্টভাবে যোগাযোগ করা অত্যন্ত গুরুত্বপূর্ণ।

বিভিন্ন ধরনের খাদ্য ব্যবসার জন্য অ্যালার্জেন তথ্য

অ্যালার্জেন তথ্য প্রদান করার পদ্ধতি খাদ্য ব্যবসার ধরনের উপর নির্ভর করে। যদি আপনি গ্রাহকদের সরাসরি খাবার বিক্রি বা সরবরাহ করেন, তবে আপনাকে অ্যালার্জেন তথ্য লিখিতভাবে সরবরাহ করতে হবে। এর মধ্যে অন্তর্ভুক্ত হতে পারে:

- মেনু, চকবোর্ড, বা ইনফরমেশন প্যাকে সম্পূর্ণ অ্যালার্জেন তথ্য।
- একটি লিখিত বিজ্ঞপ্তি যা স্পষ্টভাবে দৃশ্যমান স্থানে স্থাপন করা হয়েছে, যেখানে গ্রাহকরা এই তথ্য কীভাবে প্রাপ্ত করতে পারেন তা ব্যাখ্যা করা হয়েছে।

যখন অ্যালার্জেন তথ্য গ্রাহকের সাথে কথোপকথনের মাধ্যমে মৌখিকভাবে সরবরাহ করা হয়, তখন এটি সঠিকতা এবং সামঞ্জস্য নিশ্চিত করার জন্য লিখিত তথ্য দ্বারা সমর্থিত হওয়া উচিত। আপনি গ্রাহকদের অ্যালার্জেন তথ্য খোঁজার পদ্ধতি সম্পর্কে অবহিত করতে সাইন প্রদর্শন করতে পারেন বা নিজের সাইন তৈরি করতে পারেন।

বাফে

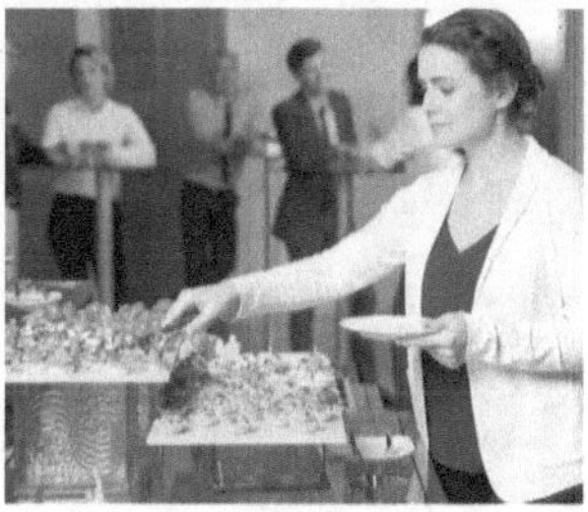

যদি আপনি বাফে ফরম্যাটে খাবার সরবরাহ করেন, তবে প্রতিটি খাবারের আইটেমের জন্য আলাদাভাবে অ্যালার্জেন তথ্য প্রদান করা অত্যন্ত সুপারিশ করা হয়। এটি করা যেতে পারে:

» পৃথক ডিশে থাকা অ্যালার্জেনগুলি লেবেল করা।

» একটি সাইন প্রদর্শন করা যা গ্রাহকদের অ্যালার্জেন তথ্য জানার জন্য কর্মীদের কাছে জানতে অনুরোধ করতে নির্দেশিত করবে।

এই তথ্যটি দৃশ্যমান, স্পষ্টভাবে পঠনযোগ্য এবং সহজে প্রাপ্য হতে হবে।

খাবার ডেলিভারি এবং টেকঅ্যাওয়ে

যদি আপনি অনলাইনে বা ফোনে খাবার বিক্রি করেন, তবে অ্যালার্জেন তথ্য অর্ডার প্রক্রিয়ার দুটি পর্যায়ে সরবরাহ করতে হবে:

» কেনাকাটা সম্পন্ন হওয়ার আগে (ওয়েবসাইট, ক্যাটালগ বা মেনুতে লিখিতভাবে; অথবা ফোনে মৌখিকভাবে)।

» যখন খাবার ডেলিভারি করা হয় (অ্যালার্জেন স্টিকার বা মেনুর সঙ্গে লিখিতভাবে; অথবা ফোনে মৌখিকভাবে)।

অ্যালার্জেন তথ্য গ্রাহকদের জন্য অর্ডার দেওয়ার এবং খাবার গ্রহণের মধ্যে লিখিতভাবে অ্যাক্সেসযোগ্য হতে হবে। টেকঅ্যাওয়ে খাবারগুলি স্পষ্টভাবে লেবেল করা উচিত যাতে গ্রাহকরা জানতে পারেন কোন ডিশগুলি অ্যালার্জি সহ ব্যক্তিদের জন্য উপযুক্ত।

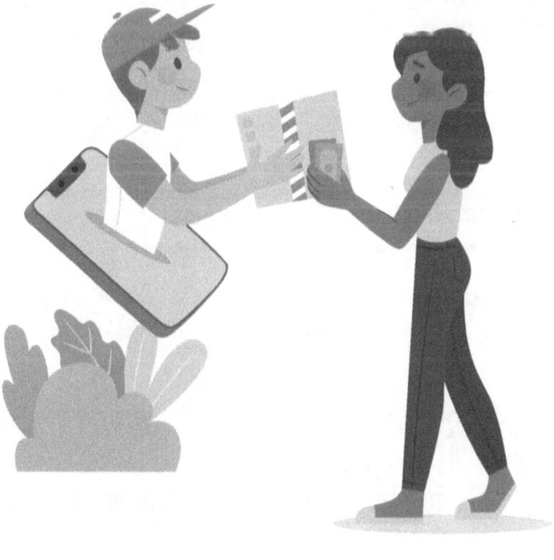

খাদ্য ব্যবসার জন্য অ্যালার্জেনের প্রয়োজনীয়তা এবং সেরা অনুশীলন

অ্যালার্জেনগুলো সঠিকভাবে পরিচালনা করা এবং সঠিক লেবেলিংয়ের গুরুত্ব স্বীকার করা অত্যন্ত গুরুত্বপূর্ণ, কারণ এটি গ্রাহকদের নিরাপদ রাখতে সাহায্য করে। এর মধ্যে অন্তর্ভুক্ত রয়েছে মেনু পরিকল্পনার সময় অ্যালার্জেন সম্পর্কিত তথ্য সংযুক্ত করা এবং রান্নাঘরে ক্রস-কন্টামিনেশন প্রতিরোধে ভালো খাবার প্রস্তুতি ও স্বাস্থ্যবিধি অনুশীলন বজায় রাখা।

অ্যালার্জেন উপাদান রেকর্ডিং

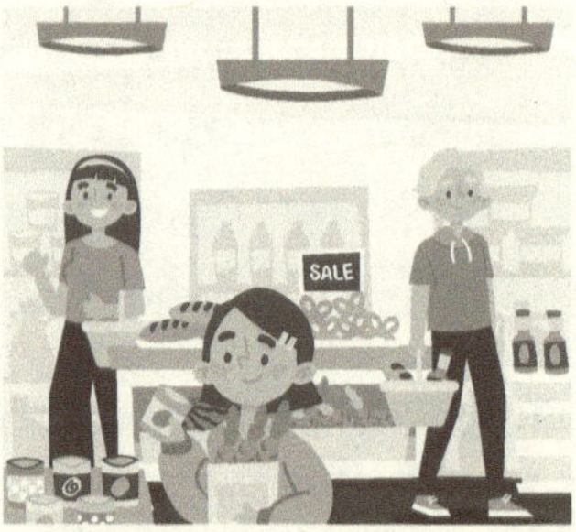

আপনাকে আপনার সরবরাহ করা খাবারের উপাদান সম্পর্কে সচেতন থাকতে হবে। এটি অর্জন করা যায় অ্যালার্জেন উপাদান তথ্য লিখিতভাবে রেকর্ড করে। অ্যালার্জেন তথ্য হতে হবে:

» প্রোডাক্ট স্পেসিফিকেশন শিটে রেকর্ড করা।
» উপাদান লেবেলে অন্তর্ভুক্ত করা, যা মূল বা লেবেলযুক্ত কন্টেইনারে রাখা উচিত।
» সরবরাহিত ডিশগুলির রেসিপি বা ব্যাখ্যাগুলিতে অন্তর্ভুক্ত করা। রেসিপি পরিবর্তন হলে তার প্রভাব বিবেচনায় নিতে হবে।
» আপডেটেড থাকা উচিত।

অ্যালার্জেন ক্রস-কন্টামিনেশন এড়ানো

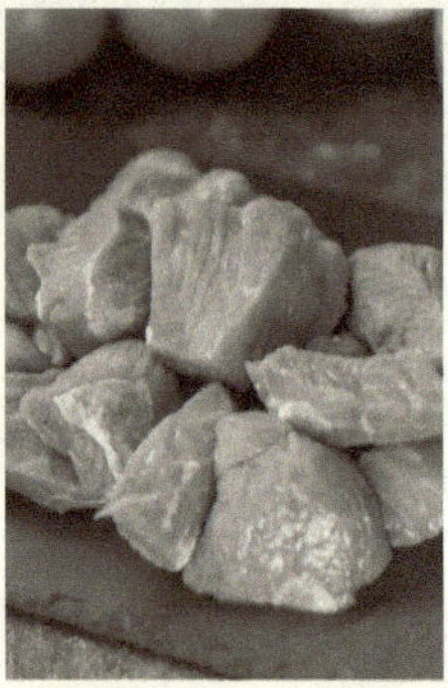

প্রতিটি খাদ্য ব্যবসায়ে খাদ্য প্রস্তুতির সময় ক্রস-কন্টামিনেশন প্রতিরোধের জন্য প্রয়োজনীয় পদক্ষেপ গ্রহণ করা উচিত, যাতে খাদ্য অ্যালার্জি থাকা গ্রাহকদের সুরক্ষা নিশ্চিত করা যায়।

অ্যালার্জেনের সাথে ক্রস-কন্টামিনেশন প্রতিরোধে কিছু পদক্ষেপ নেওয়া যেতে পারে, যেমন:

» প্রতিবার ব্যবহারের আগে যন্ত্রপাতি পরিষ্কার করা, বিশেষ করে যদি পূর্বে অ্যালার্জেনযুক্ত খাবার প্রস্তুত করতে ব্যবহৃত হয়ে থাকে।
» অ্যালার্জেনযুক্ত এবং অ্যালার্জেনমুক্ত খাবার প্রস্তুতি করার মধ্যে হাত ভালোভাবে ধোয়া।
» উপাদান এবং প্রস্তুতকৃত খাবার আলাদা করে, বন্ধ এবং লেবেলযুক্ত কন্টেইনারে সংরক্ষণ করা।
» অ্যালার্জেনযুক্ত উপাদানগুলো অন্যান্য উপাদান থেকে আলাদা রাখা।

অ্যালার্জেন ক্রস-কন্টামিনেশন এমনকি একই তেল ব্যবহারের মাধ্যমে ঘটতে পারে। উদাহরণস্বরূপ, আপনি গ্লুটেন-মুক্ত চিপস সেই তেলে রান্না করতে পারবেন না যা পূর্বে ব্যাটারড মাছ ভাজার জন্য ব্যবহৃত হয়েছে। যদি আপনি খাদ্য প্রস্তুতির সময় ক্রস-কন্টামিনেশন এড়াতে না পারেন, তবে আপনাকে গ্রাহকদের জানানোর জন্য প্রস্তুত থাকতে হবে যে আপনি অ্যালার্জেন-মুক্ত খাবার প্রদান করতে পারছেন না।

আইন প্রয়োগ এবং শাস্তি

খাদ্য অ্যালার্জি এবং অসহিষ্ণুতা গুরুতর প্রতিক্রিয়া সৃষ্টি করতে পারে, যা গ্রাহকদের মারাত্মক অসুস্থ করে তুলতে পারে। অ্যালার্জেন তথ্য সরবরাহের প্রয়োজনীয়তা অনুসরণ করতে ব্যর্থ হলে আপনার খাদ্য ব্যবসার আর্থিক ও সুনামের ক্ষতি হতে পারে এবং আইনি জটিলতাও দেখা দিতে পারে।

স্থানীয় কর্তৃপক্ষ অ্যালার্জেন তথ্য সংক্রান্ত নিয়মকানুন প্রয়োগ করে এবং নিয়ম লঙ্ঘনের ক্ষেত্রে প্রয়োজনীয় ব্যবস্থা গ্রহণ করতে পারে। স্থানীয় কর্তৃপক্ষের পরামর্শ অনুসরণ না করলে একটি উন্নয়ন নির্দেশিকা (Improvement Notice) জারি করা হতে পারে। এই নির্দেশিকার প্রয়োজনীয়তা পূরণে ব্যর্থ হলে শাস্তির সম্মুখীন হতে হতে পারে।

উন্নয়ন নির্দেশিকা জারির তারিখ থেকে ১৪ দিনের মধ্যে আপিল করার সুযোগ রয়েছে। কিছু ক্ষেত্রে, ব্যবসাগুলিকে মামলার মুখোমুখি হওয়ার সম্ভাবনাও রয়েছে।

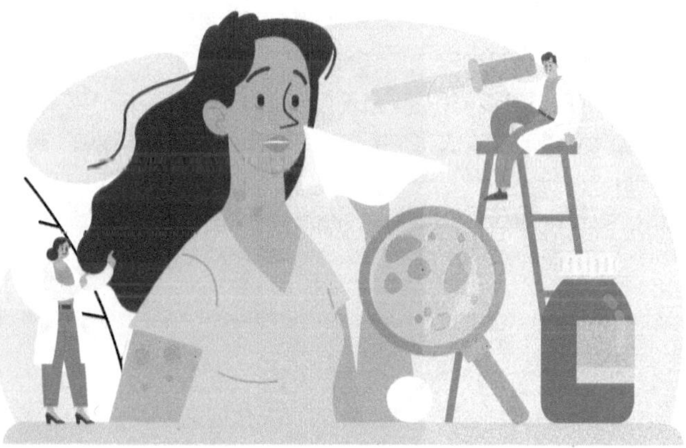

মূল্যায়ন প্রশ্নাবলী

প্রশ্ন ১: খাদ্য নিয়ম অনুসারে, কতগুলি অ্যালার্জেন প্রিপ্যাকড খাদ্যতে উল্লেখ করতে হবে?

i. ১০

ii. ১২

iii. ১৪

iv. ১৬

প্রশ্ন ২: নিচের কোনটি অ্যালার্জেন যা প্রিপ্যাকড খাদ্যে উল্লেখ করতে হবে না?

i. মাস্টার্ড

ii. পোর্ক

iii. পিনাট

iv. সেসেমি

প্রশ্ন ৩: ভেগান খাবার গুলি প্রাণী-ভিত্তিক অ্যালার্জেন মুক্ত। এই বক্তব্যটি সত্য না মিথ্যা?

i. সত্য

ii. মিথ্যা

সারাংশ

এই মডিউলে আপনি শিখেছেন:

» সাধারণ খাদ্য অ্যালার্জেন চিনতে এবং প্রিপ্যাকড এবং নন-প্রিপ্যাকড খাবারের মধ্যে পার্থক্য বুঝতে।

» বিভিন্ন ধরনের খাবারের জন্য অ্যালার্জেন লেবেলিং দেওয়ার বিভিন্ন পদ্ধতি।

» খাদ্য অ্যালার্জি এবং খাদ্য অসহিষ্ণুতা সম্পর্কিত ঝুঁকি চিহ্নিত করতে।

» খাদ্যে অ্যালার্জেন দূষণ নিয়ন্ত্রণের জন্য ব্যবহারিক পদ্ধতি প্রদর্শন করতে।

» খাদ্য ব্যবসা এবং খাদ্য প্রস্তুতকারীদের অ্যালার্জেন দূষণ নিয়ন্ত্রণের জন্য আইনি দায়িত্ব।

» খাদ্য লেবেলিং আইন অনুসরণ না করার পরিণতি।

গ্রাহকদের জন্য অ্যালার্জেন গাইডলাইন

এই মডিউলে অন্তর্ভুক্ত বিষয়সমূহ:

» আগে থেকে প্যাক করা খাবার এবং বাইরে খাওয়া
» ভেগান খাবার এবং অ্যালার্জেন
» "মে কন্টেইন" লেবেলিং
» খাবার অর্ডার বা টেকওয়ে নিরাপদে অর্ডার করা
» বাড়িতে অ্যালার্জি-বন্ধুত্বপূর্ণ খাবার পরিকল্পনা করা

এটি আমাদের সবার দায়িত্ব

একটি অ্যালার্জিক প্রতিক্রিয়া দ্রুত জীবনসংকট তৈরি করতে পারে, এবং খাদ্য অ্যালার্জি থেকে মানুষ মারা যেতে পারে। যদিও এই ঝুঁকি সম্পূর্ণরূপে নির্মূল করা সম্ভব নয়, তবে এটি নিয়ন্ত্রণ করা যেতে পারে। আমাদের সবার দায়িত্ব:
অ্যালার্জি সম্পর্কে সচেতন হওয়া। প্রতিক্রিয়ার ঝুঁকি কীভাবে কমানো যায় তা জানা। যদি কোনো প্রতিক্রিয়া ঘটে, তবে কী করতে হবে তা বুঝতে হবে। খাদ্য অ্যালার্জি নিয়ে যারা জীবনযাপন করছেন, তাদের সহায়তা করা। আমরা সবাই একসঙ্গে দায়িত্ব শেয়ার করি যখন বাইরে খেতে যাই, বাড়িতে খাবার আনি, বা বাড়িতে খাবার প্রস্তুত করি।

আগে থেকে প্যাক করা খাবার

আগে থেকে প্যাক করা খাবার বা পানীয়ের উপাদান তালিকায় ১৪টি অ্যালার্জেনকে স্পষ্টভাবে উল্লেখ করতে হবে। উদাহরণস্বরূপ, অ্যালার্জেনগুলি সহজে চিহ্নিত করার জন্য বোঝানো, ইটালিক, অথবা রঙিন লেখার মাধ্যমে এটি করা যেতে পারে।

বাইরে খাওয়া

বাইরে খাওয়ার সময় বা টেকওয়ে অর্ডার করার সময়, খাদ্য ব্যবসাকে লিখিতভাবে অ্যালার্জেন তথ্য সরবরাহ করতে হবে। এতে মেনুতে পূর্ণ অ্যালার্জেন তথ্য বা একটি লিখিত সাইন অন্তর্ভুক্ত থাকতে পারে যা কীভাবে এই তথ্য পাওয়া যাবে তা ব্যাখ্যা করে, যেমন একটি স্টাফ সদস্যের সঙ্গে কথা বলা।

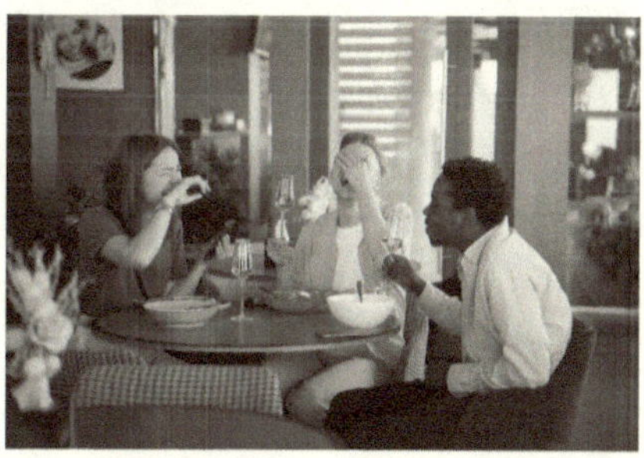

ভেগান খাবার এবং অ্যালার্জেন

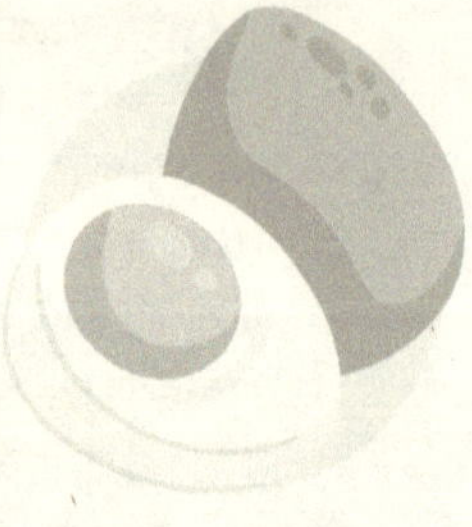

ভেগান খাবার কেনার সময়, আপনি হয়তো আশা করেন না যে এতে দুধ, ডিম, মাছ, ক্রাস্টাসিয়ান বা মোলাস্কের মতো উপাদানগুলির ট্রেস পরিমাণ থাকতে পারে। তবে, ক্রস-কন্টামিনেশন ঘটতে পারে যদি ভেগান খাবার এমন একটি কারখানা বা রান্নাঘরে তৈরি করা হয় যেখানে নন-ভেগান খাবারও প্রক্রিয়া করা হয়। ভেগান পণ্যের উপর সাবধানতামূলক অ্যালার্জেন লেবেলিং ,কিছু ভেগান পণ্যে সাবধানতামূলক অ্যালার্জেন লেবেলিং থাকতে পারে, যেমন 'মে কন্টেইন'। এর মানে হল যে, উৎপাদনের সময় ক্রস-কন্টামিনেশনের কারণে পণ্যের মধ্যে দুধ, ডিম, মাছ, মোলাস্ক বা ক্রাস্টাসিয়ান অ্যালার্জেনের ট্রেস থাকতে পারে। খাদ্য অ্যালার্জি রয়েছে এমন সকলের জন্য এটি গুরুত্বপূর্ণ যে, ভেগান পণ্যগুলির লেবেলগুলি সাবধানে পড়ুন যাতে এটি নিরাপদ কিনা নিশ্চিত করা যায়। বাইরে খাওয়ার সময়, এটি অত্যন্ত গুরুত্বপূর্ণ যে আপনি আপনার অ্যালার্জি স্পষ্টভাবে যোগাযোগ করুন, এমনকি যখন ভেগান খাবার অর্ডার করছেন। এটি নিশ্চিত করবে যে আপনার জন্য খাবারটি নিরাপদভাবে প্রস্তুত করা হচ্ছে।

"মে কন্টেইন" লেবেলিং

'মে কন্টেইন' এর মতো শব্দবন্ধগুলি গ্রাহকদের সতর্ক করতে ব্যবহৃত হয় যে, একটি খাদ্য পণ্যে অ্যালার্জেনের ছোট পরিমাণ থাকতে পারে। এই ক্রস-কন্টামিনেশন উৎপাদন প্রক্রিয়ায় দুর্ঘটনাক্রমে ঘটতে পারে। যদিও "মে কন্টেইন" লেবেলিং রাখার জন্য কোনো আইনগত বাধ্যবাধকতা নেই, তবে খাদ্যটি খাওয়ার জন্য নিরাপদ হওয়া উচিত। তাই, প্রস্তুতকারকরা সাবধানতামূলক অ্যালার্জেন লেবেলিং ব্যবহার করেন যাতে অ্যালার্জি রয়েছে এমন গ্রাহকরা সচেতন সিদ্ধান্ত নিতে পারেন।

উদাহরণস্বরূপ:

» মে কন্টেইন X
» X অ্যালার্জি থাকা ব্যক্তিদের জন্য উপযুক্ত নয়

যদি আপনি এই ধরনের লেবেল দেখেন এবং আপনার অ্যালার্জি থাকে, তবে পণ্যটি খাওয়া থেকে বিরত থাকার পরামর্শ দেওয়া হয়।

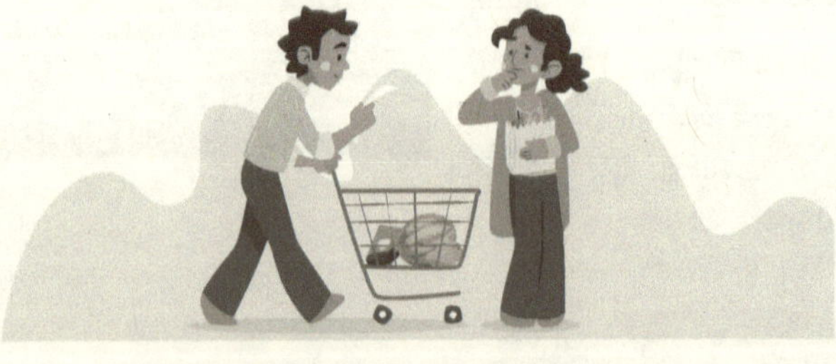

খাবার অর্ডার বা টেকওয়ে নিরাপদে অর্ডার করা

যারা খাদ্য অ্যালার্জি বা অসহিষ্ণুতা রয়েছে, তাদের জন্য খাবার অর্ডার করার আগে সঠিক তথ্য পাওয়া অত্যন্ত গুরুত্বপূর্ণ। এখানে কিছু মূল পদক্ষেপ দেওয়া হলো:

বাইরে খাওয়ার আগে:

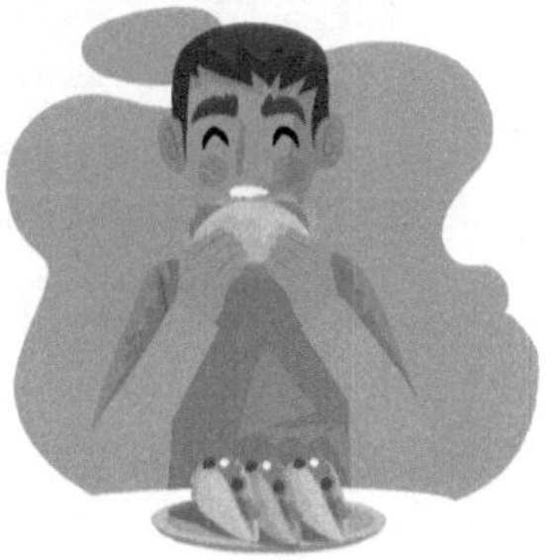

- অনলাইনে মেনু চেক করুন এবং রেস্টুরেন্টের খাদ্য অ্যালার্জি ও অসহিষ্ণুতা সম্পর্কিত নীতি সম্পর্কে জানাতে ফোন করুন।
- নিশ্চিত করুন যে ব্যবসাটি আপনার খাদ্য সম্পর্কিত চাহিদা অনুযায়ী খাবার সরবরাহ করে।
- আপনার নির্দিষ্ট অ্যালার্জি সম্পর্কে পরিষ্কারভাবে জানান এবং যে খাবারে আপনি অসুস্থ হন, তার উদাহরণ দিন।
- যদি আপনি অনুভব করেন যে কর্মীরা আপনার প্রয়োজন বুঝতে পারছে না, তাহলে ম্যানেজার বা আরও জানাশোনা কারও সাথে কথা বলার অনুরোধ করুন।

যখন আপনি পৌঁছান:

- আপনার সার্ভার বা ম্যানেজারের সাথে কথা বলুন এবং আপনার খাদ্য সম্পর্কিত প্রয়োজনীয়তা সম্পর্কে পূর্ববর্তী কথোপকথন নিশ্চিত করুন।
- নিশ্চিত করুন যে আপনার জন্য খাবারের বিকল্পগুলি নিরাপদ বা পরিবর্তিত করা যায়।
- কর্মীদের ক্রস-কন্টামিনেশন সম্পর্কে সতর্ক থাকতে মনে করিয়ে দিন, বিশেষ করে গ্লেজ, সস, এবং রান্নার তেল ব্যবহার করার সময়।

যদি আপনি নিশ্চিত না হন যে কর্মীরা আপনার অ্যালার্জির গুরুত্ব বুঝতে পারছে, তাহলে রেস্টুরেন্টে খাবার খাওয়া থেকে বিরত থাকুন।

টেকওয়ে খাবার অর্ডার করা:

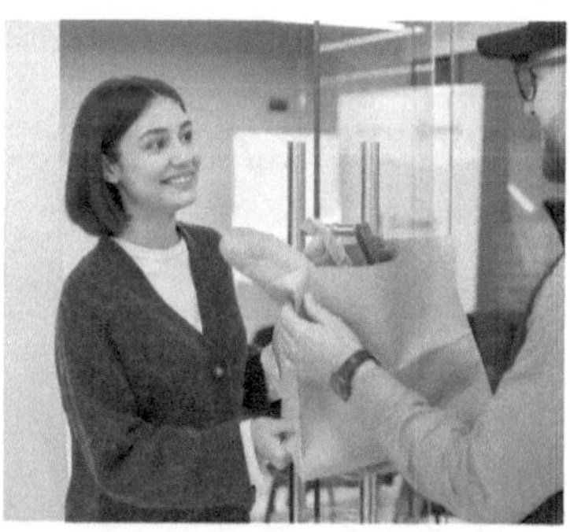

- টেকওয়ে অর্ডারের ক্ষেত্রে, অনলাইনে বা ফোনে অর্ডার করার সময় অ্যালার্জেন সম্পর্কিত তথ্য উপলব্ধ কিনা তা নিশ্চিত করুন।
- একাধিক মানুষের জন্য অর্ডার করলে, রেস্টুরেন্টকে আপনার খাবারটি স্পষ্টভাবে লেবেল করতে বলুন যাতে আপনি জানতে পারেন কোনটি আপনার জন্য নিরাপদ।

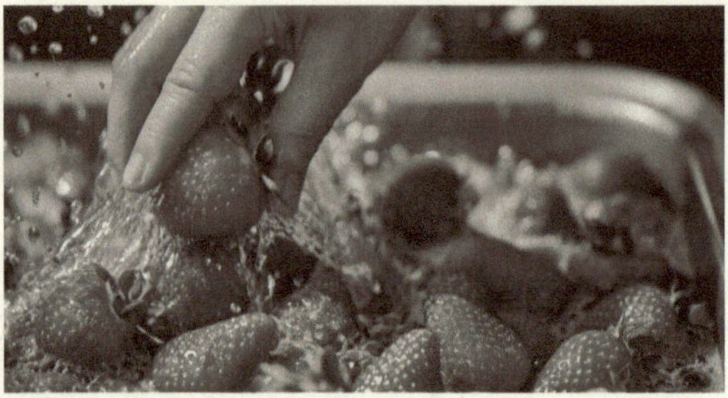

বাড়িতে অ্যালার্জি-ফ্রেন্ডলি খাবার তৈরি করা

খাদ্য অ্যালার্জি থাকলে কাউকে রান্না করা কিছুটা চ্যালেঞ্জিং হতে পারে, তবে সঠিক পরিকল্পনার মাধ্যমে এটি নিরাপদে করা সম্ভব:

» আপনার অতিথি (অথবা যদি একটি শিশুর জন্য রান্না করেন, তাদের পিতামাতার) সাথে আলোচনা করুন যে তারা কোন খাবার খেতে পারে এবং কোন খাবার খেতে পারে না।

» প্রস্তুতির সময় অ্যালার্জেনগুলোকে অন্য খাবারের থেকে আলাদা রাখুন।

» সম্ভাব্য অ্যালার্জেনের জন্য উপাদানগুলির তালিকা দুটি বার পরীক্ষা করুন।

» এমন কোন গার্নিশ বা সজ্জা যোগ করতে এড়িয়ে চলুন যা অ্যালার্জেনের সাথে যুক্ত হতে পারে।

» সব ধরনের পৃষ্ঠ এবং যন্ত্রপাতি সম্পূর্ণরূপে পরিষ্কার করুন যাতে ক্রস-কন্টামিনেশন প্রতিরোধ করা যায়।

মনে রাখবেন, অ্যালার্জেনের একটি ক্ষুদ্র পরিমাণও প্রতিক্রিয়া সৃষ্টি করতে পারে। প্লেট থেকে অ্যালার্জেনটি শুধু সরিয়ে ফেলা যথেষ্ট নয়।

মুল্যায়ন প্রশ্ন:

প্রশ্ন ১: প্রি-প্যাকড খাবার বা পানীয়ের উপাদান তালিকায় কতগুলি অ্যালার্জেনকে জোর দিয়ে উল্লেখ করতে হবে?

i. ১২
ii. ১৪
iii. ১০
iv. ১৬

প্রশ্ন ২: যখন আপনি ভেগান খাবার কিনেন, তখন আপনি নিম্নলিখিত কোনটি ধারণা করতে পারেন না যে এতে কিছু পরিমাণ অ্যালার্জেন থাকতে পারে?

i. সবজি
ii. বাদাম
iii. দুধ
iv. বীজ

সারাংশ

এই মডিউলে, আপনি শিখেছেন:

» অ্যালার্জিক প্রতিক্রিয়া দ্রুত পরিচালনা না করা হলে তা মৃত্যুর কারণ হতে পারে।
» প্রি-প্যাকড খাবার বা পানীয়ের লেবেলে ১৪টি অ্যালার্জেন স্পষ্টভাবে উল্লেখ করতে হবে।
» টেকওয়ে খাবারে লিখিত অ্যালার্জেন তথ্য থাকতে হবে।
» ভেগান খাবারে ক্রস-প্রদূষণ ঘটতে পারে, তাই অ্যালার্জেন সম্পর্কে সতর্ক থাকা গুরুত্বপূর্ণ।
» 'মে কন্টেইন' মতো সতর্কতামূলক বাক্যগুলি খাবারের মধ্যে অ্যালার্জেন থাকার সম্ভাবনা সংকেত দেয়।
» বাইরে খাওয়ার আগে মেনু পরীক্ষা করা এবং আপনার অ্যালার্জি প্রয়োজন জানানো কীভাবে করতে হবে।
» ফোন বা অনলাইনে খাবার অর্ডার করার সময় কি কী পদক্ষেপ নিতে হবে।
» কারও জন্য নিরাপদে খাবার প্রস্তুত করা, যাদের খাদ্য অ্যালার্জি বা অস্বীকার রয়েছে।

মডিউল ১৪: খাবার এবং তাপমাত্রা নিয়ন্ত্রণ

খাবার এবং তাপমাত্রা নিয়ন্ত্রণ

এই মডিউলটি খাবার সুপারভাইজরদের জন্য তাপমাত্রা নিয়ন্ত্রণ পরিচালনা এবং ক্যাটারিং পরিবেশে খাদ্যজনিত রোগ প্রতিরোধে প্রয়োজনীয় তথ্য প্রদান করবে।

মূল বিষয়গুলো অন্তর্ভুক্ত রয়েছে:

- তাপমাত্রা নিয়ন্ত্রণ কী?
- খাবার গলানো: গলানোর পদ্ধতি
- নিরাপদ তাপমাত্রা
- খাবারের ডেলিভারি:
- ডেলিভারি চলাকালীন সঠিক তাপমাত্রা নিশ্চিত করা
- উচ্চ ঝুঁকিপূর্ণ খাবার পরিচালনা করা
- ফ্রিজের তাপমাত্রা
- রান্নার তাপমাত্রা: খাবার গরম করা, খাবার ঠান্ডা করা
- গরম রাখার পদ্ধতি
- ঠান্ডা রাখার পদ্ধতি
- রান্না-ঠান্ডা
- রান্না-ফ্রিজ
- নিরাপত্তার জন্য সময়/তাপমাত্রা নিয়ন্ত্রণ: খাবার প্রদর্শন করা,তাপমাত্রার বিপজ্জনক অঞ্চল (৫-৬৩°C), তাপমাত্রা অপব্যবহার প্রতিরোধ করা, সঠিক তাপমাত্রা নিয়ন্ত্রণ নিশ্চিত করা

তাপমাত্রা নিয়ন্ত্রণ কী?

খাদ্য বিষক্রিয়া প্রতিরোধ করার জন্য তাপমাত্রা নিয়ন্ত্রণ ব্যাকটেরিয়া নিয়ন্ত্রণ করতে সহায়ক। বিপজ্জনক অঞ্চলে (৫-৬৩°C) ব্যাকটেরিয়া দ্রুত বংশবৃদ্ধি করে – ঠান্ডা খাবার ৫°C এর নিচে এবং রান্না করা খাবার ৬৩°C এর উপরে সংরক্ষণ করুন। এই নির্দেশিকা দূষণ এবং ক্রস-দূষণ রোধ করার জন্য বিদ্যমান। এখন, আসুন দেখে নিই যে কোন প্রতিরোধমূলক ব্যবস্থা আপনাকে ব্যবহার করতে হবে।

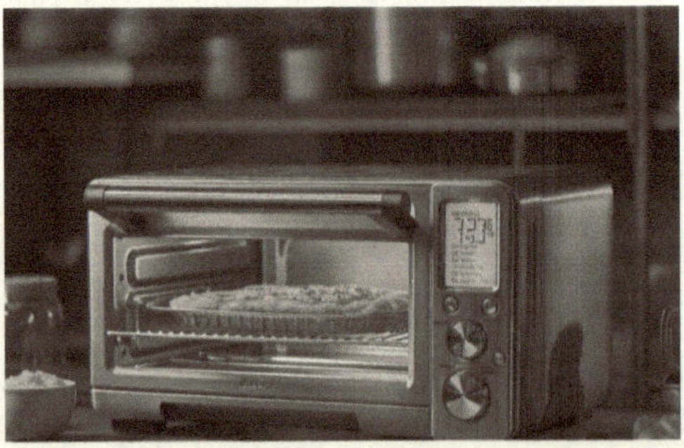

খাবার গলানো

যখন খাবার জমে যায়, তখন ব্যাকটেরিয়া বা স্পোরগুলি নিষ্ক্রিয় হয়ে যায়, যা তাপমাত্রা বৃদ্ধি পাওয়ার সাথে সাথে পুনরায় সক্রিয় হয়। খাবারের নিরাপত্তা নিশ্চিত করতে, নিম্নলিখিত পদ্ধতিগুলি ব্যবহার করে খাবার সম্পূর্ণরূপে গলান:

» খাবারকে রুম তাপমাত্রায় বিশ্রাম দিতে দিন।
» প্রবাহিত পানির নিচে রাখুন।
» মাইক্রোওয়েভে ১০°C-১৫°C তাপমাত্রায় গলান।

মাংস এবং মুরগিকে অন্যান্য খাবারের থেকে আলাদা করে গলান যাতে দূষণ এড়ানো যায়। গলানোর পর, এটি তাজা খাবারের মতোই ব্যবহার করুন এবং তৎক্ষণাৎ প্রস্তুত করুন বা ফ্রিজে সংরক্ষণ করুন। গলানোর জন্য ব্যবহৃত সমস্ত পৃষ্ঠ পরিষ্কার এবং জীবাণুমুক্ত করুন, যাতে ক্রস-দূষণ প্রতিরোধ হয়।

নিরাপদ রান্নার তাপমাত্রা

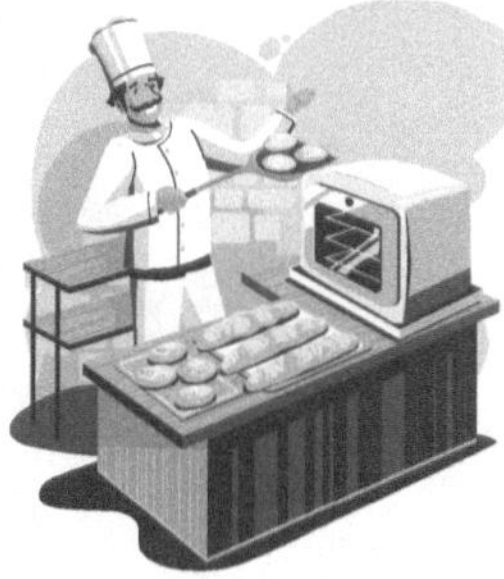

রান্না করা খাবারের কোর তাপমাত্রা পরীক্ষা করতে একটি ডিজিটাল প্রোব থার্মোমিটার ব্যবহার করুন। মুরগির মাংস নিরাপদে খাওয়ার জন্য থাই মাংসের তাপমাত্রা ৭৫°C পৌঁছাতে হবে। খাবার পরিবেশনের আগে নিশ্চিত করুন যে তা নিরাপদ তাপমাত্রায় রান্না করা হয়েছে।

খাবারের ডেলিভারি

ডেলিভারি যানবাহনগুলি উচ্চ ঝুঁকিপূর্ণ খাবার নিরাপদে পরিবহন করার জন্য সঠিকভাবে ইনসুলেটেড বা রেফ্রিজারেটেড হতে হবে। ঠান্ডা খাবারের জন্য ৫°C এর নিচে এবং গরম খাবারের জন্য ৬৩°C এর উপরে খাবার সংরক্ষণ করতে হবে। ডেলিভারি যানবাহনগুলি পূর্বে ঠান্ডা করা উচিত, নিয়মিত পরিষ্কার করতে হবে এবং গরম খাবার ঠান্ডা খাবারের সাথে মেশানোর অনুমতি দেওয়া যাবে না।ডেলিভারি করা খাবারের তাপমাত্রা, তাজাতা এবং প্যাকেজিং পরীক্ষা করুন। যেকোনো খাবার যা তাপমাত্রার নিরাপত্তা মান পূরণ করে না, তা প্রত্যাখ্যান করুন।

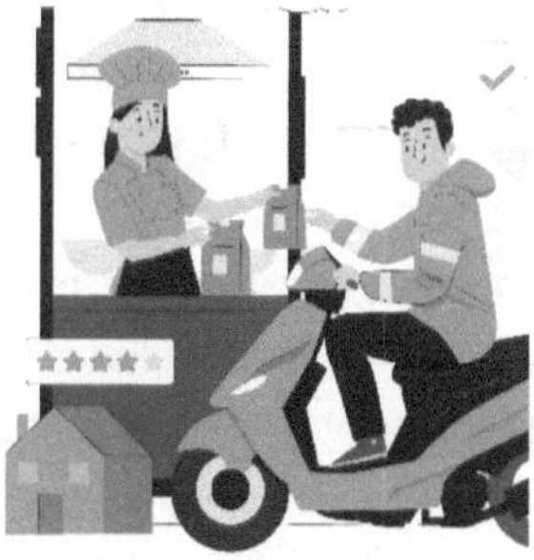

ডেলিভারিগুলি ট্রেসেবিলিটির জন্য রেকর্ড করা উচিত।

ফ্রিজ তাপমাত্রা উচ্চ ঝুঁকিপূর্ণ খাবারগুলি ফ্রিজে ৫°C বা তার নিচে সংরক্ষণ করুন। সব সময় উচ্চ ঝুঁকিপূর্ণ খাবার ফ্রিজে সংরক্ষণ করুন। কাঁচা খাবারকে প্রস্তুত খাবারের নিচে রাখুন যাতে দূষণ এড়ানো যায়। শক্ত গন্ধযুক্ত খাবারগুলি সিল, লেবেল এবং তারিখ দিয়ে সংরক্ষণ করুন।

ফ্রিজে রাখার সময় ফ্রিজের তাপমাত্রা:

- খাবারের মধ্যে বায়ু চলাচলের জন্য যথেষ্ট স্থান বজায় রাখুন।
- কখনো অতিরিক্ত পরিমাণ খাবার রাখবেন না।
- কখনো কুলিং ইউনিটের সামনে খাবার রাখবেন না।
- স্টক ঘুরিয়ে ব্যবহার করুন, পুরনো খাবার প্রথমে ব্যবহার করুন।
- প্রতিদিন 'ব্যবহার করার তারিখ' চেক করুন।
- অবিলম্বে মেয়াদ উত্তীর্ণ খাবার সরিয়ে ফেলুন, ৪৮ ঘণ্টার মধ্যে ব্যবহার করুন।

কখনো খোলা টিন ফ্রিজে রাখবেন না। খোলা বা আংশিক ব্যবহৃত খাবার লেবেলসহ অ-মেটালিক কন্টেনারে সিল করে রাখুন। ৮°C এর উপরে ৪ ঘণ্টার বেশি সময় ধরে সংরক্ষিত খাবার ধ্বংস করুন।

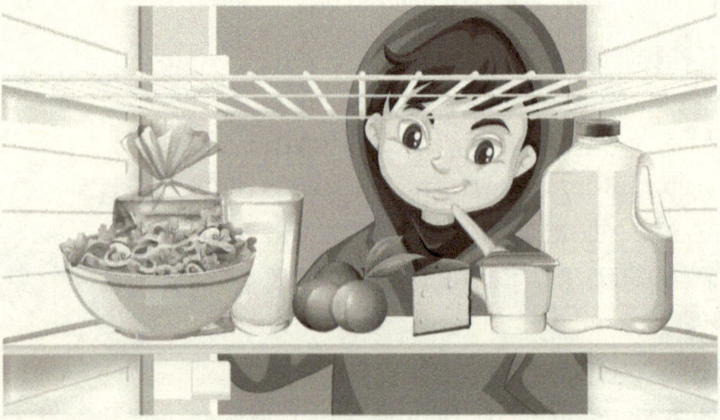

যদি ফ্রিজের তাপমাত্রা বেশি হয়ে থাকে, তাহলে এর কারণ হতে পারে:

- স্টোরেজ স্পেস অতিরিক্ত লোড করা হয়েছে।
- খাবার কুলিং ইউনিটের সামনে সংরক্ষণ করা হয়েছে, অথবা থার্মোস্ট্যাট খুব উচ্চ তাপমাত্রায় সেট করা হয়েছে।

এটি অবিলম্বে সুপারভাইজারকে জানানো উচিত। যদি আপনি সমস্যা সমাধান করতে না পারেন, তবে একটি প্রকৌশলীকে কল করুন। নিশ্চিত করুন যে খাদ্য সেবীরা সঠিক রেফ্রিজারেশন পদ্ধতিতে প্রশিক্ষিত।

ফ্রিজের তাপমাত্রা পরীক্ষা করা হয় স্ব-আঠালো ক্রিস্টাল ডিসপ্লে ইউনিট, বিল্ট-ইন ডায়াল, বা ডিজিটাল থার্মোমিটার ব্যবহার করে। ইলেকট্রনিক প্রোব থার্মোমিটারের সঠিকতা তাজা গলানো ফ্রিজ, সম্প্রতি পুনরায় স্টক করা শেলভস, অথবা খোলা দরজা দ্বারা বাধাগ্রস্ত হতে পারে। সুপারভাইজার বা স্টাফ যারা তাপমাত্রা পরীক্ষা করবেন, তাদের অস্বাভাবিকতা এবং ত্রুটিগুলি একটি স্ট্যান্ডার্ড চেকলিস্ট বা ফর্মে রেকর্ড করা উচিত। বাণিজ্যিক ফ্রিজগুলি ডিজিটাল তাপমাত্রা ডিসপ্লে দিয়ে সজ্জিত থাকে। আপনার কাছে যথেষ্ট ফ্রিজ থাকতে হবে যাতে শীর্ষ উৎপাদন স্তরের সাথে নিরাপদে সামলানো যায়।

ফ্রিজারের তাপমাত্রা

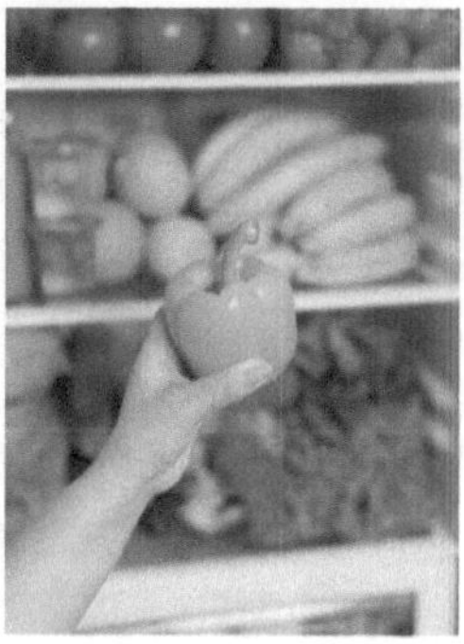

হাই ওয়াটার কন্টেন্টযুক্ত সবজি ফ্রিজে রাখার আগে ব্লাঞ্চ করুন, যাতে সেলুলোজ ভেঙে না পড়ে। ফ্রিজারগুলি -১৮°C থেকে -২২°C এর মধ্যে রক্ষণাবেক্ষণ করতে হবে। জমা করা খাবারের সংরক্ষণকাল:

- সবজি/ফল/মাংস: ১২ মাস পর্যন্ত
- মাখন/পনির/মাছ/সসেজ/বেকন/অফাল: ৬ মাস পর্যন্ত

খাবার ঠান্ডা করা

খাবার দুটি ঘণ্টার বেশি ঠান্ডা করবেন না। আপনি ব্লাস্ট চিলার, আইস বাথ, বা ফ্যান ব্যবহার করে প্রক্রিয়াটি ত্বরান্বিত করতে পারেন। সিদ্ধ ডিম, আলু, চাল, অথবা রান্না করা সবজির ওপর ঠান্ডা, পরিষ্কার পানি চালান, অথবা প্লাস্টিকের মোড়ানো মাংসের ওপর পানি ছিটান। পাত্রে রান্না করা খাবারের বড় অংশ ছোট অংশে ভাগ করুন। রান্না করা খাবার ঠান্ডা করার সময় তা ঢেকে রাখুন এবং উচ্চ ঝুঁকিপূর্ণ খাবারের থেকে আলাদা রাখুন, তারপর ৫°C এর নিচে সংরক্ষণ করুন। কখনো গরম খাবার সরাসরি ফ্রিজে রাখবেন না।

রান্নার তাপমাত্রা

রান্না করা খাবার সাধারণত সংরক্ষণের জন্য ঠান্ডা করা হয়। এখানে কিছু নির্দেশিকা দেওয়া হলো। **খাবার গরম করা** খাবার গরম করার সময় রান্নার জন্য ব্যবহৃত তাপমাত্রার নির্দেশিকা অনুসরণ করতে হবে। খাবার শুধুমাত্র একবার গরম করুন!

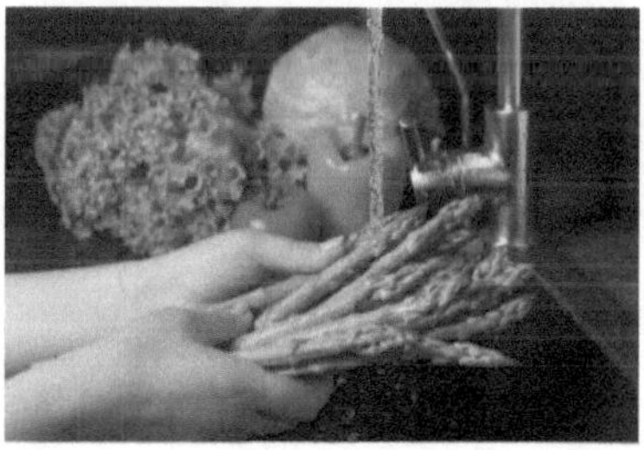

গরম রাখা

'গরম রাখা' মানে হলো প্রস্তুত খাবার ৬৩°C এর উপরে সংরক্ষণ করা। এমনকি এই তাপমাত্রায়ও, খাবার দুটি ঘণ্টা পর ফেলে দিতে হবে। খাবারটি ক্যাবিনেটে রাখার সময় তা ঢেকে রাখা উচিত। সুপারভাইজারদের উচিত খাবারের তাপমাত্রা পরিমাপ করা যখন এটি ক্যাবিনেটে রাখা হয় এবং যখন দুটি ঘণ্টার সীমা কাছে আসে। কখনো নতুনভাবে প্রস্তুত খাবার পূর্ববর্তী ব্যাচের সাথে মেশাবেন না।

ঠান্ডা রাখা

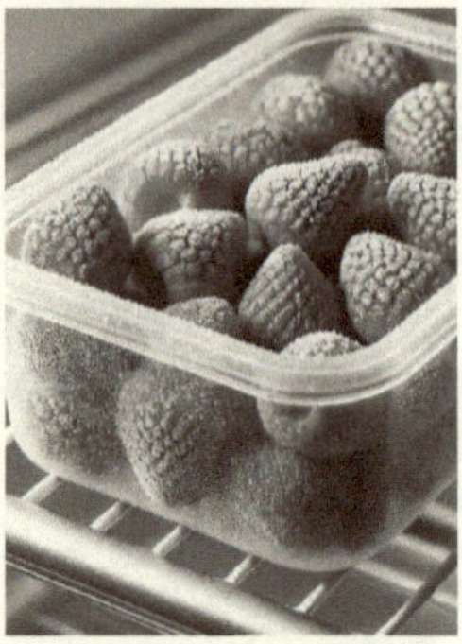

'ঠান্ডা রাখা' মানে হলো প্রস্তুত খাবারকে বিক্রি বা পরিবেশন করার সময় ঠান্ডা রাখা। যদি খাবারের তাপমাত্রা ৮°C এর উপরে চলে যায়, তবে এটি চার ঘণ্টার আগে ফেলে দিতে হবে। রেফ্রিজারেটেড ইউনিটগুলি ১°C-৪°C তাপমাত্রায় চলানো উচিত এবং নিয়মিত বিরতিতে পরীক্ষা করা উচিত। নতুন ঠান্ডা রাখা খাবার পরিষ্কার কন্টেনারে রাখতে হবে। খোলা অবস্থায় প্রদর্শিত খাবার 'স্নিজ গার্ড' দিয়ে ঢেকে রাখুন।

রান্না-ঠান্ডা

রান্না-ঠান্ডা প্রক্রিয়ায়, খাবারের তাপমাত্রা ৭০°C থেকে -৩°C এ ৯০ মিনিটের মধ্যে কমানো হয়। ব্লাস্ট চিলার ব্যবহার করা যেতে পারে, যেগুলির দুটি সেটিং অপশন রয়েছে:

» প্রচণ্ড ঠান্ডা: ঘন খাবারের জন্য হিমাঙ্কের নিচে।

» মৃদু ঠান্ডা: ভঙ্গুর খাবারের জন্য মৃদু।

ব্লাস্ট চিলারগুলি স্টেইনলেস স্টিলের হওয়া উচিত, পরিষ্কার করা সহজ হতে হবে এবং একটি শক্ত সীল দরজা থাকতে হবে। রান্না-ঠান্ডা প্রক্রিয়া খাবার বিক্রি এবং পরিবেশন করার সময় নমনীয়তা প্রদান করার জন্য ডিজাইন করা হয়েছে। খাবার রান্না করা হয়, তারপর দ্রুত ঠান্ডা করা হয় এবং নিয়ন্ত্রিত তাপমাত্রায় সর্বাধিক পাঁচ দিন সংরক্ষণ করা হয়। এটি পরিবেশন করার আগে একবার গরম করা যেতে পারে।

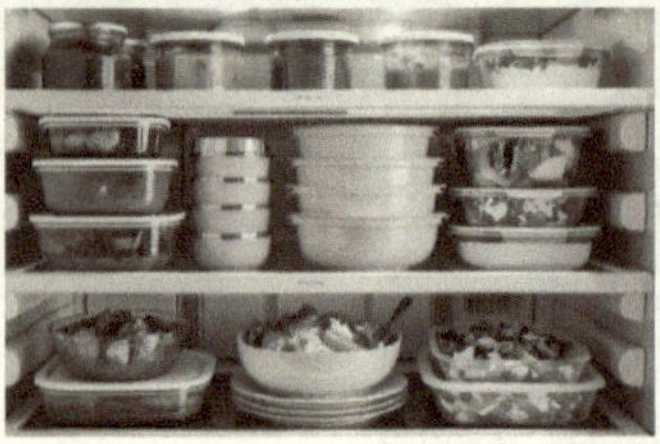

রান্না-ফ্রিজ

'রান্না-ফ্রিজ' খাবারকে দ্রুত ব্লাস্ট ফ্রিজিং করার সুযোগ দেয়, এর তাপমাত্রা ৭০°C থেকে -১৮°C এ ২৪০ মিনিটের মধ্যে নামিয়ে আনা হয়। পরিবেশনের আগে এটি নিয়ন্ত্রিত তাপমাত্রায় গলানো উচিত। রান্না-ফ্রিজ খাবার ফ্রিজে রাখার পর দুটি মাস পর্যন্ত সংরক্ষণ করা যেতে পারে। একটি ব্লাস্ট ফ্রিজার প্রয়োজন, যেখানে খাবারটি ব্যবস্থাপনা যোগ্য ব্যাচে রান্না করা হয়। ফ্রিজিংয়ের ৩০ মিনিটের মধ্যে খাবারটি অংশে ভাগ করা হয়, তারপর ব্লাস্ট ফ্রিজারে রাখা হয়। ফ্রোজেন অবস্থায় সরাসরি গলান, তবে পরে খাবারটি কমপক্ষে ৭০°C তাপমাত্রায় দুটি মিনিট গরম করুন।

তাপমাত্রা নিয়ন্ত্রণ ছাড়া সময়

যে খাবারগুলি রুম তাপমাত্রায় রেখে দেওয়া হয়, সেগুলিতে ব্যাকটেরিয়া বৃদ্ধির সম্ভাবনা থাকে, যা 'টাইম এবিউজ' নামে পরিচিত। দুই ঘণ্টার মধ্যে খাবার ঝুঁকিপূর্ণ হয়ে পড়ে, এবং চার ঘণ্টার পরে এটি সম্পূর্ণভাবে অ-নিরাপদ হয়ে যায়। এটি প্রতিরোধ করতে, থার্মোমিটার ব্যবহার করুন যা সিস্টেম্যাটিকভাবে পরীক্ষা করা হয়।

খাবার প্রদর্শন

'টাইম/তাপমাত্রা নিয়ন্ত্রণ সুরক্ষার জন্য' খাবার (TCS) বিশেষভাবে ব্যাকটেরিয়া বৃদ্ধির জন্য উপযুক্ত এবং সাধারণত খাদ্য সেবা পরিবেশে প্রদর্শিত হয়। TCS এর জন্য সময় এবং তাপমাত্রা নিয়ন্ত্রণ প্রয়োজন যাতে খাদ্য-বাহিত অসুস্থতার ঝুঁকি এড়ানো যায়। সুপারভাইজারদের TCS চিহ্নিত এবং পরিচালনা করার ক্ষমতা থাকতে হবে।

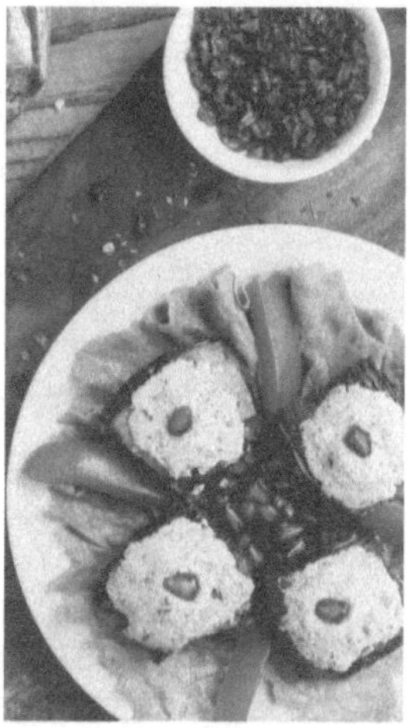

TCS এর প্রধান বৈশিষ্ট্যগুলি হলো:

» আর্দ্রতা কন্টেন্ট।

» নিরপেক্ষ বা হালকা অ্যাসিডিক pH।

» উচ্চ কার্বোহাইড্রেট এবং প্রোটিন।

TCS খাবার ব্যাকটেরিয়া বৃদ্ধির জন্য সঠিক পরিবেশ প্রদান করে এবং সময় এবং তাপমাত্রা নিয়ন্ত্রণের মাধ্যমে এগুলিকে বিপদজনক অঞ্চলের বাইরে রাখতে হবে।

TCS খাবারগুলি মূলত উচ্চ ঝুঁকিপূর্ণ আইটেম, যেমন:

মাংস পণ্য, মুরগির মাংস, ডিম, সীফুড, ডেইরি পণ্য, বিট, শুটস, সবুজ পাতা, কাটা ফল, রান্না করা সবজি ডিশ, তেল মাখানো কাটা রসুন।

তাপমাত্রা বিপদজনক অঞ্চল

ব্যাকটেরিয়া ৫°C-৬৩°C তাপমাত্রার 'বিপদজনক অঞ্চল' এর বাইরে বৃদ্ধি পায় না। সুতরাং, খাবারকে নিম্নলিখিতভাবে সংরক্ষণ বা প্রদর্শন করা উচিত:

» গরম খাবার: ব্যাকটেরিয়া মেরে ফেলার জন্য উপরের সীমার উপরে রাখা উচিত।

» ঠান্ডা খাবার: ব্যাকটেরিয়া বৃদ্ধির গতি কমানোর জন্য নিম্ন সীমার নিচে রাখা উচিত।

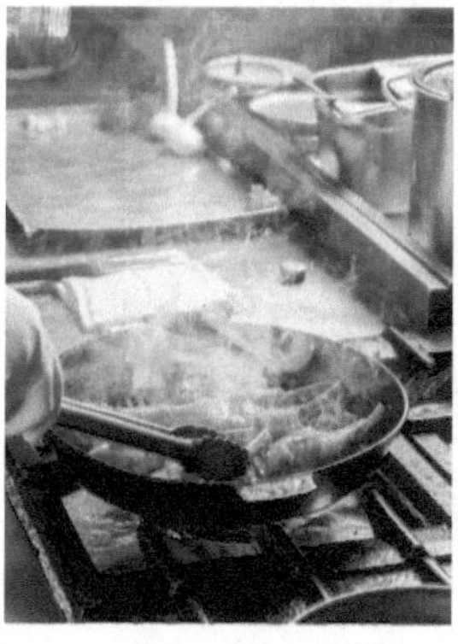

রেফ্রিজারেশন ব্যাকটেরিয়া বৃদ্ধির গতি উল্লেখযোগ্যভাবে কমিয়ে দেয়, তবে এটি সম্পূর্ণভাবে থামায় না, কারণ খাবার এক সময়ে নষ্ট হয়ে যাবে। -১৮°C বা এর নিচে খাবার জমিয়ে ব্যাকটেরিয়া বৃদ্ধির সম্পূর্ণরূপে বন্ধ করা যায়। ঠান্ডা খাবারকে ৮°C এর নিচে সংরক্ষণ করা উচিত (সর্বোত্তম অভ্যাস হলো ৫°C)। আন্ডারকুকড খাবারও ব্যাকটেরিয়া বৃদ্ধির জন্য সহায়ক।

তাপমাত্রার অপব্যবহার

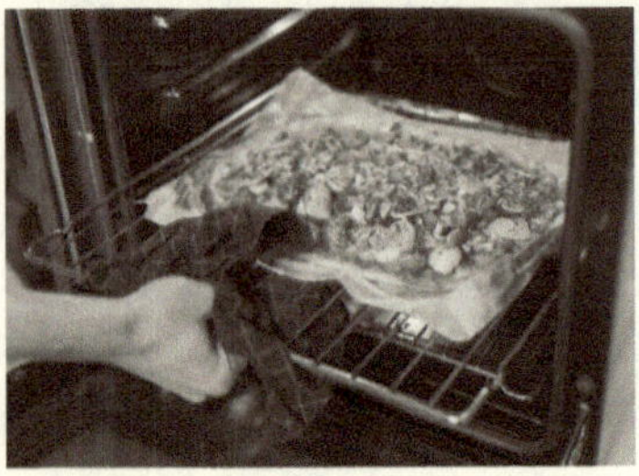

তাপমাত্রার অপব্যবহার ঘটে যখন খাবারকে তাড়াতাড়ি এবং সঠিকভাবে রেফ্রিজারেট করা হয় না:

» রান্নার পর।

» সরবরাহের পরই।

» সঠিক তাপমাত্রায় না রাখা।

পেশাদার থার্মোমিটার দিয়ে তাপমাত্রা পরীক্ষা করুন। থার্মোমিটারগুলির ধরনগুলির মধ্যে রয়েছে:

» **হ্যাংগিং:** ফ্রিজের সবচেয়ে গরম এবং ঠান্ডা অংশে স্থাপন করা হয়।

» **বাই-মেটালিক স্টেম:** খাবারের কেন্দ্রে ব্যবহার করা হয়।

» **ডিজিটাল টিপ:** শুধুমাত্র টিপটি প্রবেশ করানো হয়।

» **ওভেন:** রান্না করা খাবারের পাশে স্থাপন করা হয়।

» **ইনফ্রা-রেড:** আলো ব্যবহার করে এবং কখনো খাবারের সাথে যোগাযোগ করে না।

সঠিক তাপমাত্রা নিয়ন্ত্রণ নিশ্চিত করা

খাদ্য ব্যবসাগুলি অত্যন্ত ব্যস্ত হতে পারে, উচ্চ কর্মী টার্নওভার এবং অনুপস্থিতি হতে পারে, যা সিস্টেমগুলি কার্যকরভাবে অনুসরণ না করার কারণ হতে পারে। সুপারভাইজারদের তাদের HACCP-ভিত্তিক সিস্টেম চালানোর এবং তার মূল অংশ হিসাবে কঠোর তাপমাত্রা নিয়ন্ত্রণ বজায় রাখার জন্য নিশ্চিত করতে হবে।

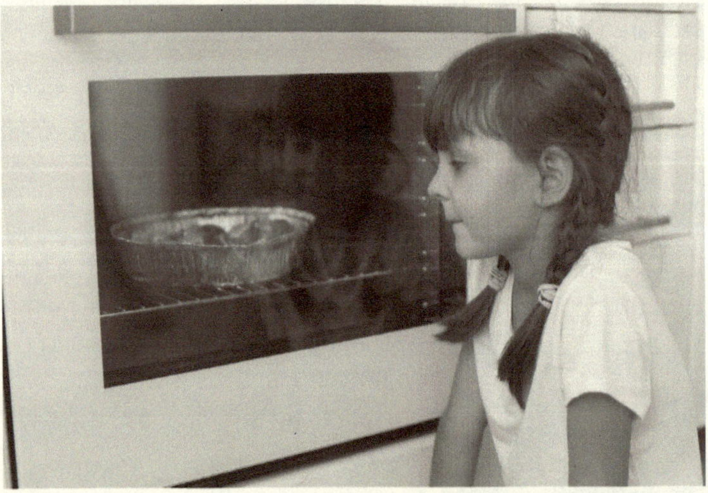

মূল্যায়ন

প্রশ্ন ১। খাবার পুনরায় গরম করা উচিত?

i. দু'বার
ii. কখনই না
iii. ধীরে ধীরে
iv. একবার

সত্য না মিথ্যা

প্রশ্ন ২। বাইরের প্যাকেজিং খাবারের উপর রাখা উচিত যতক্ষণ না এটি রান্না হয় - সত্য না মিথ্যা

» সত্য
» মিথ্যা

সারাংশ

সুপারভাইজাররা খাদ্যের সঠিক তাপমাত্রা নিয়ন্ত্রণ নিশ্চিত করতে গুরুত্বপূর্ণ ভূমিকা পালন করেন, যাতে খাদ্যবাহিত রোগ প্রতিরোধ এবং স্বাস্থ্যবিধি বজায় রাখা যায়। মূল বিষয়গুলো হলো:

» ব্যাকটেরিয়া বৃদ্ধিরোধে তাপমাত্রা অবশ্যই নিয়ন্ত্রিত রাখতে হবে।
» খাদ্য পরিবহনের ক্ষেত্রে কঠোর তাপমাত্রা নিয়ন্ত্রণ প্রোটোকল থাকতে হবে এবং ডেলিভারির সময় খাদ্য অবশ্যই সঠিকভাবে এবং তৎক্ষণাৎ সংরক্ষণ করতে হবে।
» গরম এবং ঠান্ডা খাদ্যগুলোকে অবশ্যই ৫-৬৩°C 'ঝুঁকিপূর্ণ অঞ্চলের' সীমার বাইরে রাখতে হবে।
» ফ্রিজ, ফ্রিজার, হট-হোল্ডিং এবং কোল্ড-হোল্ডিং ক্যাবিনেটের তাপমাত্রা কঠোরভাবে নিয়ন্ত্রিত এবং নিয়মিত পরীক্ষা করতে হবে থার্মোমিটারের মাধ্যমে।
» এটি সুপারভাইজারের দায়িত্ব যে সমস্ত তাপমাত্রা সংক্রান্ত নিয়ম ও প্রোটোকল স্থানে যথাযথভাবে পালন করা হয়।

মডিউল ১৫: তাপমাত্রা চেক, যাচাই, এবং রেকর্ড করা

তাপমাত্রা পরীক্ষা, যাচাই এবং রেকর্ড করা

ভূমিকা

সুপারভাইজাররা খাদ্য সরবরাহ, সংরক্ষণ এবং উৎপাদনের সময় সঠিক তাপমাত্রা বজায় রাখতে দায়ী, যাতে খাদ্য-বাহিত অসুস্থতা প্রতিরোধ করা যায়।

এই মডিউলটি কভার করে:

» খাবারের তাপমাত্রা চেক করা
» খাবারের তাপমাত্রা পরিমাপের যন্ত্রপাতি
» বায়ুর তাপমাত্রা
» সঠিকভাবে খাবারের তাপমাত্রা নেওয়া
» তাপমাত্রা চেক রেকর্ড করা

খাবারের তাপমাত্রা চেক করা:

খাবারের তাপমাত্রা আপনার HACCP-ভিত্তিক FSMS এর সমস্ত ধাপে চেক করা উচিত, যার মধ্যে রয়েছে:

» সরবরাহের যানবাহনে।
» সরবরাহের সময়।
» সংরক্ষণে।
» রান্না, প্রদর্শন, এবং পরিষেবার সময়।

ফ্রিজের তাপমাত্রা প্রতিদিন অন্তত দুবার নিয়মিতভাবে পরীক্ষা করা উচিত। সকালের রিডিং বিশেষভাবে গুরুত্বপূর্ণ, কারণ ফ্রিজ সারা রাত বন্ধ ছিল। ৪°সেলসিয়াসের ওপরে কোনো রিডিং পাওয়া গেলে তা তদন্ত করা প্রয়োজন।

রান্নার সময় নিশ্চিত করুন যে খাবার সঠিক সময়ের জন্য সঠিক তাপমাত্রায় পৌঁছায়। যদি খাবার ঠান্ডা করতে হয়, তবে ফ্রিজে রাখার আগে এবং ফ্রিজে দুই ঘণ্টা থাকার পর তার তাপমাত্রা পরীক্ষা করুন।

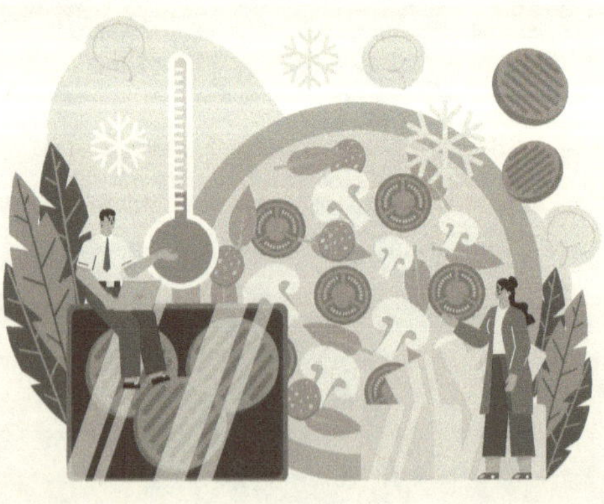

খাদ্যের তাপমাত্রা পরিমাপের যন্ত্রপাতি:

» স্বয়ংক্রিয় বায়ু তাপমাত্রা মনিটরিং সিস্টেম।
» ইলেকট্রনিক প্রোব থার্মোমিটার।
» ইনফ্রা-রেড থার্মোমিটার।
» অন্যান্য বিশেষায়িত থার্মোমিটারের ধরন।

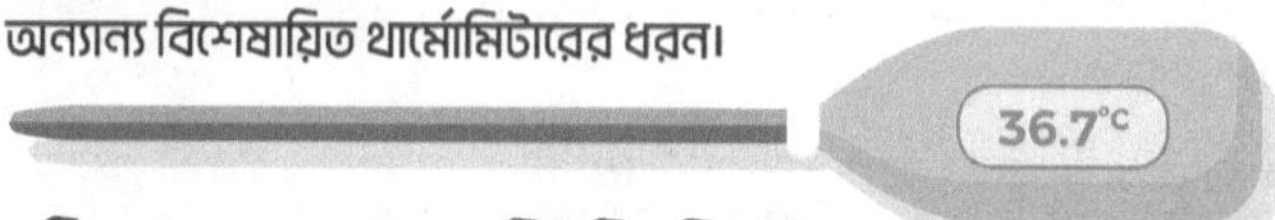

স্বয়ংক্রিয় বায়ু তাপমাত্রা মনিটরিং সিস্টেম:

এই সিস্টেম নিশ্চিত করে যে খাদ্য পরিবহন, প্রক্রিয়াকরণ এবং সংরক্ষণের সময় নিরাপদ অবস্থায় থাকে এবং সময় ও তারিখসহ তাপমাত্রার তথ্যের একটি ইলেকট্রনিক রেকর্ড রাখে। এই সিস্টেমে স্থায়ী অবস্থানের সেন্সর বা হাতে বহনযোগ্য ডিভাইস অন্তর্ভুক্ত থাকতে পারে এবং এটি অভ্যন্তরীণভাবে ডেটা সংরক্ষণ করতে পারে অথবা ওয়্যারলেসের মাধ্যমে সার্ভার বা ক্লাউডে ডেটা স্থানান্তর করতে পারে। এটি নির্দিষ্ট মুহূর্তে, যেমন খাদ্য প্রস্তুতকরণ বা রান্নার সময়, তাপমাত্রা পরীক্ষা করার জন্য অত্যন্ত কার্যকর।

ইলেকট্রনিক প্রোব থার্মোমিটার:

সিদ্ধ খাদ্য নিরাপদ তাপমাত্রায় পৌঁছেছে তা নিশ্চিত করার সেরা উপায় হল একটি ডিজিটাল প্রোব থার্মোমিটার ব্যবহার করা। ব্যবহারের পর থার্মোমিটারটি জীবাণুমুক্ত করতে একটি জীবাণুনাশক দিয়ে মুছে নিন বা ৮২°C-এর উপরে তাপমাত্রার পানিতে ধুয়ে নিন। ক্রস-সংক্রমণ এড়াতে কাঁচা খাদ্য এবং খাওয়ার জন্য প্রস্তুত খাদ্যের জন্য আলাদা থার্মোমিটার ব্যবহার করার পরামর্শ দেওয়া হয়।

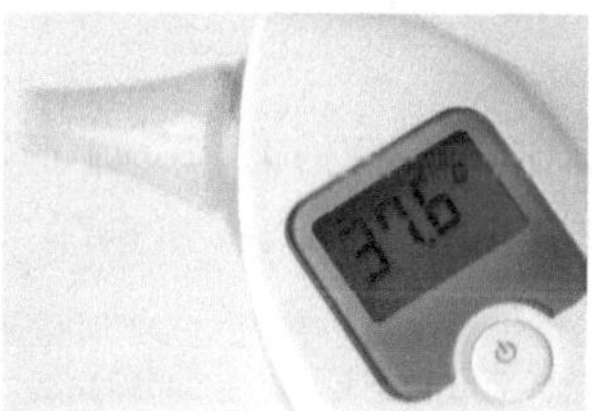

ইনফ্রা-রেড থার্মোমিটার:

এই ডিভাইসগুলি প্লেট করা খাবার, বুফে এবং গরম রাখার ট্রের মতো খাবারের পৃষ্ঠের তাপমাত্রা পরীক্ষা করতে ব্যবহৃত হয়। অভ্যন্তরীণ তাপমাত্রা নিশ্চিত করতে প্রোব থার্মোমিটার ব্যবহার করা উচিত। ইনফ্রা-রেড থার্মোমিটার দিয়ে স্যুপের তাপমাত্রা মাপা যায়, যেখানে একটি লাডল তুলে পাত্রের অভ্যন্তরীণ তাপমাত্রার কাছাকাছি অনুমান করা হয়। এছাড়াও, আধা-ঠোস খাবার যেমন ম্যাশ করা আলু বা স্টাফিংয়ের তাপমাত্রা নিরীক্ষণ করা যায়, একটি চামচ দিয়ে গভীর স্লট তৈরি করে থার্মোমিটারটি কেন্দ্রে ঢুকিয়ে।

ইনফ্রা-রেড থার্মোমিটার:

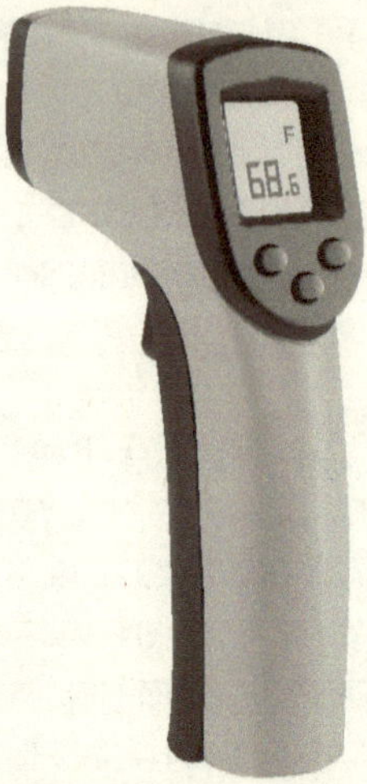

ফ্রিজ বা ফ্রিজারের তাপমাত্রা পরীক্ষা করার সময়, ইনফ্রা-রেড থার্মোমিটার ডিভাইসটি মেশিনের ভিতরে সংরক্ষণ করার পরামর্শ দেওয়া হয়। হিমায়িত খাবারের প্যালেটের জন্য, বাইরের প্যাকেজিং খুলে থার্মোমিটারটি একটি কেন্দ্রীয় বাক্সের দিকে নির্দেশ করুন সঠিক তাপমাত্রা পরিমাপের জন্য। গরম বা উষ্ণ খাবারের তাপমাত্রা মাপার সময় একটি সাধারণ সমস্যা হল ডিভাইসের উপর বাষ্প জমা হওয়া, যা সঠিক পরিমাপ বাধাগ্রস্ত করতে পারে।

অন্যান্য বিশেষায়িত থার্মোমিটার:

খাদ্য প্রস্তুতিতে নির্দিষ্ট কাজের জন্য উপযুক্ত কয়েকটি বিশেষায়িত থার্মোমিটার রয়েছে, যেমন:

» ডায়াল ওভেন-সেফ থার্মোমিটার: এই থার্মোমিটারগুলি খাদ্য রান্না হওয়া অবস্থায় অবস্থান করতে পারে, যা রোস্ট এবং ক্যাসেরোলের জন্য আদর্শ।

» ডিজিটাল ইনস্ট্যান্ট-রিড থার্মোমিটার: এর স্টেমটি পুরো রান্নার প্রক্রিয়ায় খাদ্যের মধ্যে প্রবেশ করা যায়, যা এটি ঘন এবং পাতলা খাবারের জন্য উপযুক্ত করে তোলে।

ডায়াল ইনস্ট্যান্ট-রিড থার্মোমিটার:

এটি প্রায় ২০ সেকেন্ডের জন্য খাবারের মধ্যে স্থাপন করা উচিত এবং রোস্ট, ক্যাসেরোল, পাতলা খাবার এবং স্যুপের জন্য উপযুক্ত।

পপ-আপ থার্মোমিটার:

এই ডিভাইসগুলি খাবার সম্পূর্ণ রান্না হলে উঠে আসে। তবে, এটি অন্য একটি থার্মোমিটার দিয়ে ফলাফল যাচাই করার পরামর্শ দেওয়া হয়। এগুলি প্রায়শই পোলট্রির পণ্যে পূর্বে স্থাপন করা থাকে।

» থার্মোমিটার-ফর্ক কম্বিনেশন: এটি দ্রুত (২-১০ সেকেন্ডে) তাপমাত্রা পড়ে এবং গ্রিলিংয়ের জন্য আদর্শ, যেহেতু এটি একটি ফর্কের সঙ্গে বিল্ট-ইন সেন্সর ব্যবহার করে।

» মাইক্রোওয়েভ-সেফ থার্মোমিটার: বিশেষভাবে মাইক্রোওয়েভ ওভেনে ব্যবহারের জন্য ডিজাইন করা হয়।

» ডিসপোজেবল তাপমাত্রা নির্দেশক: একক ব্যবহারের থার্মোমিটার যা ৫-১০ সেকেন্ডের মধ্যে তাপমাত্রার পরিমাপ দেয় এবং খাবার উপযুক্ত তাপমাত্রায় পৌঁছালে রং পরিবর্তন করে। এগুলি দ্রুত প্রস্তুত খাবারের আইটেম যেমন মুরগির অংশ বা বার্গারের জন্য উপকারী।

ফ্রিজ এবং চিলারের বায়ু তাপমাত্রা:

ফ্রিজ এবং চিলারের ভিতরের বায়ু তাপমাত্রা একসাথে সমান হয় না, কারণ বায়ু সঞ্চালন এবং মেশিনের কার্যকারিতা। **তাপমাত্রা পরীক্ষা করা উচিত:**

» গরমতম অভ্যন্তরীণ স্থানে।

» যখন দরজা দীর্ঘ সময় ধরে বন্ধ থাকে।

» ডিফ্রস্ট করার আগে।

» প্রকৃত খাদ্য তাপমাত্রার পড়ার সাথে।

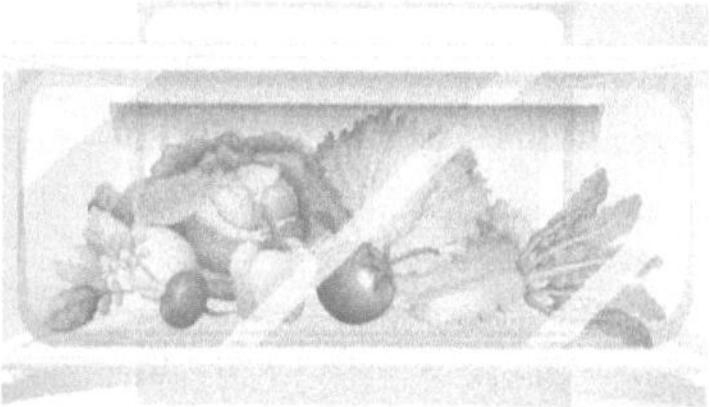

বায়ু তাপমাত্রার পরিমাপ শুধুমাত্র থার্মোমিটারটির নির্দিষ্ট অবস্থানে প্রযোজ্য।

পারদ এবং কাচের থার্মোমিটার কখনোই খাবারের উপর ব্যবহার করা উচিত নয়, কারণ এগুলি কম সঠিক এবং ভেঙে গেলে তা দূষণের ঝুঁকি সৃষ্টি করতে পারে। উচ্চ-ঝুঁকিপূর্ণ খাবার সংরক্ষণকারী ফ্রিজগুলিকে ১°C থেকে ৪°C এর মধ্যে তাপমাত্রা বজায় রাখতে হবে (আইনি উপরের সীমা ৮°C, যাতে পরিবর্তনের অনুমতি থাকে)।

খাবারের তাপমাত্রা সঠিকভাবে মাপা:

» সর্বদা প্রস্তুতকারকের নির্দেশনা অনুসরণ করুন, বিশেষ করে সঠিক তাপমাত্রা পরিমাপের জন্য থার্মোমিটারটি কতটা ভিতরে প্রবেশ করানো উচিত তা সম্পর্কে।

» সঠিকতা যাচাই করতে থার্মোমিটারটি বরফ বা ফুটন্ত পানিতে পরীক্ষা করুন।

» প্রস্তুতকারকের নির্দেশিকা অনুযায়ী নিয়মিত এটি ক্যালিব্রেট করুন।

» থার্মোমিটারটি খাবারের সবচেয়ে ঘন অংশে স্থাপন করুন, হাড়, চর্বি বা গৃস্তল (কনুই) এড়িয়ে চলুন।

» চূড়ান্ত পরিমাপ নেবার আগে প্রস্তাবিত সময় অপেক্ষা করুন।

» সঠিক ফলাফল পাওয়ার জন্য, মাংসটি তাপ উৎস থেকে সরানোর আগে তার তাপমাত্রা পরীক্ষা করুন।

» ব্যবহারের পর থার্মোমিটারটি ভালোভাবে পরিষ্কার করুন।

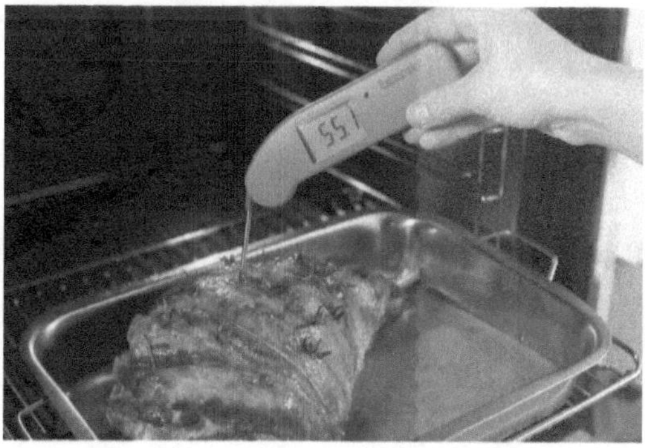

তাপমাত্রা পরীক্ষা রেকর্ড করা:

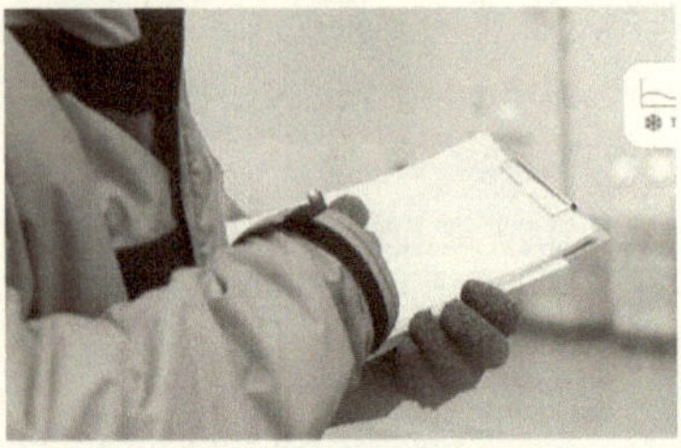

খাদ্য ব্যবসায়, আপনার HACCP-ভিত্তিক খাদ্য সুরক্ষা ব্যবস্থাপনা সিস্টেম (FSMS)-এর অংশ হিসেবে ফ্রিজ এবং ফ্রিজারের তাপমাত্রা পর্যবেক্ষণ ও নিয়ন্ত্রণ করা আইনগতভাবে প্রয়োজনীয়। নিয়মিত, নির্ধারিত সময়ে তাপমাত্রা পরীক্ষা করা অত্যন্ত গুরুত্বপূর্ণ এবং এটি রেকর্ড করা উচিত, যদি না আপনার কাছে একটি স্বয়ংক্রিয় ব্যবস্থা থাকে। ফুড স্ট্যান্ডার্ডস এজেন্সি (FSA) প্রতিদিন অন্তত একবার তাপমাত্রা পরীক্ষা করার পরামর্শ দেয়, যদিও দীর্ঘ সময় ধরে পরিচালিত বা ঘন ঘন ফ্রিজ ব্যবহারের ক্ষেত্রে দিনে দুইবার পরীক্ষা করা আরও ভালো। তাপমাত্রা পরীক্ষার সময়সূচি আপনার ব্যবসার আকার, প্রকৃতি এবং কার্যক্রমের সময়ের উপর নির্ভর করে। একটি সাধারণ দৈনিক পরীক্ষা সময়সূচি হতে পারে:

» কর্মীদের আগমনের পরপর।

» দুপুর বা বিকেলে।

» বন্ধের ঠিক আগে একটি চূড়ান্ত পরীক্ষা।

প্রত্যেকটি পরীক্ষার ফলাফল কাগজে বা ডিজিটাল ফর্মে আনুষ্ঠানিকভাবে রেকর্ড করা উচিত যাতে আইন মানা হয় এবং প্রয়োজনীয় দায়িত্ব পালন করা নিশ্চিত করা যায়।

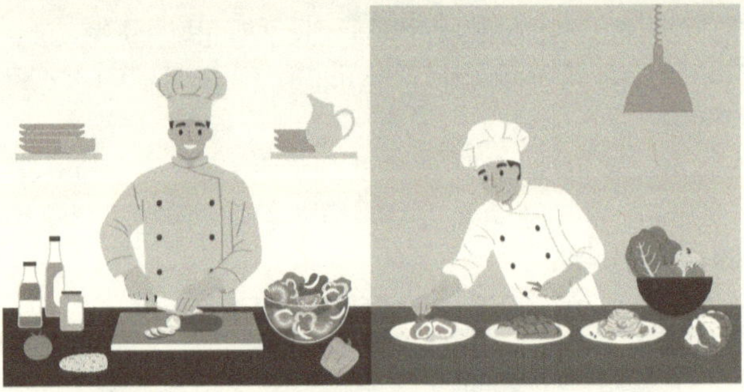

যদি রুটিন পরীক্ষায় দেখা যায় যে প্রক্রিয়া অনুসরণ করা হয়নি, তবে সংশোধনমূলক পদক্ষেপও রেকর্ড করতে হবে। FSA ছোট ক্যাটারিং ব্যবসার জন্য ডাউনলোডযোগ্য প্যাক সরবরাহ করে, যা তাপমাত্রা পরীক্ষা রেকর্ড করার জন্য টেমপ্লেট রেকর্ডিং ফর্ম অন্তর্ভুক্ত করে। আপনার অবস্থানের উপর নির্ভর করে: ইংল্যান্ড এবং ওয়েলস: Safer Food Better Business (www.food.gov.uk) ব্যবহার করুন। উত্তর আয়ারল্যান্ড: Safe Catering (www.food.gov.uk) ব্যবহার করুন। স্কটল্যান্ড: Cook safe (www.foodstandards.govt.scot) ব্যবহার করুন।

আপনি আপনার নিজস্ব রেকর্ডিং ফর্ম ডিজাইন করতে পারেন, তবে সেগুলিতে সঠিক ডকুমেন্টেশন জন্য প্রয়োজনীয় সব বিভাগের অন্তর্ভুক্তি নিশ্চিত করতে হবে। ফর্মগুলি ইলেকট্রনিক বা কাগজে হতে পারে, তবে সেগুলি সুরক্ষিতভাবে সংরক্ষণ করতে হবে।

সাধারণ রেকর্ডিং ফর্মের ধরণগুলি অন্তর্ভুক্ত করতে পারে:

» খাদ্য ডেলিভারি: আগত ডেলিভারিগুলো পর্যবেক্ষণের জন্য।
» ফ্রিজ/কোল্ড রুম/ডিসপ্লে চিল তাপমাত্রা: যন্ত্রপাতির তাপমাত্রা পর্যবেক্ষণের জন্য (ফ্রিজারের কার্যক্রমসহ)।
» রান্না/ঠান্ডা করা/পুনরায় গরম করা: এই প্রক্রিয়াগুলোর সময় তাপমাত্রা পরীক্ষা করার জন্য।
» হট হোল্ড/ডিসপ্লে: প্রদর্শিত খাবারের তাপমাত্রা পর্যবেক্ষণ করার জন্য।
» স্বাস্থ্যবিধি পরিদর্শন চেকলিস্ট: স্থাপনা পরিদর্শনের জন্য।
» হাইজিন প্রশিক্ষণ: কর্মীদের প্রশিক্ষণ ট্র্যাক করার জন্য।
» কাজ করার উপযোগিতা মূল্যায়ন: কর্মীদের স্বাস্থ্য এবং আচরণ পর্যবেক্ষণ করার জন্য।
» অল-ইন-ওয়ান ফর্ম: প্রথম চারটি ফর্মের পরিবর্তে ব্যবহার করা যেতে পারে।
» কাস্টমার ডেলিভারি রেকর্ড: গ্রাহকদের কাছে খাদ্য ডেলিভারি পর্যবেক্ষণ করার জন্য।

মূল্যায়ন

প্রশ্ন ১.নিচের কোনটি ক্যাটারিংয়ে ব্যবহৃত এক ধরনের থার্মোমিটার নয়?

i. ওভেন-নিরাপদ ডায়াল করুন
ii. পপ আপ
iii. ডিজিটাল তাৎক্ষণিক-পঠন
iv. Subm মূল্যায়ন

প্রশ্ন ২. নিচের কোনটি ক্যাটারিং ব্যবসার জন্য FSA-প্রদত্ত প্যাক নয়?

i. নিরাপদ ক্যাটারিং
ii. নিরাপদ রান্নাঘর
iii. কুকসেফ
iv. নিরাপদ খাদ্য ভাল ব্যবসা

সত্য বা মিথ্যা

প্রশ্ন ৩. আপনার খাদ্য উৎপাদন ব্যবস্থার সব পর্যায়ে খাদ্যের তাপমাত্রা পরীক্ষা করা উচিত।

» সত্য
» মিথ্যা

সারাংশ

এই মডিউলে, আমরা আলোচনা করেছি যে খাদ্য তাপমাত্রা খাদ্য উৎপাদনের সমস্ত পর্যায়ে পর্যবেক্ষণ করা উচিত, যেখানে সুপারভাইজাররা সাধারণত এই প্রক্রিয়ার দায়িত্বে থাকেন।

মূল পয়েন্টগুলি অন্তর্ভুক্ত করে:

» ফ্রিজের তাপমাত্রা প্রতিদিন অন্তত দুইবার পরীক্ষা করা উচিত, যেখানে সকালবেলার পরীক্ষা সবচেয়ে গুরুত্বপূর্ণ।

» বিভিন্ন কাজের জন্য বিভিন্ন ধরনের থার্মোমিটার পাওয়া যায়, তবে সবগুলিকেই প্রস্তুতকারকের নির্দেশনা অনুযায়ী ব্যবহার করতে হবে।

» স্বয়ংক্রিয় সিস্টেম খাদ্য এবং যন্ত্রপাতির তাপমাত্রা পর্যবেক্ষণ করতে পারে, তবে ছোট ব্যবসাগুলি এখনও কাগজ বা ইলেকট্রনিক রেকর্ড ব্যবহার করতে পারে।

» ঠান্ডা ইউনিটের ভিতরের বায়ু তাপমাত্রা একরকম নয় এবং এটি কঠোর শর্তে পর্যবেক্ষণ করা উচিত।

খাদ্য পচন এবং সংরক্ষণ

ভূমিকা

খাদ্য পচন একটি প্রধান উৎস খাদ্যজনিত রোগের। সুপারভাইজারদের নিশ্চিত করতে হবে যে ব্যবসার খাদ্য মানবভোজ্য থাকুক। আসুন দেখি কীভাবে পচনশীল খাদ্য চিহ্নিত এবং প্রতিরোধ করা যায়–ডেলিভারি থেকে প্লেট পর্যন্ত।

এই মডিউলে আমরা নিম্নলিখিত বিষয়গুলি আলোচনা করব:

» পচন

» পচে যাওয়া খাদ্য চিহ্নিত করা

» পচন প্রতিরোধ করা

» কাঁচামাল ডেলিভারি এবং আনলোডিং

» মোড়ানো এবং প্যাকেজিং

» অযোগ্য খাদ্য এবং ক্ষতিগ্রস্ত স্টক

» গ্রিনহাউস প্রভাব

» স্টক রোটেশন

» কোড

» ট্রেসেবিলিটি

» ড্রাই-গুডস স্টোর

» খাদ্য সংরক্ষণ

পচন

পচন হল অধিকাংশ খাদ্য বর্জ্য এবং খাদ্যজনিত রোগের কারণ। এটি মোল্ড, ইস্ট এবং ব্যাকটেরিয়া, শুষ্কতা বা অস্বাদু তরল শোষণের ক্রিয়া বর্ণনা করে। আসুন দেখি কীভাবে পচন চিহ্নিত এবং প্রতিরোধ করা যায়।

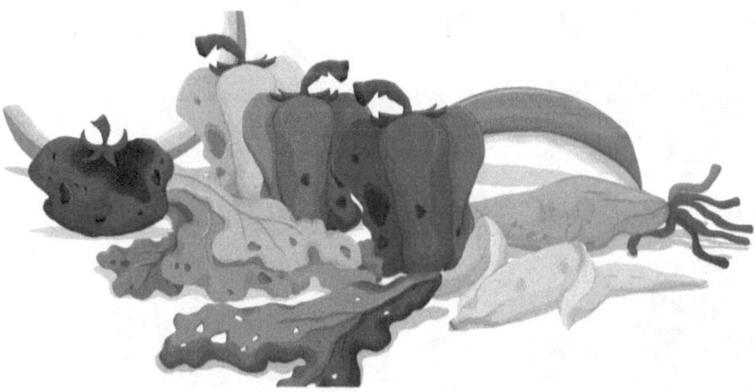

পচে যাওয়া খাদ্য চিহ্নিত করা:

পচে যাওয়া খাদ্য সাধারণত তার গন্ধ, চেহারা, বা টেক্সচার দ্বারা চিহ্নিত করা যায়। সাধারণ চিহ্নগুলি অন্তর্ভুক্ত করে:

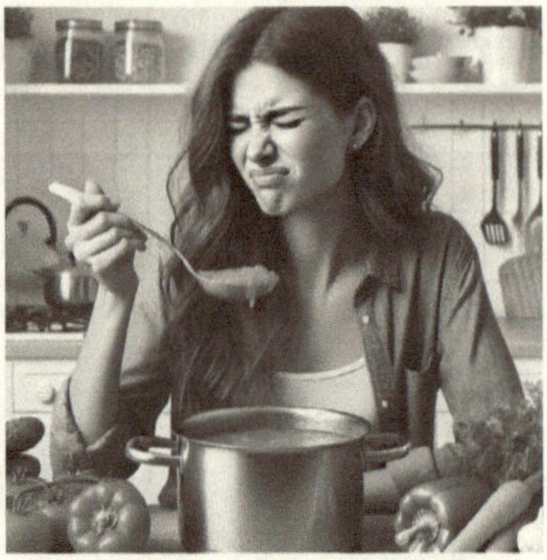

» স্লাইম
» মোল্ড
» রং পরিবর্তন
» খারাপ গন্ধ
» তুষারের ক্ষতি
» প্যাকেজিংয়ের ক্ষতি
» ভাসমান ডিম
» টিনের ডেন্ট বা ফুলে ওঠা
» কাচের জারে বুদবুদ
» শক্ত "মাছের" গন্ধ

অর্গানোলেপ্টিক চেকস

অর্গানোলেপ্টিক চেকস (অথবা সেন্স চেকস) খাদ্য গুণমান মূল্যায়ন করার জন্য আমাদের পাঁচটি অনুভূতি ব্যবহার করে। খাদ্য শিল্পে এই ধরনের চেক ব্যবহার করা হয় খাদ্য উৎপাদন প্রক্রিয়া চলাকালে খাদ্যের তাজত্ব পরীক্ষা করার জন্য।
পরীক্ষার জন্য চারটি প্রধান উপাদান: গন্ধ, স্বাদ, টেক্সচার, দৃশ্যমান চেহারা,

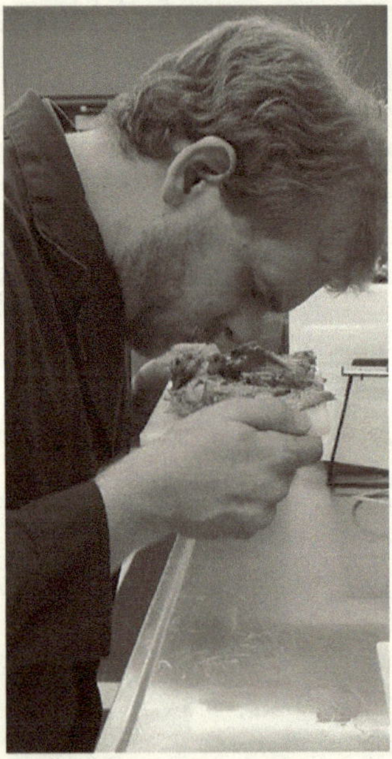

অর্গানোলেপ্টিক পরীক্ষার মধ্যে অন্তর্ভুক্ত থাকে:

» কমপক্ষে ছয়টি পরীক্ষক
» একই আকারের খাদ্য নমুনা
» অবজেকটিভিটি নিশ্চিত করতে পৃথক পরীক্ষক
» পরিষ্কার রান্নাবাটি এবং কাটা যন্ত্র
» ভালভাবে আলোযুক্ত, শান্ত, গন্ধহীন এলাকা
» নমুনাগুলি র্যান্ডম ডিজিট দিয়ে চিহ্নিত
» ব্লাইন্ড টেস্ট
» জিভ পরিষ্কার করার জন্য তাজা পানি

পরীক্ষকরা খাদ্য অ্যালার্জি থাকলে চলবে না এবং তাদের স্বাস্থ্যকর, নো স্মোকিং হওয়া উচিত।

পচন প্রতিরোধ করা:

খাদ্য পচন প্রতিরোধের জন্য ছয়টি প্রধান পদ্ধতি অন্তর্ভুক্ত:

» খাদ্য সঠিক তাপমাত্রায় সংরক্ষণ করা।

» খাদ্য প্যাকেজিং যথাযথ এবং অক্ষত হওয়া নিশ্চিত করা।

» খাদ্য স্বাস্থ্যকরভাবে পরিচালনা করা।

» ভালো ব্যক্তিগত স্বাস্থ্যবিধি অনুসরণ করা।

» একটি পরিচ্ছন্ন কর্মস্থল বজায় রাখা।

» কীটপতঙ্গ নিয়ন্ত্রণ করা।

সঠিক প্যাকেজিং সংরক্ষিত খাদ্যের দীর্ঘস্থায়ীত্বের জন্য অত্যন্ত গুরুত্বপূর্ণ। একবার খোলার পর, খাদ্য অবশ্যই ফ্রিজে রাখা উচিত। ধূমায়িত, পাস্তুরিত বা ভ্যাকুয়াম-প্যাক করা খাদ্যের জন্য স্থায়ী ফ্রিজিং অপরিহার্য। পচা খাদ্য কখনই বিক্রি বা পরিবেশন করা উচিত নয়।

কাঁচামাল ডেলিভারি এবং আনলোডিং:

খাদ্যকে স্বাস্থ্যকরভাবে পরিবহন এবং আনলোড করা উচিত অনুমোদিত সরবরাহকারীদের মাধ্যমে। HACCP-ভিত্তিক FSMS-এ ডেলিভারি প্রোটোকল: ডেলিভারি প্রোটোকলগুলি HACCP-ভিত্তিক খাদ্য নিরাপত্তা ব্যবস্থাপনা সিস্টেমের (FSMS) অংশ হতে হবে, যা সুপারভাইজারদের দ্বারা প্রয়োগ করা হয় এবং যথাযথ পরিশ্রমের জন্য নথিভুক্ত করা হয়। ডেলিভারি যানবাহনগুলি তাদের পরিবহিত খাদ্যের জন্য প্রয়োজনীয় তাপমাত্রা বজায় রাখতে হবে, এবং সমস্ত ডেলিভারি অবশ্যই সঞ্চয়ের আগে দ্রুত পরীক্ষা করা উচিত।

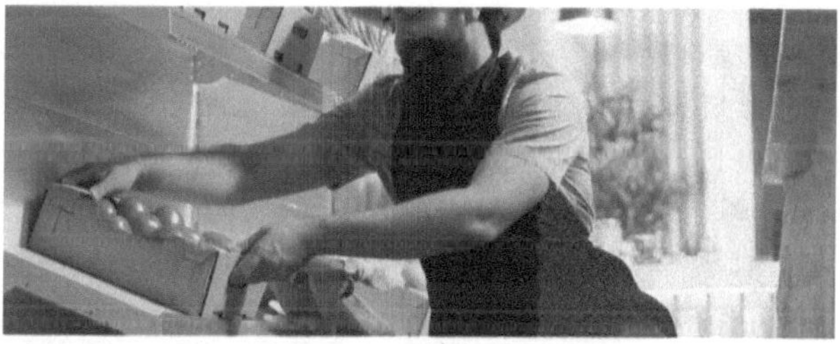

খাদ্য-নির্দিষ্ট ডেলিভারি এবং সংরক্ষণ নির্দেশিকা:

কাঁচা মাংস এবং মুরগি: 0°C তাপমাত্রায় এবং 90% আপেক্ষিক আর্দ্রতায় এক সপ্তাহ পর্যন্ত সংরক্ষণ করা যেতে পারে (প্রক্রিয়াজাত মাংসের জন্য কম সময়)। উন্মুক্ত এবং প্যাকেজ করা মাংসকে একটি জীবাণুমুক্তযোগ্য বাধা বা একক ব্যবহৃত পলিথিন দ্বারা আলাদা করতে হবে। পশুর দেহাবশেষ গাড়ির মেঝে থেকে উপরে ঝুলিয়ে রাখা উচিত, এবং স্তূপীকৃত মাংসের পণ্যগুলিকে ক্লিংফিল্মে ঢেকে বা কাঠের প্যালেটে রাখা উচিত নয়। পশুর অঙ্গগুলি আলাদা পরিষ্কার, জলরোধী কন্টেইনারে পরিবহন করা উচিত। ঠাণ্ডা চেইন অটুট রাখতে হবে, যাতে তাপমাত্রা সর্বদা স্থির থাকে।

ডিম: অনুমোদিত প্যাকিং সেন্টারে ডিমগুলি ডিমে দেওয়ার ১০ দিনের মধ্যে প্যাক করতে হবে। "শ্রেষ্ঠ ব্যবহারের তারিখ" ডিমে দেওয়ার ২৮ দিনের বেশি হতে পারে না। ডিম ২০°C তাপমাত্রায় সংরক্ষণ করতে হবে, সঠিক কোড প্রদর্শন করতে হবে এবং নিয়মিত ঘূর্ণন করতে হবে। ময়লা, ফাটানো বা মেয়াদোত্তীর্ণ ডিম ফেলে দিন।

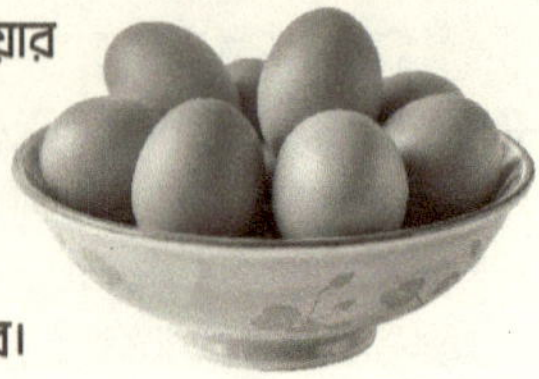

মাংস পি, পেস্টি এবং সসেজ রোলস: ৭°C তাপমাত্রায় সংরক্ষণ করুন এবং দুই দিনের মধ্যে ব্যবহার করুন। যদি সংরক্ষক থাকে, ৫°C বা তার নিচে সংরক্ষণ করুন।

ফল এবং শাকসবজি: কাটা বা ছেঁড়া ফল-মূলের প্রোডাক্ট ফ্রিজে সংরক্ষণ করুন। ট্রপিক্যাল ফলগুলিকে ১০-১৩°C তাপমাত্রায় সংরক্ষণ করুন যাতে শীতজনিত ক্ষতি প্রতিরোধ হয়।

আইসক্রিম: -১২°C তাপমাত্রায় পরিবহন করুন, কাঁচা খাবারের থেকে আলাদা রাখুন। যদি গলতে থাকে, তাহলে ফেলে দিন।

দুধ এবং ক্রিম: পরিবহন এবং সংরক্ষণকালে ৫°C বা তার নিচে ফ্রিজে রাখুন।

ময়দা এবং সিরিয়াল: স্টেইনলেস স্টীল কনটেইনারে টাইট ফিটিং ঢাকনা দিয়ে পরিবহন করুন অথবা যদি বস্তায় থাকে, তবে মেঝে থেকে উঁচুতে রাখতে হবে যাতে আর্দ্রতা না আসে।

ক্যানড ফুড: শুকনো, ভালভাবে বায়ুচলাচলযুক্ত স্থানে সংরক্ষণ করুন। ক্ষতিগ্রস্ত বা মেয়াদোত্তীর্ণ ক্যান ফেলে দিন।

প্যাকেজিং এবং মোড়ানো:

প্যাকেজিং খাবারের থেকে আলাদা, শুকনো এবং পরিষ্কার স্থানে সংরক্ষণ করুন।

ক্লিংফিল্ম: ক্লিংফিল্ম পুনরায় ব্যবহার করা এড়িয়ে চলুন এবং এটি গরম পরিবেশে রাখতে হবে না, যেখানে এটি খাবারের মধ্যে গলে যেতে পারে।

ভ্যাকুয়াম-প্যাকড খাবার: ফ্রিজে রাখুন এবং যদি প্যাকেজিং ক্ষতিগ্রস্ত বা ফুটো হয়, তবে তা ফেলে দিন।

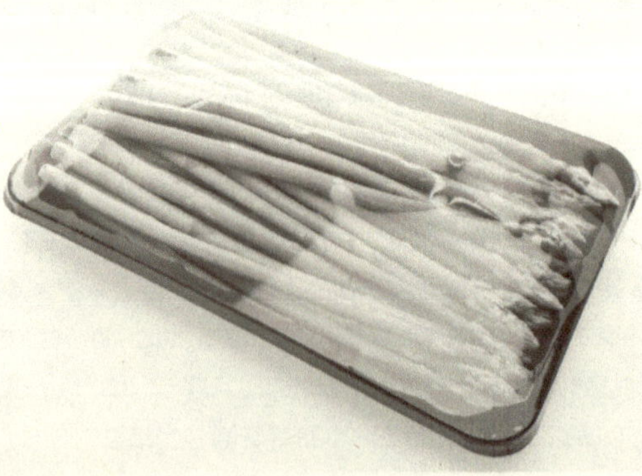

অযোগ্য খাবার এবং ক্ষতিগ্রস্ত স্টক:

অযোগ্য বা ক্ষতিগ্রস্ত খাবার আলাদা করে চিহ্নিত করুন "বিক্রয়ের জন্য নয়" হিসেবে এবং সঠিকভাবে ফেলে দিন।

গ্রীনহাউস প্রভাব:

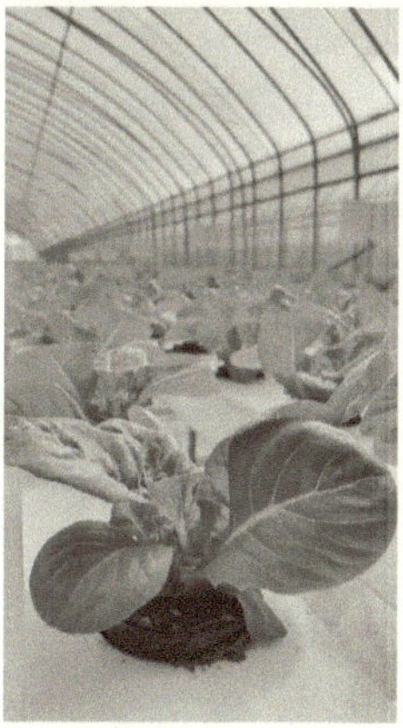

খাবার সরাসরি রোদে বা কাচের নিচে সংরক্ষণ করা এড়িয়ে চলুন, কারণ তাপ জমে ব্যাকটেরিয়ার বৃদ্ধি বাড়াতে পারে, বিশেষ করে ফ্লুরোসেন্ট লাইটের নিচে বা যেখানে যথাযথ বায়ু চলাচল নেই এমন এলাকায়।

স্টক রোটেশন:

» খাদ্য সুরক্ষা ব্যবস্থাপনার জন্য এটি অপরিহার্য। ফ্রিজে সংরক্ষিত খাবার প্রতিদিন এবং অন্যান্য আইটেম সপ্তাহে একবার চেক করুন।

» স্টক রোটেশনের জন্য ফার্স্ট ইন, ফার্স্ট আউট (FIFO) সিস্টেম অনুসরণ করুন।

কোডস:

"ব্যবহার করার তারিখ" ছাড়া খাবারের জন্য কাস্টম কোডিং সিস্টেম (যেমন, রঙিন স্টিকার) তৈরি করুন। মেয়াদ উত্তীর্ণ পণ্য আলাদা করে চিহ্নিত করুন এবং স্পষ্টভাবে লেবেল করুন, পরে তা ফেলে দিন। "শ্রেষ্ঠ ব্যবহারের তারিখ" পেরোনো খাবার আইনত বিক্রি করা যেতে পারে যদি গ্রাহকরা অবহিত হন।

ট্রেসেবিলিটি:

সব খাবার ট্রেসযোগ্য হতে হবে, যার মধ্যে ডেলিভারি তারিখ, উৎস এবং গন্তব্যের রেকর্ড থাকতে হবে। যে সব পণ্যের সঠিক লেবেলিং নেই, তা প্রত্যাহার করুন এবং স্থানীয় কর্তৃপক্ষের পরিবেশ স্বাস্থ্য কর্মকর্তাদের (EHO) কাছে রিপোর্ট করুন।

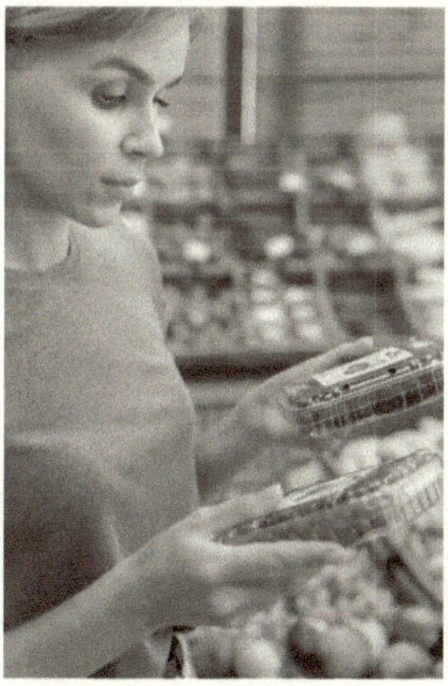

শুকনো মালামাল সংরক্ষণ:

এটি পরিষ্কার, শুষ্ক, ভাল আলোযুক্ত এবং ১০-১৫°C তাপমাত্রায় বজায় রাখা উচিত, সাথে ভাল বায়ুপ্রবাহ নিশ্চিত করতে হবে। পোকামাকড়ের ওপর কঠোর নিয়ন্ত্রণ রাখতে হবে এবং খাদ্যগুলোকে পোকামাকড়-প্রুফ কনটেইনারে সংরক্ষণ করতে হবে, শক্তিশালী গন্ধযুক্ত খাদ্য বা অখাদ্য পণ্যের কাছ থেকে দূরে রাখুন।

খাবার সংরক্ষণের পদ্ধতি:

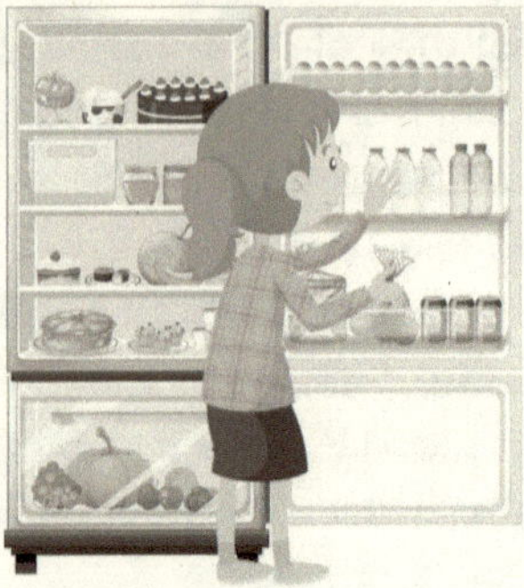

খাবার সংরক্ষণের জন্য প্রধান ছয়টি পদ্ধতি হল:

1. কম তাপমাত্রা
2. তাপ
3. শুষ্কীকরণ
4. রাসায়নিক সংরক্ষণকারী
5. শারীরিক পদ্ধতি
6. বিকিরণ

কম তাপমাত্রা দ্বারা খাবার সংরক্ষণ:

ফ্রীজিংয়ের উপরে (1-5°C, কখনও কখনও -1 থেকে 8°C):

» ব্যাকটেরিয়া বৃদ্ধির গতি ধীর করে, বিশেষ করে উচ্চ ঝুঁকির খাবারে।

ফ্রীজিংয়ের নিচে:

» এনজাইম কার্যকলাপ এবং ব্যাকটেরিয়ার বৃদ্ধি থামিয়ে দেয়।

» কিছু শাকসবজির জন্য, ফ্রীজ করার আগে ব্লাঞ্চিং প্রয়োজন যাতে এনজাইমের ক্ষতি প্রতিরোধ করা যায়।

ফ্রীজিং সিস্টেম:

» এয়ার-ব্লাস্ট: ফুড ট্রলিগুলোর উপর বাতাস দিয়ে ফ্রীজ করা।

» সোলিড কন্টিনিউয়াস বেল্ট: ট্রেতে বাতাস চালনা -30°C থেকে -40°C তাপমাত্রায়।

» প্লেট ফ্রীজিং: ফ্ল্যাট খাবারের চারপাশে রেফ্রিজারেন্ট চালনা করা।

» ফ্লুইডাইজড বেড: একটি পারফোরেটেড বেল্টে এককভাবে খাবার ফ্রীজ করা।

» ক্রায়োজেনিক ফ্রীজিং: তরল নাইট্রোজেন দ্বারা খাবার আচ্ছাদিত করা।

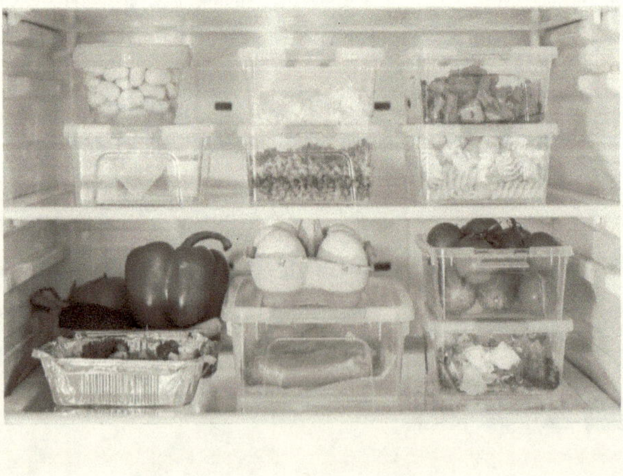

উচ্চ তাপমাত্রা দ্বারা খাবার সংরক্ষণ:

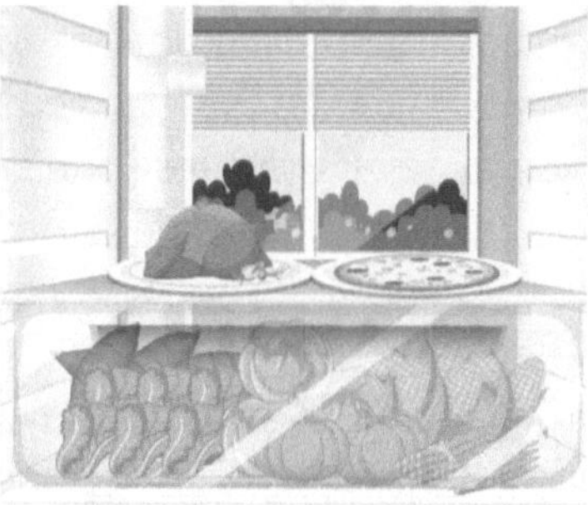

পেস্টুরাইজেশন: লিকুইডগুলোকে <100°C পর্যন্ত তাপিত করা (যেমন, দুধ 75°C তে 15 মিনিট তাপিত করা) ব্যাকটেরিয়া মারার জন্য।

স্টেরিলাইজেশন: 100°C তাপমাত্রায় বাষ্প ব্যবহার করা, সাধারণত প্রস্তুত খাওয়ার জন্য খাবারে ব্যবহৃত হয়। এটি স্বাদ, গঠন এবং পুষ্টি উপাদানের উপর প্রভাব ফেলতে পারে।

আল্ট্রা হিট ট্রিটমেন্ট (UHT): দুধ 135°C তে এক সেকেন্ড তাপিত করা, রেফ্রিজারেশন ছাড়া shelf life বৃদ্ধি করা।

রান্না: ব্যাকটেরিয়া ধ্বংস করার সবচেয়ে সাধারণ পদ্ধতি। খাবারটি 75°C তে পৌঁছাতে হবে। অতিরিক্ত রান্না খাবারের গুণগত মান কমিয়ে দেয়।

উনুনে সিদ্ধ করা: 100°C তে অধিকাংশ ব্যাকটেরিয়া এবং কিছু টক্সিন ধ্বংস করে।

ব্লাঞ্চিং: গরম পানি বা বাষ্পের সংক্ষিপ্ত প্রয়োগে শাকসবজি জীবাণুমুক্ত করা হয়, পরবর্তী প্রক্রিয়াকরণের আগে।

ক্যানিং: টিনগুলিকে 121°C তে তিন মিনিট তাপিত করা, বাষ্প দ্বারা জীবাণুমুক্ত করা এবং ক্লোরিনেটেড পানিতে শীতল করা।

ডিহাইড্রেশন:

খাদ্যের পানির পরিমাণ কমানো বা অপসারণ করা।
সাধারণ পদ্ধতিগুলি হল:

- সূর্য দিয়ে শুকানো
- গরম/গরম বাতাস ব্যবহার করা
- স্প্রে ড্রাইং
- রোলার ড্রাইং
- অ্যাক্সিলারেটেড ফ্রীজ ড্রাইং:

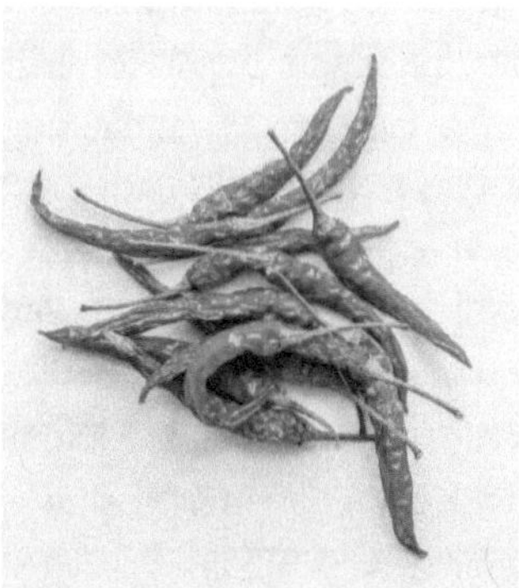

খাবার দ্রুতভাবে ফ্রিজ করা হয়, তারপর ভ্যাকুয়ামে রাখা হয় এবং মৃদু গরম করা হয়; বরফটি জলীয় বাষ্প হিসেবে বাষ্পীভূত হয়ে বেরিয়ে যায় (এটিকে "সাবলাইমেশন" বলা হয়)।

রাসায়নিক পদ্ধতিতে খাবার সংরক্ষণ:

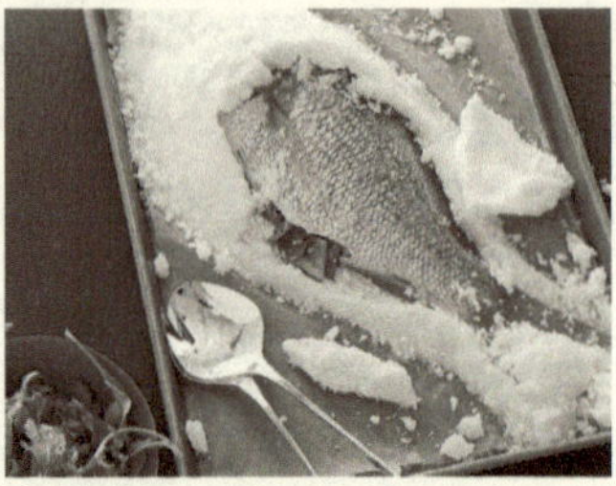

লবণ: লবণ ব্যাকটেরিয়ার বৃদ্ধি ধীর করে, তাদের কোষ থেকে পানি টেনে নিয়ে আসে। শুকনো খাবার লবণ বা ডুবানো জলীয় লবণ দিয়ে সংরক্ষিত করা হয়। তবে এটি স্ট্যাফাইলোকক্কাসকে প্রতিরোধ করে না, যা সংরক্ষিত মাংস থেকে সংক্রামিত হতে পারে।

নাইট্রেটস এবং নাইট্রাইটস: মাংসের শুষ্ক করার সময় রঙ ধরে রাখতে এবং পচন প্রতিরোধ করতে সহায়ক। এটি বোটুলিনাম স্পোরের অঙ্কুরোদগম প্রতিরোধ করে। **চিনি:** 65% এর বেশি চিনির ঘনত্ব পানি সরিয়ে ফেলে এবং মাইক্রোবিয়াল বৃদ্ধি ধীর করে।

সালফার ডাই অক্সাইড / সালফাইট: একটি অ্যান্টিঅক্সিডেন্ট এবং ব্যাকটেরিয়ার বৃদ্ধি প্রতিরোধক হিসাবে তরল, গ্যাস বা লবণ হিসেবে ব্যবহৃত হয়। **পিকলিং/ অ্যাসিডিফিকেশন:** এটি একটি অ্যানারোবিক ফারমেন্টেশন প্রক্রিয়া যেখানে খাবারটি pH 4.5 এর নিচে অ্যাসিডিফাইড হয়, যাতে ব্যাকটেরিয়া বৃদ্ধি বন্ধ হয়। **সোডিয়াম এবং ক্যালসিয়াম প্রোপিওনেট:** লো-অ্যাসিড খাবারে মোল্ড বৃদ্ধি প্রতিরোধ করতে ব্যবহৃত হয়। **অ্যান্টিবায়োটিক:** চিজ এবং টিনজাত পণ্যগুলিতে অ্যান্টিব্যাকটেরিয়াল এবং তাপ-প্রতিরোধী গুণাবলীর জন্য ব্যবহৃত হয়। ফারমেন্টেশন: ব্যাকটেরিয়া এবং ইস্টের ক্রিয়াকলাপের মাধ্যমে ঘটে।

শারীরিক পদ্ধতিতে খাবার সংরক্ষণ:

খাদ্য শুধুমাত্র এর পরিবেশ পরিবর্তন করে বা শারীরিক পরিবর্তনের পদ্ধতি ব্যবহার করে সংরক্ষণ করা যেতে পারে। **নিয়ন্ত্রিত বায়ুমণ্ডল:** খাদ্যের চারপাশের বায়ুমণ্ডল পরিবর্তন করে এটিকে প্যাথোজেনের জন্য অনুপযুক্ত করা হয়। **ভ্যাকুয়াম প্যাকিং:** এটি "মডিফাইড অ্যাটমোস্ফিয়ার প্যাকিং" বা ভ্যাকুয়াম সিলিং নামেও পরিচিত। এই পদ্ধতিতে বায়ুর অক্সিজেন সরিয়ে বায়ুরোধী প্যাকেজিং তৈরি করা হয়। কার্বন ডাই অক্সাইড বা নাইট্রোজেনের মাত্রাও বাড়ানো যেতে পারে। **অক্সিজেনের সীমাবদ্ধতা:** ভ্যাকুয়াম প্যাকিং চলাকালীন অক্সিজেন সম্পূর্ণরূপে সরানো হয় না, যা কখনও কখনও অ্যানারোবিক ব্যাকটেরিয়ার বৃদ্ধি হতে দিতে পারে। রেফ্রিজারেশন এটি প্রতিরোধ করতে সাহায্য করে। **ধূমায়ন:** খাবারকে হার্ডউডের ধোঁয়ার সংস্পর্শে আনা হয়, যা এর পৃষ্ঠ শুকিয়ে দেয় এবং ব্যাকটেরিসাইড যোগ করে, বিশেষ করে লবণ দেওয়া বা আচার করার পরে। **ঠান্ডা ধূমায়িত খাদ্য:** কাঁচা হিসেবে বিবেচিত হয়। গরম ধূমায়িত খাদ্য: উচ্চ ঝুঁকিপূর্ণ। **খাদ্য বিকিরণ:** ব্যাকটেরিয়া মেরে ফেলার জন্য খাদ্যকে বিকিরণের (radiation) সংস্পর্শে আনা হয়। বিকিরণ ভিটামিন ধ্বংস করে, তবে এনজাইমের উপর প্রভাব ফেলে না। যুক্তরাজ্যে খাদ্য প্যাকেজিংয়ে অবশ্যই উল্লেখ থাকতে হবে যে খাদ্যটি বিকিরণ করা হয়েছে, যদিও এটি ক্ষতিকারক নয় বলে বিবেচিত হয়।

মূল্যায়ন

প্রশ্ন ১: নিম্নলিখিত কোনটি প্রধান খাদ্য সংরক্ষণ পদ্ধতি নয়?

i. কম তাপমাত্রা
ii. উচ্চ তাপমাত্রা
iii. ডিহাইড্রেশন
iv. সেচ (Irrigation)

প্রশ্ন ২: নিম্নলিখিত কোনটি খাদ্য পচন সৃষ্টি করতে দায়ী অণুপ্রাণী নয়?
ইস্ট

i. ব্যাকটেরিয়া
ii. মাছ
iii. পরজীবী
iv. সত্য বা মিথ্যা

প্রশ্ন ৩: পচন খাদ্য-বাহিত রোগের সবচেয়ে বড় কারণ নয় - সত্য না মিথ্যা?

» সত্য
» মিথ্যা

সারাংশ:

এই মডিউলে, আমরা খাদ্য পচন প্রতিরোধ এবং সংরক্ষণ পদ্ধতি শিখেছি যা premises এবং ট্রানজিটে
ব্যবহৃত হয়।

আমরা শিখেছি:

» পচন হওয়ার সাধারণ লক্ষণগুলি এবং সেগুলি কিভাবে চিহ্নিত করতে হয়।
» অর্গানোলেপটিক চেকস, যেখানে মানুষ তাদের ইন্দ্রিয় ব্যবহার করে পচন সনাক্ত করে।
» উচ্চ-ঝুঁকির খাদ্য সরবরাহ এবং খোলার সময় সেগুলি সুরক্ষিত রাখার জন্য প্রয়োজনীয় তাপমাত্রা।
» ট্রেসেবিলিটি, ডেটিং, লেবেলিং এবং স্টক রোটেশন এর গুরুত্ব।
» বিভিন্ন খাদ্য সংরক্ষণ পদ্ধতি এবং সেগুলির কার্যকারিতা।

খাদ্য প্রাঙ্গণ এবং সরঞ্জাম: ডিজাইন এবং নির্মাণ

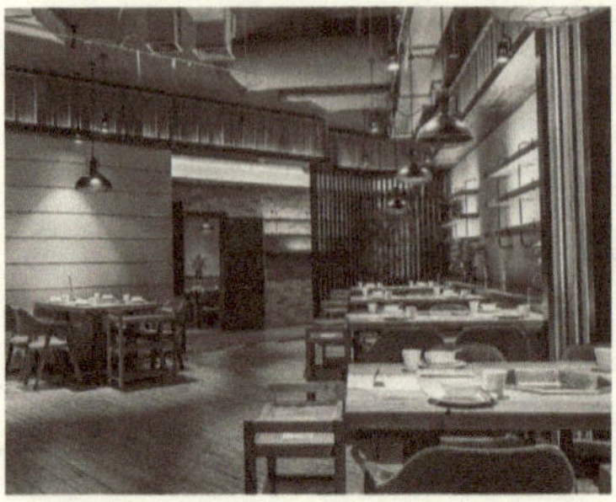

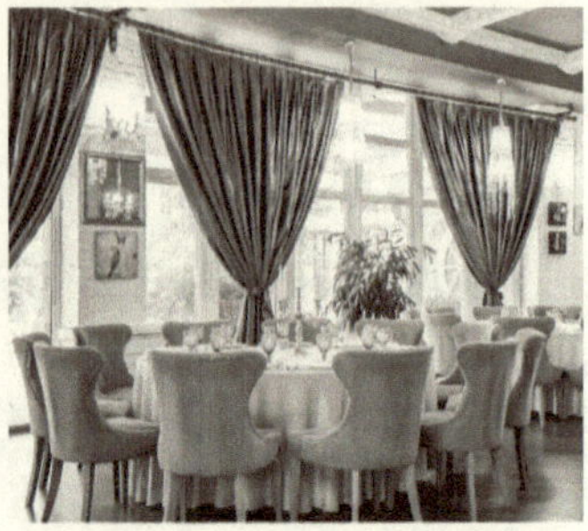

এই মডিউলে, আমরা নিম্নলিখিত বিষয়গুলো নিয়ে আলোচনা করব:

- » উপযুক্ত স্থান নির্বাচন
- » ডিজাইনের সাধারণ নীতি
- » খাদ্য প্রাঙ্গণের নির্মাণ
- » সরঞ্জামের ডিজাইন এবং নির্মাণ
- » প্রাঙ্গণ এবং সরঞ্জামের রক্ষণাবেক্ষণ

উপযুক্ত স্থান নির্বাচন

একটি ক্যাটারিং ব্যবসা সাধারণত পূর্ব-নির্মিত প্রাঙ্গণে স্থাপন করা হয়, তবে এটি নতুন বিল্ডিংয়ে হতে পারে। যাই হোক না কেন, এটি বেশ কয়েকটি মৌলিক প্রয়োজনীয়তায় পূর্ণ হওয়া উচিত, যার উপর তার কাঠামো এবং সেবাসমূহ ভিত্তি করা যেতে পারে।

এটি যথেষ্ট গ্যাস এবং/অথবা বিদ্যুৎ, আলো, জল সরবরাহ, শৌচাগার এবং ধোয়ার সুবিধা থাকতে হবে এবং এগুলোর সব কিছু সহজে অ্যাক্সেসযোগ্য হতে হবে যাতে এগুলির সমন্বয় এবং মেরামত করা যায়।

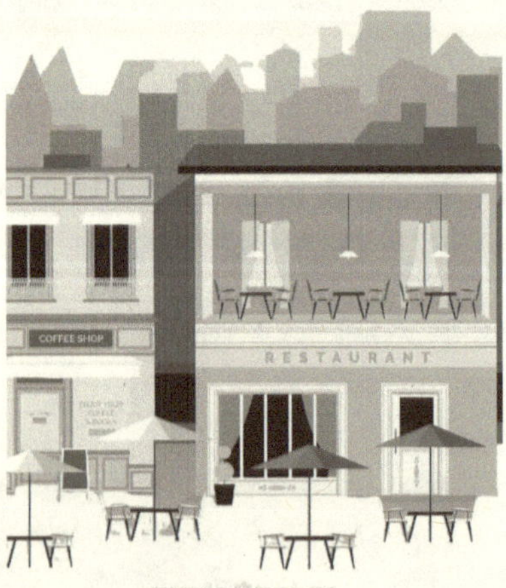

এটি পোকামাকড় মুক্ত, সঠিকভাবে বায়ুচলাচল হওয়া উচিত, নিরাপদ হতে হবে এবং বন্যার প্রবণতা ছাড়াও এতে কোন অগ্রহণযোগ্য গন্ধ, রাসায়নিক দূষণ, ধুলো বা আর্দ্রতা থাকা উচিত নয়। এর আশপাশের প্রতিবেশীদের জন্য এটি অত্যধিক শব্দ তৈরি করা উচিত নয়।

ডিজাইনের সাধারণ নীতি

ক্যাটারিং প্রাঙ্গণগুলি যাতে তাদের স্বাস্থ্যবিধি এবং পরিষেবার মান বজায় রাখতে সক্ষম হয়, সেজন্য বেশ কয়েকটি সার্বিক ডিজাইন নীতি অনুসরণ করা উচিত।

এই নীতিগুলি হল:

» পরিষ্কার এবং ময়লা প্রক্রিয়ার আলাদা করা: রান্নার পূর্ব এবং পরবর্তী এলাকা এবং প্যাকেজিং অপসারণ এলাকা সহ।

» দূষণ এবং ক্রস-কন্ট্যামিনেশন প্রতিরোধ: শারীরিক, জীববৈজ্ঞানিক এবং রাসায়নিক সম্ভাবনাগুলি বিবেচনা করা এবং এগুলি প্রতিরোধ করা।

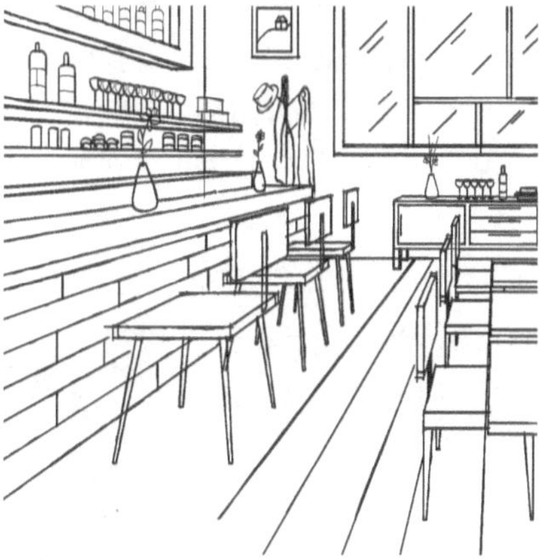

» রৈখিক কর্মপ্রবাহ: কাঁচামাল থেকে সম্পন্ন পণ্য পর্যন্ত, যাতে ক্রস-কন্ট্যামিনেশন এবং উপকরণ, খাদ্য কন্টেইনার, সরঞ্জাম, প্যাকেজিং, অপচয় এবং কর্মীদের যাত্রা সীমিত হয়।

» ব্যবসার প্রয়োজনীয়তা অনুযায়ী উপযুক্ত স্বাস্থ্যবিধি এবং পরিষ্কার সুবিধা: সংশ্লিষ্ট কাজের এলাকাগুলির সাথে সম্পর্কিত।

» সর্বস্তরে এবং সব এলাকায় তাপমাত্রা নিয়ন্ত্রণ।

» সহজে পরিষ্কারযোগ্য প্রাঙ্গণ।

» পোকামাকড়ের প্রবেশের অভাব।

» বাহ্যিক এলাকা সঠিকভাবে নির্মিত এবং নিষ্কাশিত হওয়া উচিত।

» কর্মচারীদের সুবিধা যথেষ্ট হওয়া উচিত (ক্লোকরুম, ক্যানটিন, প্রথম চিকিৎসা ইত্যাদি)।

খাদ্য প্রাঙ্গণের নির্মাণ

নির্মাণ সামগ্রী সঠিকভাবে নির্বাচিত এবং স্থাপন করা উচিত এবং এটি বিষাক্ত নয়, রক্ষণাবেক্ষণ করা সহজ, শক্তিশালী এবং পরিষ্কার হওয়া উচিত, যাতে খাবারের শারীরিক দূষণ প্রতিরোধ করা যায়।

(ছাদ) ছাদ বিভিন্ন ধরনের হতে পারে:

» নালীপথ এবং তারগুলি আড়াল করার জন্য ঝুলন্ত সিলিং

» অ্যালুমিনিয়াম-ব্যাকড ফাইবারবোর্ড।

» সলিড ছাদ: এটি অবশ্যই ভালভাবে বায়ুচলাচল হওয়া উচিত, আগুন প্রতিরোধী, মসৃণ এবং হালকা রঙের হওয়া উচিত, সংযোগস্থলে কোণযুক্ত এবং সহজে পরিষ্কারযোগ্য ফিনিশ থাকা উচিত।

ভেন্টিলেশন গ্রিলস, ক্যানোপি, এবং এক্সট্র্যাক্টর ফ্যান প্রয়োজন হলে অবশ্যই প্রদান করা উচিত। ছাদের উচ্চতা এমন হওয়া উচিত যাতে কর্মীরা এবং সমস্ত সম্ভাব্য কাজের জন্য পর্যাপ্ত স্থান থাকে।

দেয়াল

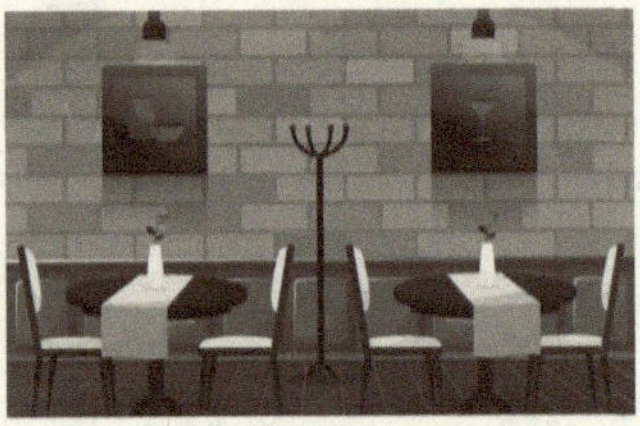

খাদ্য প্রাঙ্গণে দেয়ালগুলি অজানি, ফ্লেক না হওয়া, মসৃণ, পরিধান-প্রতিরোধী, হালকা রঙের, অভ্যন্তরীণ সলিড এবং সহজে পরিষ্কার এবং জীবাণুমুক্ত করার উপযোগী হতে হবে। সারফেসের উদাহরণ:, ফাঙ্গাস-প্রতিরোধী রঙ, গ্লেজড টাইলিং, ফাইবারগ্লাস, প্লাস্টিক, স্টেইনলেস স্টিল, গ্যালভানাইজড অ্যালুমিনিয়াম, রাবারাইজড রঙ ব্রিকওয়ার্কের উপরে

যদি ট্রলি ব্যবহৃত হয়, তবে ক্র্যাশ রেল স্থাপন করা উচিত। পাইপওয়ার্ক দেয়ালের ১৫০ মিমি উপরে রাখা উচিত, যাতে কার্যকরভাবে পরিষ্কার করা যায়, এবং এটি পোকামাকড়-প্রতিরোধী গর্তের মাধ্যমে পাস করানো উচিত।

জানালা ও দরজা

জানালাগুলি আদর্শভাবে উত্তরমুখী হওয়া উচিত যাতে ঝলকানি কমানো যায় বা তাপ কমানোর জন্য রঙিন করা যায়। উইন্ডোগুলিকে খোলার জন্য উপযুক্ত হওয়া উচিত যাতে:, বায়ুপ্রবাহ নিশ্চিত করা যায়, আর্দ্রতা এবং কনডেন্সেশন কমানো যায়, পরিষ্কারে সহায়ক হয়, ফ্লাই স্ক্রীন স্থাপন করা যায়

দরজাগুলি টাইট-ফিটিং, স্বয়ংক্রিয়ভাবে বন্ধ হওয়া এবং সহজে পরিষ্কারযোগ্য হওয়া উচিত। স্বিং দরজা কিক প্লেট সহ আরো হাইজিনিক এবং টেকসই, এবং স্পষ্ট প্লাস্টিক স্ট্রিপ পোকামাকড় বাইরে রাখতে সহায়ক হতে পারে।

ফ্লোর

ফ্লোরগুলি কঠিন, অস্লিপ, অবসরকরণযোগ্য, পরিষ্কারযোগ্য এবং সোজা হওয়া উচিত। আদর্শভাবে, অ্যাসিড, তেল এবং লবণ প্রতিরোধী পৃষ্ঠতল ব্যবহার করা উচিত। ১:৬০

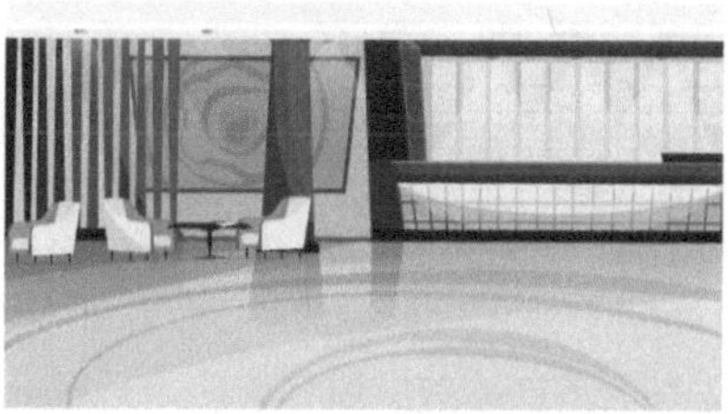

অনুপাতের ঢাল এবং এনক্লোজড ড্রেনেজ এর জন্য গাটার ব্যবস্থা ভাল।

প্রয়োজনীয় পৃষ্ঠতল নন-পোরাস হওয়া উচিত এবং এর মধ্যে অন্তর্ভুক্ত রয়েছে:

ইপক্সি রেজিন ,স্লিপ-প্রতিরোধী কোয়ারি বা সিরামিক টাইলস, ভিনাইল শিটিং, গ্রানোলিথিক ফ্লোরিং, ওয়েল্ডেড অ্যান্টি-স্লিপ

ফ্লোরে কখনও ছাই বা কাঠের গুড়ো ব্যবহার করবেন না।

পরিষেবা

গ্যাস সরবরাহ

গ্যাসের পাইপগুলি মেঝে থেকে পরিষ্কার রাখা উচিত এবং পরিষ্কার করার সময় সরানোর সুবিধার্থে নমনীয় সংযোগ ব্যবহার করতে হবে।

বৈদ্যুতিক সরবরাহ

নিম্নলিখিত বিষয়গুলি নিশ্চিত করা উচিত:

» ব্যবহৃত যন্ত্রপাতির জন্য পর্যাপ্ত বিদ্যুৎ এবং প্লাগ।

» পাওয়ার সার্কিটে কাট-আউট সুইচ।

» ফ্লাশ-ফিটেড, জলরোধী সুইচ।

» পানির সরবরাহ

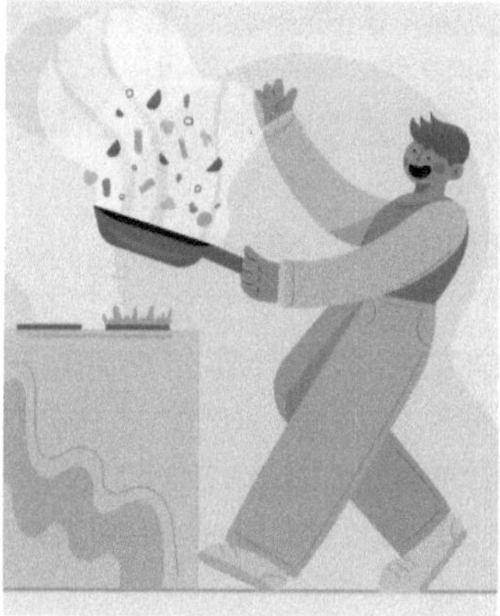

পানির সরবরাহে অন্তর্ভুক্ত করা উচিত:

» মূল লাইন থেকে ঠান্ডা, ক্লোরিনযুক্ত পানীয়জল।

» কমপক্ষে ৬০°সে তাপমাত্রার গরম পানি।

» পানীয়যোগ্য নয় এমন পানি পৃথক সিস্টেমে স্পষ্টভাবে চিহ্নিত।

» অভ্যন্তরীণ এবং বাহ্যিক উভয় স্থানে সহজলভ্য।

পয়ঃনিষ্কাশন

নিম্নলিখিত বিষয়গুলি নিশ্চিত করা উচিত:

» দক্ষ হওয়া।
» ব্যবসার সর্বোচ্চ পানির চাপ সহ্য করতে সক্ষম।
» মসৃণ-বোর পাইপ ব্যবহার করা।
» চাপযুক্ত জেট ক্লিনিং পরিচালনার জন্য পর্যাপ্ত নিষ্কাশন ব্যবস্থা থাকা।
» গ্রিজ ফাঁদের ব্যবস্থা থাকা।
» পরিষ্কার এলাকা থেকে নোংরা এলাকায় প্রবাহিত হওয়া (যেমন খাদ্য প্রস্তুত ঘর থেকে শৌচাগার পর্যন্ত)।
» ব্লকেজের ক্ষেত্রে পর্যাপ্ত অ্যাক্সেস পয়েন্ট থাকা।
» কীটপতঙ্গ প্রবেশ রোধের উপযোগীভাবে নির্মিত হওয়া।

বায়ু চলাচল ধোঁয়া, আর্দ্রতা এবং ঘনীভবনের সমস্যা মোকাবিলা করার জন্য পর্যাপ্ত বায়ুচলাচল থাকতে হবে এবং পরিবেশের তাপমাত্রা প্রায় ২৫°সে বজায় রাখতে হবে। যদি প্রাকৃতিক বায়ুচলাচল পর্যাপ্ত না হয়, তবে উপযুক্ত যান্ত্রিক ব্যবস্থা স্থাপন করতে হবে, যা পরিষ্কার এলাকা থেকে নোংরা এলাকার দিকে বায়ু নিষ্কাশন করবে। বাষ্প ও ধোঁয়া উৎপন্নকারী যন্ত্রপাতি ঢাকার জন্য হুড স্থাপন করা উচিত।

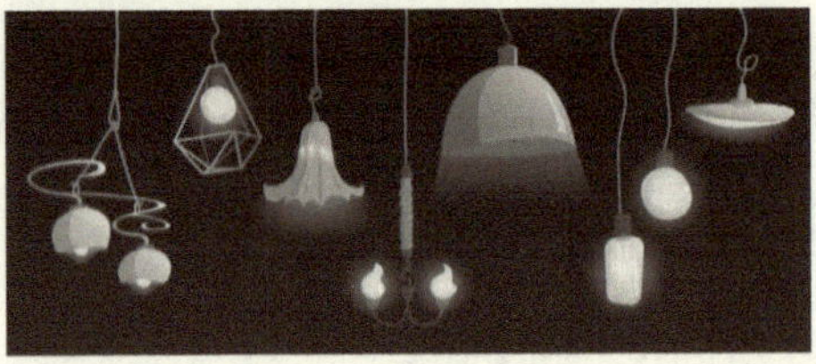

আলো প্রতিটি স্থানে পর্যাপ্ত কৃত্রিম আলো থাকা উচিত (অগ্রাধিকার দেওয়া হয় ফ্লুরোসেন্ট টিউব ব্যবহার করতে), কারণ প্রাকৃতিক আলো ঝলকানি, বৈচিত্র্য এবং কীটপতঙ্গ প্রবেশের সুযোগ সৃষ্টি করতে পারে। প্রস্তাবিত আলোর তীব্রতা: স্টোররুম: ১৫০ লাক্স, প্রস্তুতকরণ এলাকা: ৫০০ লাক্স

হাত ধোয়ার সুবিধা

যথেষ্ট পরিমাণে হাত ধোয়া ও শুকানোর সুবিধা স্থাপন করতে হবে, এবং পর্যাপ্ত বেসিন প্রস্তুতকরণ এলাকার প্রবেশদ্বারে স্থাপন করতে হবে।এগুলি সহজলভ্য, স্টেইনলেস স্টিল দিয়ে তৈরি এবং মিক্সার ট্যাপ ও সঠিকভাবে ফিট করা বর্জ্য জল পাইপ থাকা উচিত।ট্যাপগুলি আদর্শভাবে ইনফ্রা-রেড প্রযুক্তি ব্যবহার করে সংস্পর্শজনিত দূষণ রোধ করতে হবে। একটি নখ পরিষ্কারের ব্রাশ এবং তরল সাবান সরবরাহ করা উচিত।

পরিষ্কার এবং জীবাণুমুক্তকরণের সুবিধা

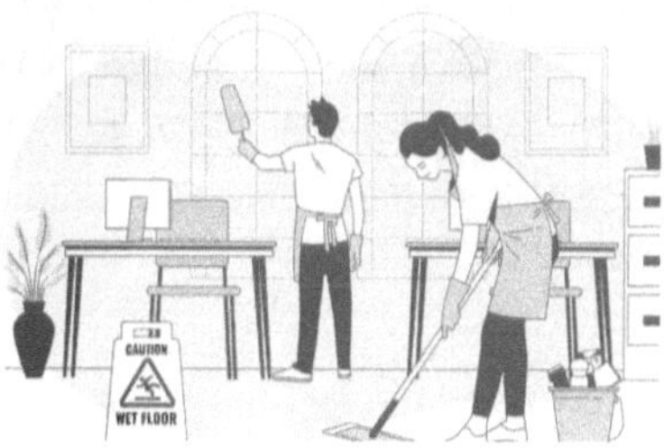

ব্যবহৃত যন্ত্রপাতি ও সরঞ্জাম পরিষ্কার এবং জীবাণুমুক্ত করার জন্য যথেষ্ট সুবিধা থাকতে হবে। পানি গরম ও ঠান্ডা উভয় অবস্থায় সরবরাহ করা উচিত (খাদ্য প্রস্তুতির জন্য ঠান্ডা পানি যথেষ্ট)। আদর্শভাবে, এই সুবিধাগুলি স্টেইনলেস স্টিল দিয়ে তৈরি হওয়া উচিত, আলাদা পরিষ্কার/ধোয়া বা খাদ্য প্রস্তুতি এবং সরঞ্জামের জন্য আলাদা ব্যবস্থা থাকতে হবে, এবং এগুলি স্বাধীনভাবে স্থাপন করা উচিত। লন্ড্রি রুমগুলি রান্নাঘর থেকে আলাদা রাখা উচিত।

ক্লোকরুম এবং লকার

কর্মচারীদের বাইরের কাপড় রাখার, পরিবর্তন করার এবং কাপড় শুকানোর জন্য আলাদা পরিষ্কার, সুশৃঙ্খল আলমারি বা রুম থাকা উচিত।

আবর্জনা সংরক্ষণ এবং নিষ্কাশন

আবর্জনা নিষ্কাশন ব্যবস্থা পূর্ব-পরিকল্পিত এবং ইনস্টল করা হতে হবে। বর্জ্য খাদ্যকে কাগজ-ভিত্তিক আবর্জনা থেকে আলাদা করে রাখা উচিত এবং দৈনিক অপসারণ করতে হবে; অন্যান্য আবর্জনা সপ্তাহে দুইবার সংগ্রহ করা উচিত। কোন আবর্জনা জমা হতে দেওয়া উচিত নয়। বিনগুলি স্পষ্টভাবে আলাদা উদ্দেশ্য সহ থাকা উচিত এবং সঠিকভাবে ফিট করা ঢাকনা এবং একক-use বর্জ্য স্যাকে লাইনের সাথে হওয়া উচিত। উপযুক্ত পরিষ্কারযোগ্য এবং ভালোভাবে নিষ্কাশিত স্টোরেজ সুবিধা বাহিরেও উপলব্ধ থাকতে হবে।

প্রতিষ্ঠানের চারপাশের এলাকা

একটি পরিষ্কার, স্পষ্ট কংক্রিট পথ, যার প্রস্থ কমপক্ষে ৬৭.৫ সেমি এবং একটি পরিমিত বেড়া প্রতিষ্ঠানটির চারপাশে থাকা উচিত।

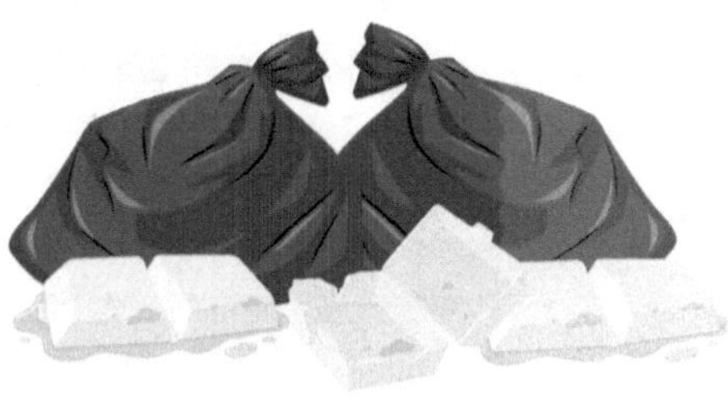

রান্নাঘরের নকশা

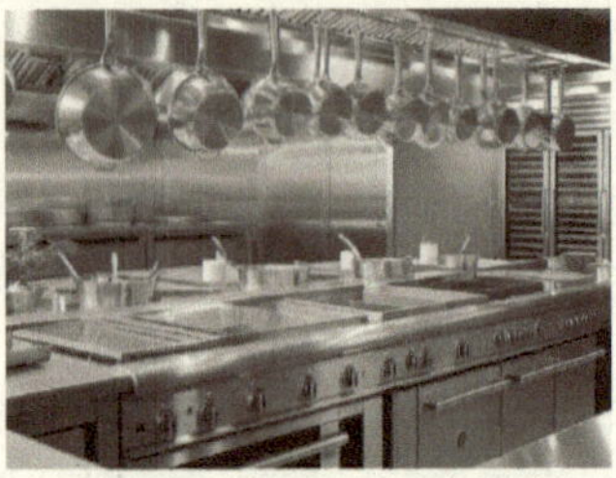

কাজের ধারা স্পষ্টভাবে পৃথক করা,নির্ধারিত ব্যবহারের ক্ষেত্র, ভালো স্বাস্থ্যবিধির জন্য স্থান সাশ্রয়, ভালো দৃশ্যমানতা, সহজে প্রবেশযোগ্য, ব্যবস্থাপনা প্রশাসনের জন্য প্রয়োজনীয় স্থান উপলব্ধ

প্রবাহ

নোংরা থেকে পরিষ্কার:

» খাদ্য উৎপাদন (আরও ভাগ করা যেতে পারে উচ্চ ঝুঁকি এবং কাঁচা খাদ্যে),
» কর্মী,
» কন্টেইনার, যন্ত্রপাতি এবং সরঞ্জাম,
» আবর্জনা

আবাসন ব্যবস্থা উৎপাদনের সর্বোচ্চ স্তর সামলানোর উপযোগী। প্রক্রিয়াগুলো স্পষ্টভাবে ধরণের ভিত্তিতে পৃথক করা: পরিষ্কার, অপরিষ্কার, ভেজা, শুকনো

আকার এটি নিশ্চিত করতে হবে যে: কার্যকারিতা, পৃথকীকরণ, স্থান ব্যবহার, উদ্দেশ্য অনুযায়ী উপযোগী , কাঁচা এবং প্রস্তুত খাবারের আলাদা স্থান থাকা উচিত।

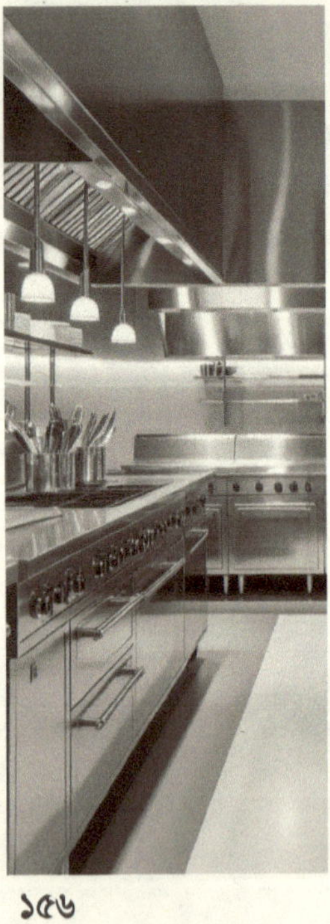

যন্ত্রপাতির ডিজাইন এবং নির্মাণ

এটি স্বাস্থ্যবিধির দিক থেকে উপযোগী এবং ভালোভাবে ডিজাইন করা হতে হবে। আইনি প্রয়োজনীয়তা ।

খাদ্যের সাথে সরাসরি সম্পর্কিত সমস্ত বস্তু:

» পরিষ্কার রাখা উচিত।
» দূষণ এড়ানোর জন্য নির্মিত হওয়া উচিত।
» জীবাণুমুক্তকরণে সক্ষম হওয়া উচিত।
» আশেপাশের এলাকা পরিষ্কার করার সুযোগ দিতে হবে।

যন্ত্রপাতি সরবরাহ (সুরক্ষা) বিধিমালা ২০০৮

» এটি অবশ্যই CE মার্কিং থাকতে হবে।
» স্বাস্থ্যঝুঁকি এড়ানোর জন্য নির্মিত হতে হবে।
» পরিষ্কার এবং জীবাণুমুক্ত করা সম্ভব হতে হবে।
» মসৃণ পৃষ্ঠতল থাকতে হবে, যেখানে সর্বনিম্ন গর্ত এবং খাঁজ থাকবে।
» সঠিকভাবে নিষ্কাশনযোগ্য (drainable) হওয়া উচিত।

নির্মাণ উপকরণ

» অ-বিষাক্ত।
» বিস্তৃত তাপমাত্রার পরিসরে শক্তিশালী।
» খাদ্যগ্রেড স্টেইনলেস স্টিল বা প্লাস্টিক।
» মসৃণ এবং অ-ছিদ্রযুক্ত।
» টেকসইভাবে সম্পন্ন।
» সঠিকভাবে মেরামতযোগ্য।

যন্ত্রপাতির বাহ্যিক অংশ

সমস্ত প্রক্রিয়া এবং কাজের নির্দেশাবলীর জন্য একটি মানক ফরম্যাট প্রয়োগ করা।

উপকরণের স্থাপন এবং অবস্থান

সমস্ত বাহ্যিক এবং অভ্যন্তরীণ পৃষ্ঠতল সহজে প্রবেশযোগ্য হতে হবে। সংযোজন এবং বিচ্ছিন্ন করার জন্য পর্যাপ্ত স্থান থাকতে হবে। অগ্রাধিকার ভিত্তিতে প্লিন্থের উপর উঁচু করে স্থাপন। মোবাইল সুবিধাযুক্ত হতে হবে। গ্যাস এবং বিদ্যুৎ লাইনের সংযোগ বিচ্ছিন্ন করার সুবিধা থাকতে হবে।

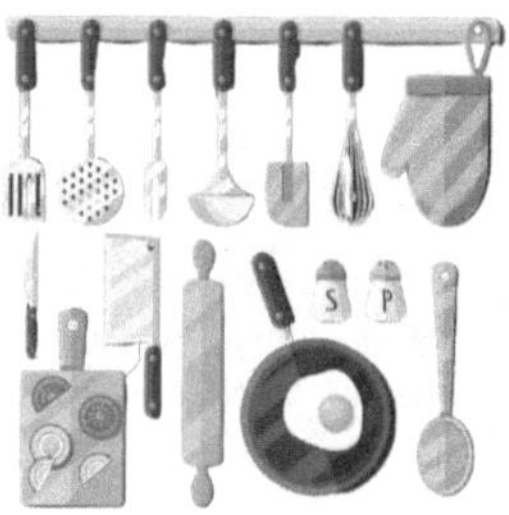

পয়ঃনিষ্কাশন

» স্বয়ংক্রিয়ভাবে নিষ্কাশনযোগ্য।
» সিঙ্ক এবং শৌচাগারে ইউ-বেন্ড থাকতে হবে।

প্রস্তুতকরণ পৃষ্ঠ

সঠিক উচ্চতা, দৃঢ় ভিত্তি, কোন সংযোগস্থান না থাকা, টেকসই, অনুপ্রবেশযোগ্য (Impervious), নিয়মিত পরিষ্কার করা সম্ভব।

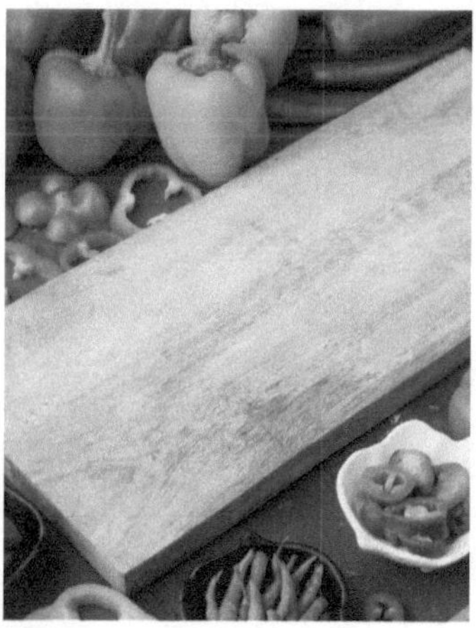

চপিং বোর্ড

» টেকসই।
» স্বাস্থ্যবিধির জন্য উপযুক্ত উপাদান (যেমন, পলিপ্রোপিলিন)।
» ডিশওয়াশার প্রতিরোধী।
» অ-বিষাক্ত।
» দাগ, রাসায়নিক এবং তাপ সহনশীল।
» কাঁচা মাংসের জন্য শুধুমাত্র হার্ডউড ব্যবহার করা উচিত।
» বিভিন্ন ধরনের খাবারের জন্য স্পষ্টভাবে রঙ-কোডেড।

দূষণ

ক্রস-দূষণ (Cross-contamination) এড়ানোর জন্য: কাঁচা এবং উচ্চ ঝুঁকির খাবারের জন্য আলাদা যন্ত্রপাতি ব্যবহার করুন। আলাদা রাখতে রঙ-কোডিং ব্যবহার করুন।

যন্ত্রপাতি পরিষ্কার করা:

» কর্মীদের প্রক্রিয়া সম্পর্কে পূর্ণ সচেতনতা থাকতে হবে।
» এটি নিরাপদভাবে জীবাণুমুক্ত এবং পরিষ্কার করা উচিত।
» সহজে বিচ্ছিন্ন এবং পুনরায় সংযোজনযোগ্য হওয়া উচিত।
» কোনও ধারালো প্রান্ত থাকা উচিত নয়।

প্রতিষ্ঠান এবং যন্ত্রপাতির রক্ষণাবেক্ষণ

রক্ষণাবেক্ষণ তদারকি:

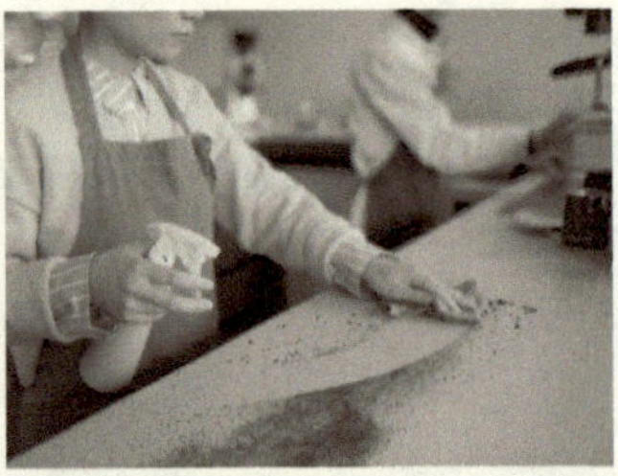

বাহ্যিক ঠিকাদারদের ঘনিষ্ঠ তত্ত্বাবধান (যাদের একটি চিকিৎসা প্রশ্নাবলী পূরণ করা উচিত)। খাদ্য প্রস্তুতির এলাকা থেকে রক্ষণাবেক্ষণ পৃথক করা উচিত। যন্ত্রপাতি এবং আবর্জনা তাড়াতাড়ি পরিষ্কার করা উচিত। এলাকা পরিষ্কার রাখা উচিত।

পরিষ্কারকরণ

» পরিষ্কারের সময়সূচী সঠিকভাবে বাস্তবায়িত করা উচিত।
» বাহ্যিক ঠিকাদারদের মান নিয়মিত পর্যবেক্ষণ করা উচিত।
» যন্ত্রপাতি পরিষ্কার এবং রক্ষণাবেক্ষণ করা উচিত।

রুটিন মনিটরিং

সুপারভাইজাররা প্রতিদিন প্রতিষ্ঠান এবং যন্ত্রপাতি পরিদর্শন করবেন ভাঙন এবং পরিধানের জন্য।

পরিকল্পিত রক্ষণাবেক্ষণ

» প্রতিটি এলাকা বা যন্ত্রপাতি যা রক্ষণাবেক্ষণের প্রয়োজন এবং কাজ চিহ্নিত করুন।
» রক্ষণাবেক্ষণের ফ্রিকোয়েন্সি এবং প্রয়োজনীয় কর্মী পরিকল্পনা করুন।
» সরবরাহকারী এবং নির্মাতাদের নির্দেশাবলী অনুসরণ করুন।
» শুধুমাত্র দক্ষ, প্রশিক্ষিত কর্মী বা ঠিকাদারদের দ্বারা কার্যকর করা উচিত।
» খাদ্য প্রস্তুতির সময়ের বাইরে এটি করা উচিত।

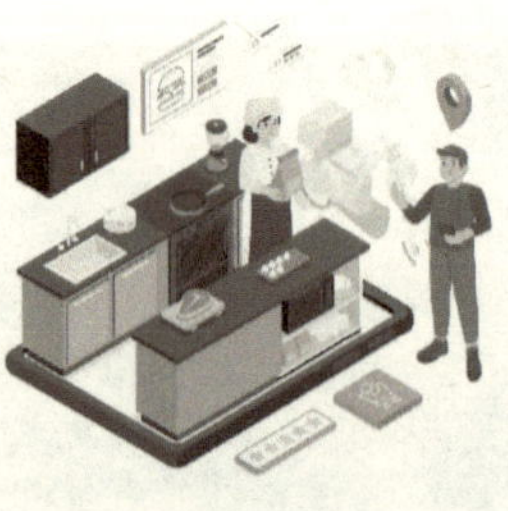

পরিদর্শন এবং পরীক্ষা

» নির্দিষ্ট যন্ত্রপাতির জন্য নির্ধারিত পরীক্ষা।
» প্রয়োজনে বিশেষজ্ঞ পরিদর্শন ঠিকাদারদের ব্যবহার করা।
» নিয়মিত বৈদ্যুতিক পরীক্ষা।
» সুপারভাইজারের তত্ত্বাবধানে মনিটর করা।

মূল্যায়ন

প্রশ্ন ১: নিচের কোনটি খাদ্য প্রাঙ্গণের জন্য উপযুক্ত সিলিং নয়?

i. সাসপেন্ডেড
ii. ফাইবারবোর্ড
iii. সলিড
iv. আরটেক্স

প্রশ্ন ২: নোংরা এবং পরিষ্কার প্রক্রিয়া কীভাবে হতে হবে?
সেই ক্রমে চলতে হবে?

i. বিপরীত ক্রমে চলতে হবে?
ii. মিশানো যেতে পারে?
iii. এটা কি মতামতের বিষয়?
iv. সত্য অথবা মিথ্যা

প্রশ্ন ৩: পরিষ্কার এবং নোংরা প্রক্রিয়া একই এলাকায় সম্পাদিত হতে পারে - সত্য নাকি মিথ্যা?

i. সত্য
ii. মিথ্যা

সারসংক্ষেপ:

এই মডিউলে আমরা দেখেছি কিভাবে খাদ্য প্রাঙ্গণ এবং যন্ত্রপাতি নির্বাচন, রক্ষণাবেক্ষণ এবং পরিদর্শন করা উচিত। আমরা শিখেছি:

» সমস্ত প্রাঙ্গণ একই ডিজাইন নীতির অধীনে আসে, যেখানে পরিষ্কার প্রক্রিয়া নোংরা প্রক্রিয়ার দিকে প্রবাহিত হয়।
» প্রাঙ্গণ নির্দিষ্ট উপকরণ দিয়ে নির্মিত হওয়া উচিত, যা টেকসই এবং সহজে রক্ষণাবেক্ষণ ও পরিষ্কার করা যায়।
» বিদ্যুৎ, পানি, বায়ু চলাচল এবং পয়ঃনিষ্কাশন সবকিছুর একটি নির্দিষ্ট মান থাকা উচিত এবং শীর্ষ কর্মপর্যায়ের জন্য উপযুক্ত হতে হবে।
» পরিষ্কার এবং জীবাণুমুক্তকরণের সুবিধা যথেষ্ট এবং আলাদা থাকতে হবে বিভিন্ন কাজের জন্য যাতে ক্রস-দূষণ এড়ানো যায়।
» আবর্জনার এলাকা সঠিকভাবে পরিষ্কার, অ্যাক্সেসযোগ্য এবং খাদ্য প্রস্তুতির এলাকা থেকে আলাদা থাকতে হবে।

আবর্জনা নিষ্কাশন, পরিষ্কার এবং জীবাণুমুক্তকরণ

ভূমিকা

পরিষ্কারকরণ, জীবাণুমুক্তকরণ এবং আবর্জনার সঠিক নিষ্কাশন খাদ্য ব্যবসার HACCP-ভিত্তিক FSMS এর জন্য অত্যন্ত গুরুত্বপূর্ণ। একজন সুপারভাইজারকে নিশ্চিত করতে হবে যে সমস্ত বিধি এবং প্রোটোকল যথাযথভাবে অনুসরণ করা হচ্ছে এবং পুরোপুরি বিস্তারিতভাবে কার্যকর করা হচ্ছে।

আলোচ্য বিষয়সমূহ

মডিউল ১৬-তে আমরা নিম্নলিখিত বিষয়গুলো আলোচনা করব:

» আবর্জনা সংরক্ষণ
» আবর্জনা অপসারণ
» পরিষ্কার করার উপকারিতা
» পরিষ্কারের জন্য শক্তি ব্যবহার
» ডিটারজেন্ট
» পরিষ্কারের সরঞ্জাম
» যান্ত্রিক সরঞ্জাম
» জীবাণুমুক্তকরণ
» পরিষ্কারের পদ্ধতি এবং প্রক্রিয়া
» ম্যানুয়াল সরঞ্জাম এবং বাসন ধোয়া
» রান্না করা মাংস কাটার মেশিন পরিষ্কার করা
» সিআইপি (ক্লিন ইন প্লেস)
» পরিষ্কারের সময়সূচি
» পরিষ্কারে তত্ত্বাবধায়কের ভূমিকা
» ইন-হাউস এবং চুক্তিভিত্তিক পরিষ্কার

আবর্জনা সংরক্ষণ

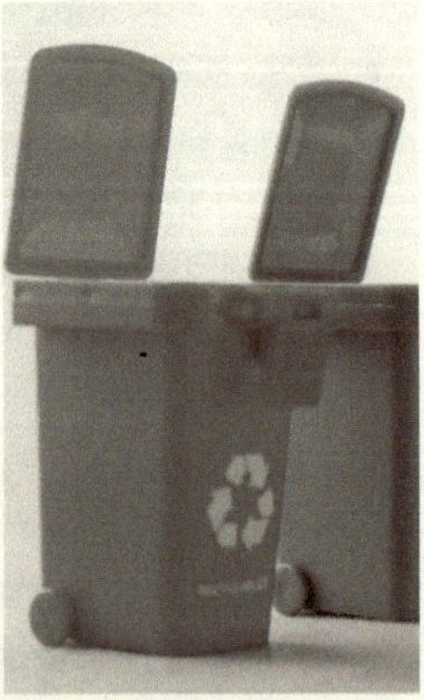

অভ্যন্তরীণ আবর্জনার বিন: একটি ঢাকনা থাকতে হবে। কীটপতঙ্গ প্রতিরোধী হতে হবে। ভিতরে ডিসপোজেবল পলিথিন বিন লাইনার থাকতে হবে। পায়ের মাধ্যমে পরিচালিত বিনগুলি হাতের সংস্পর্শ এড়ায়। আবর্জনা দিনের মধ্যে প্রায়ই নিষ্কাশন করা উচিত যাতে ওভারফ্লো এড়ানো যায়। প্রতিটি অভ্যন্তরীণ বিনটি প্রতিদিনের শেষে খালি, জীবাণুমুক্ত এবং পরিষ্কার করা উচিত।

বাহ্যিক আবর্জনার বিন: জলরোধী হতে হবে। টেকসই হতে হবে। সুরক্ষিতভাবে ফিট হওয়া ঢাকনা থাকতে হবে। একটি সময়সূচি অনুযায়ী ধোয়া এবং খালি করা উচিত।

চারপাশের এলাকা নিয়মিত পরিষ্কার এবং জল দিয়ে ধুয়ে ফেলতে হবে, যেখানে গরম ও ঠান্ডা পানির সহজলভ্যতা নিশ্চিত করতে হবে। বর্জ্য সংরক্ষণের এলাকা অবশ্যই:

» খাদ্য সরবরাহ এবং প্রস্তুতির এলাকা থেকে দূরে স্থাপন করা উচিত।
» সহজে পরিষ্কার এবং জীবাণুমুক্ত করার উপযোগী হতে হবে।
» অপরিবেশযোগ্য (impervious) বেস দিয়ে নির্মিত হতে হবে।

বর্জ্য কাগজ এবং কার্ডবোর্ড (এবং নতুন প্যাকেজিং) উন্মুক্ত কনটেইনারে সংরক্ষণ করা উচিত।

আবর্জনা অপসারণ

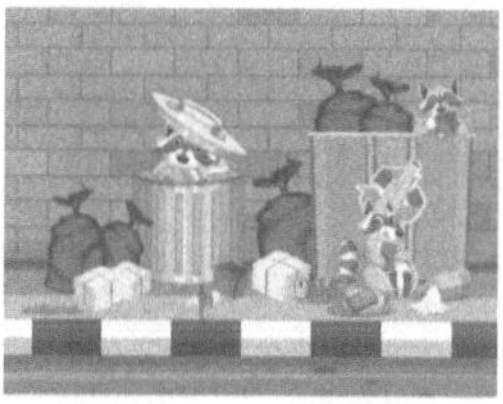

সকল খাদ্য আবর্জনা এবং উপকরণ নিয়মিতভাবে স্বাস্থ্যসম্মত এবং পরিবেশবান্ধবভাবে নিষ্কাশন করা উচিত। স্থানীয় কর্তৃপক্ষের সাথে যোগাযোগ করে জানুন কিভাবে আবর্জনা সঠিকভাবে আলাদা করা যেতে পারে সংগ্রহকারীদের জন্য এবং কোথায় রিসাইকেল করা যায়। রান্নার তেলটি ফেলা হলে তা লিকেজ প্রতিরোধ করতে সংরক্ষণ করতে হবে এবং বিশেষজ্ঞ কোম্পানিগুলোর মাধ্যমে সংগৃহীত হতে হবে। এটি কখনও পয়ঃনিষ্কাশনে ফেলা উচিত নয়।

পরিষ্কার করার উপকারিতা

কার্যকর পরিষ্কারকরণ অত্যন্ত গুরুত্বপূর্ণ এবং এটি: আইনগত প্রয়োজনীয়তা পূর্ণ করে। দূষণ বন্ধ করে। প্যাথোজেনিক মাইক্রো-অর্গানিজমের বৃদ্ধি প্রতিরোধ করে। কীটপতঙ্গের আক্রমণ প্রতিরোধ করে। এলার্জেন এবং শারীরিক দূষক দূর করে। একটি আরামদায়ক কর্ম পরিবেশ সৃষ্টি করে যা কর্মীদের মনোবল বাড়ায়। গ্রাহক এবং প্রতিদ্বন্দ্বীদের মধ্যে একটি ইতিবাচক চিত্র তৈরি করে। মজুদ এবং যন্ত্রপাতির ক্ষতি প্রতিরোধ করে। অতিরিক্ত খরচ কমায়।

পরিষ্কারের জন্য শক্তি ব্যবহার

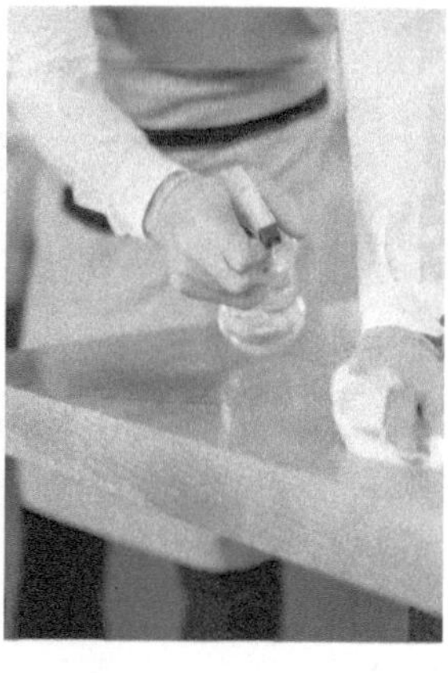

পরিষ্কারকরণ হলো মূলত একটি পৃষ্ঠ বা বস্তুকে পরিষ্কার করার জন্য শক্তির সিস্টেম্যাটিক ব্যবহার। এটি তিনটি মৌলিক রূপে বিভক্ত করা যায়:

গতিশক্তি

» শারীরিক: ম্যানুয়াল শ্রম বা 'কনুইয়ের জোর'।
» যান্ত্রিক: মেশিন ব্যবহার।
» ঘূর্ণিপূর্ণ: তরল পদার্থ ব্যবহার করে সুনির্দিষ্ট স্থানে।

তাপ শক্তি

» ধোয়া এবং জীবাণুমুক্ত করার জন্য গরম পানি।

রাসায়নিক শক্তি

» সাবান এবং ডিটারজেন্ট।

ডিটারজেন্ট

ডিটারজেন্টগুলি অবশ্যই নিম্নলিখিত বৈশিষ্ট্যগুলির অধিকারী হতে হবে:

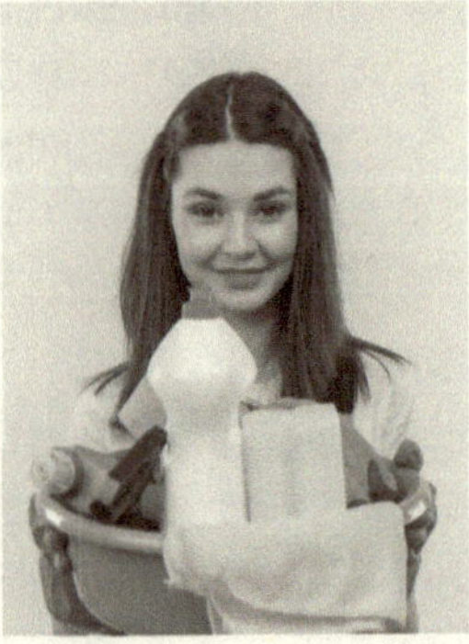

» তরল, ফোম, জেল বা পাউডার আকারে উপলব্ধ।
» সাবান এবং রাসায়নিক দিয়ে তৈরি।
» তেল এবং ময়লা সরাতে ব্যবহৃত।
» ভালোভাবে "ভিজিয়ে" রাখতে সক্ষম।
» ক্ষতিকর নয়।
» সহজে সরানো যায়।
» গন্ধ বা স্বাদ নষ্ট করে না।
» অ-বিষাক্ত।
» ফেনা তৈরি করে না।

ডিটারজেন্টের শক্তি তিনটি গুণ থেকে আসে:

» সারফ্যাক্ট্যান্সি - পানি এর পৃষ্ঠে টেনশন কমায়; ময়লা এবং তেলকে প্রবেশ করতে সহায়ক।
» ডিসপার্শন - ময়লা পৃষ্ঠ থেকে উত্তোলন করতে সহায়ক।
» সাসপেনশন - ময়লা পুনরায় শোষিত হতে দেয় না এবং ধুয়ে ফেলা যায়।

পরিষ্কারকরণ সরঞ্জাম

খাদ্য ব্যবসার জন্য উপযুক্তভাবে প্রস্তুত করা উচিত, যাতে দূষণ এবং পুনরুদ্ধারযোগ্য দূষণ এড়ানো যায়। পরিষ্কারকরণ সরঞ্জামের জন্য রঙ-কোডিং ব্যবহার করা উচিত যাতে নিশ্চিত করা যায় যে এটি শুধুমাত্র নির্দিষ্ট কাজের জন্য ব্যবহৃত হচ্ছে।

ব্রাশ

পলিপ্রোপিলিন/পলিয়েস্টার কম্বিনেশন ব্রাশগুলি গরম পানি, রাসায়নিক এবং পরিধান সহ্য করতে সর্বোত্তম। ব্রিস্টলগুলি নীল হওয়া উচিত যাতে যদি তা loosened হয় তবে সহজে শনাক্ত করা যায়। কাঠ, প্রাকৃতিক ব্রিস্টল এবং নাইলন ব্যবহার করা উচিত নয়।

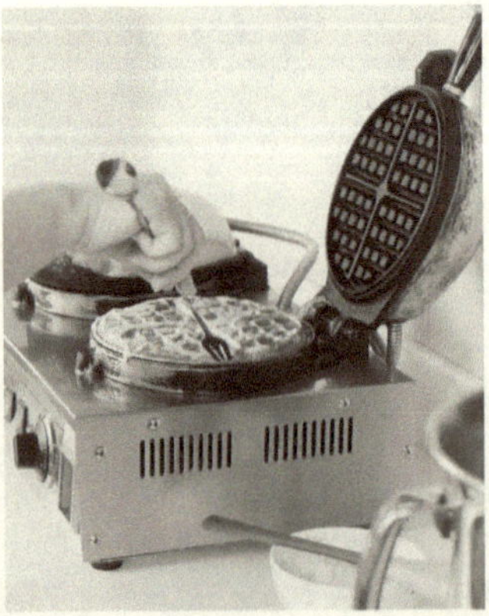

যান্ত্রিক সরঞ্জাম

ক্যাটারিং পরিষ্কারের জন্য উপযুক্ত যন্ত্রপাতি অন্তর্ভুক্ত:

» ডিশওয়াশার
» ফ্লোর স্ক্রাবার
» ভ্যাকিউম ক্লিনার
» স্টিম ক্লিনার

সকল যন্ত্রপাতি উদ্দেশ্য অনুসারে উপযুক্ত হওয়া উচিত, নির্মাতার নির্দেশনা এবং HACCP অনুসরণ করে।

জীবাণুমুক্তকরণ

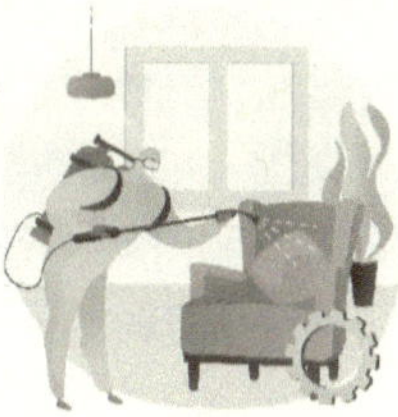

পরিষ্কারকরণ মাইক্রো-অর্গানিজমগুলি সরিয়ে দেয়, কিন্তু জীবাণুমুক্তকরণ সেগুলি মেরে ফেলে। এটি এই পদ্ধতিগুলি দ্বারা সম্পন্ন করা যেতে পারে: তাপ, স্টিম, রাসায়নিক, রেডিয়েশন।

তাপ জীবাণুমুক্তকরণ

এটি মাইক্রো-অর্গানিজমগুলির জন্য সবচেয়ে কার্যকরী নির্মূলকারী। ডিশওয়াশারগুলি 88°C বা তার বেশি তাপমাত্রায় কমপক্ষে 90 সেকেন্ড পর্যন্ত কাজ করা উচিত। জীবাণুমুক্তকরণের ইউনিটগুলি 82°C তাপমাত্রায় কমপক্ষে 30 সেকেন্ড পর্যন্ত কাজ করা উচিত। স্ট্যান্ডার্ড 'হট ওয়াশ' লন্ড্রি সাইকেলগুলি সারা জীবাণুমুক্তকরণের জন্য উপযুক্ত।

স্টিম জীবাণুমুক্তকরণ

» এটি কঠিনভাবে পৌঁছানো এলাকাগুলির জীবাণুমুক্তকরণের জন্য ব্যবহৃত হয়।
» স্বয়ংক্রিয়ভাবে শুকানোর ক্ষমতা রয়েছে।

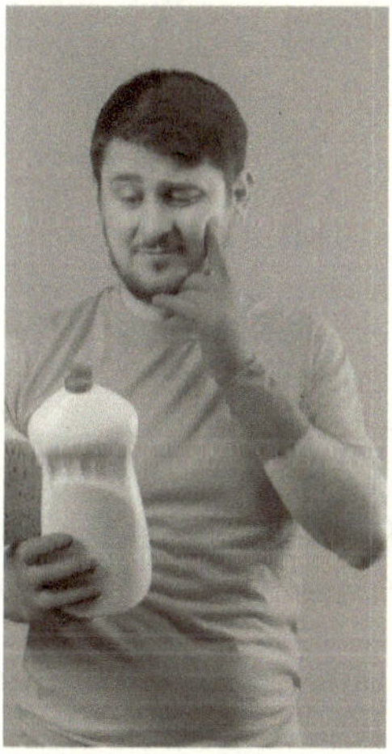

রাসায়নিক জীবাণুমুক্তকরণ চয়ন

বিভিন্ন ধরনের জীবাণুমুক্তকরণ রয়েছে:

» ব্লিচ (ক্লোরিন ভিত্তিক)
» অ্যামোনিয়া
» অ্যালকোহল
» ট্রায়ামাইন কম্পাউন্ড

এইগুলির সাথে কিছু শর্ত থাকে:

» খাদ্যকে দুষিত করা উচিত নয়।
» নির্মাতার নির্দেশনা অনুসারে ব্যবহার করা উচিত।
» যন্ত্রপাতি বা পৃষ্ঠগুলিকে ক্ষতিগ্রস্ত করা উচিত নয়।
» গ্রাহকদের থেকে দূরে রাখা উচিত।
» ব্রিটিশ স্ট্যান্ডার্ড BS EN 1276:1997 বা BS EN 13697 2001 অনুযায়ী থাকতে হবে।

কোথায় জীবাণুমুক্তকরণ করতে হবে

ব্যবহার সীমাবদ্ধ থাকবে: পৃষ্ঠগুলি যা খাবারের সাথে যোগাযোগ করে, পৃষ্ঠগুলি যা হাতের সাথে যোগাযোগ করে, কাঁচা ফল এবং শাকসবজির পৃষ্ঠ, পরিষ্কারের উপকরণ, পরিষ্কারের যন্ত্রপাতি, হাত (প্রয়োজন হলে) খাদ্য প্রস্তুতকারীদের দ্বারা নিয়মিত স্পর্শ করা সমস্ত পৃষ্ঠ জীবাণুমুক্ত করা উচিত যাতে প্যাথোজেনের বৃদ্ধি প্রতিরোধ করা যায়।

হাত জীবাণুমুক্তকরণ

এটি শুধুমাত্র বিরলভাবে প্রয়োজন, যেমন মাছ কাটার বা মাংস কাটার সময় সেপটিক কাটা থেকে রক্ষা করার জন্য। এটি সাধারণ হাত ধোয়ার পরে করা উচিত। হাত জীবাণুমুক্তকরণের বৈশিষ্ট্যগুলো হলো: দ্রুত শুকানো, দ্রুত কার্যকরী, ত্বককে রক্ষা করার জন্য রাসায়নিক উপাদান থাকা উচিত

পরিষ্কারকরণ সরঞ্জাম এবং উপকরণের জীবাণুমুক্তকরণ

যে সমস্ত সরঞ্জাম খাবার বা হাতের সাথে যোগাযোগ করেছে, সেগুলি নিয়মিতভাবে জীবাণুমুক্ত করা উচিত। FSA সুপারিশ করে যে পুনঃব্যবহারযোগ্য কাপড়গুলি কমপক্ষে ৪2°C তে ধোয়া উচিত, অথবা ডিসপোজেবল কাপড় ব্যবহার করা উচিত। পরিষ্কারকরণ সরঞ্জামগুলির বৈশিষ্ট্যগুলো হলো:

» ব্যবহার করার পরে সেগুলি পরিষ্কার এবং জীবাণুমুক্ত করা উচিত।
» খাদ্য প্রস্তুতি, টয়লেট, এবং আবর্জনা সংরক্ষণ ও নিষ্কাশন এলাকা থেকে দূরে রাখা উচিত।
» মেঝে থেকে উঁচুতে সংরক্ষণ করা উচিত।

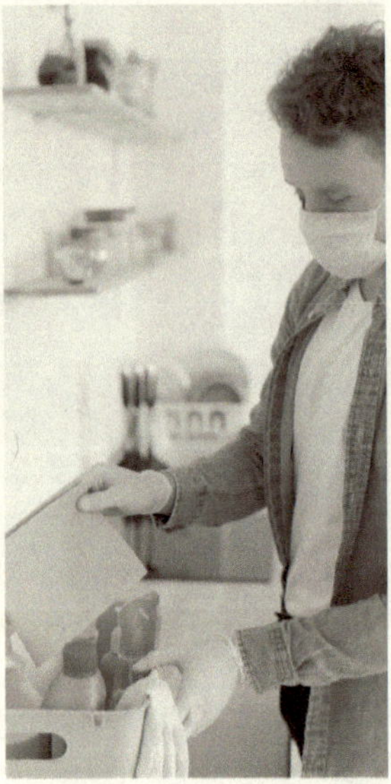

ফ্লোর মপগুলি ডিটারজেন্ট এবং পানিতে ভিজিয়ে এবং চেপে শুকানোর পরে বায়ুর মাধ্যমে শুকানো উচিত।

জীবাণুমুক্তকরণের ফ্রিকোয়েন্সি এবং কার্যকারিতা

সমস্ত পৃষ্ঠ এবং সরঞ্জাম ব্যবহারের পরে তৎক্ষণাৎ পরিষ্কার করতে হবে - তেল এবং ময়লা তাজা অবস্থায় সহজে সরানো যায় এবং ব্যাকটেরিয়া বৃদ্ধির জন্য কম সময় পায়। জীবাণুনাশকগুলি নির্মাতার নির্দেশনা অনুসারে নতুনভাবে প্রস্তুত করতে হবে, সঠিক ঘনত্বে এবং সঠিক তাপমাত্রায়, সেই সমস্ত পৃষ্ঠে যা ইতিমধ্যে ময়লা এবং তেলমুক্ত হয়ে পরিষ্কার করা হয়েছে।

জীবাণুনাশক থেকে দূষণের ঝুঁকি সম্পর্কে সচেতন থাকুন:

» কাজের পৃষ্ঠে অবশিষ্টাংশ
» খাদ্য এলাকায় সংরক্ষণ
» অপ্রতুলভাবে ধোয়া যন্ত্রপাতি এবং সরঞ্জাম

মনে রাখুন: পরিষ্কারের রাসায়নিকগুলি খাওয়া খাদ্য বিষক্রিয়ার আরেকটি রূপ।

পরিষ্কার করার পদ্ধতি ও উপায়

'পরিষ্কার রাখার সময়েই পরিষ্কার করুন' হাইজিনের একটি মৌলিক দৃষ্টিভঙ্গি। এটি কাজের স্থান এবং সরঞ্জামসমূহকে ময়লা ও অগোছালো অবস্থার বাইরে রাখে, নিরাপদ রাখে এবং ভালো অবস্থায় সংরক্ষণ করে। কর্মীদের নিশ্চিত করতে হবে যে কাজ চলাকালীন যেকোনো ময়লা বা অগোছালো অবস্থা তৈরি হলে তা সঙ্গে সঙ্গে পরিষ্কার করে ফেলা হয়। একইভাবে, যন্ত্রপাতি এবং সরঞ্জামগুলোকেও কাজের সময়েই পরিষ্কার এবং/অথবা জীবাণুমুক্ত করতে হবে। ক্যাটারিং-এ বিভিন্ন পরিস্থিতির জন্য উপযুক্ত বিভিন্ন পরিষ্কার করার পদ্ধতি রয়েছে।

ম্যানুয়াল যন্ত্রপাতি এবং বাসন পরিষ্কার

হাই-রিস্ক খাবার বিক্রি করে এমন ছোট ব্যবসাগুলিতে, যেখানে ডিশওয়াশিং মেশিন নেই, হাত দিয়ে বাসন পরিষ্কার করা হয়। ডাবল সিঙ্ক ব্যবহার করে তাপীয় এবং রাসায়নিক জীবাণুমুক্ত করার জন্য নিম্নলিখিত পদ্ধতি অনুসরণ করুন ('জায়গার বাইরে' পরিষ্কার করা):

» ঘন বা আলগা ময়লা পানির নিচে ধুয়ে ফেলুন।
» প্রথম সিঙ্কে ৫৩-৫৫°C তাপমাত্রায় ডিটারজেন্ট দ্রবণযুক্ত পানিতে ব্রাশ দিয়ে স্ক্রাব করুন।
» পরিষ্কার করে আবার প্রথম সিঙ্কে রাখুন।
» দ্বিতীয় সিঙ্কে ডিটারজেন্ট ধুয়ে ফেলুন।
» ৮২°C তাপমাত্রায় ৩০ সেকেন্ডের জন্য দ্রুত এয়ার ড্রাই করুন...
» অথবা পরিষ্কার পৃষ্ঠে তুলে রেখে ড্রেন করে বাষ্পীভবনের মাধ্যমে শুকিয়ে নিন।

রান্না করা মাংস কাটার মেশিন পরিষ্কার করা

নিম্নলিখিত পদ্ধতি অনুসরণ করুন (সুপারভাইজার দ্বারা যাচাই করা আবশ্যক):
পূর্ব-পরিষ্কার:

» পাওয়ার সকেট বন্ধ করুন এবং প্লাগ খুলে ফেলুন।
» স্লাইস নিয়ন্ত্রণ শূন্যে সেট করুন।
মেশিনের অংশগুলো খুলে ফেলুন।
» পরিষ্কার করা:
» অংশগুলো ডিশওয়াশারে ধুয়ে ফেলুন (অথবা ৫৫°C তাপমাত্রার ডিটারজেন্ট এবং পানিযুক্ত সিঙ্কে ধুয়ে ফেলুন)।
» প্রাপ্তবয়স্ক এবং প্রশিক্ষিত কর্মচারীর দ্বারা পরিষ্কার করা।
» মেশিন ক্যারেজ পরিষ্কার এবং জীবাণুমুক্ত করুন।

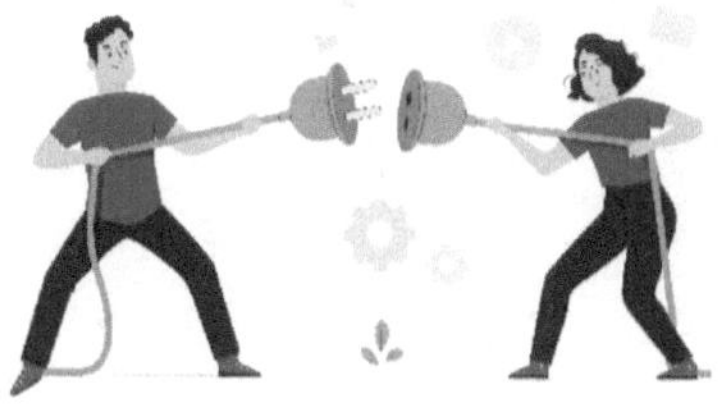

২. পরবর্তী পরিষ্কার

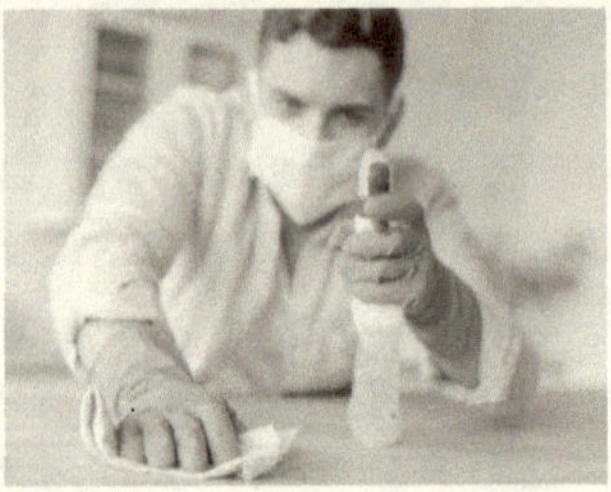

- মেশিনটি পুনরায় সংযুক্ত করুন।
- হাত দিয়ে ধরা অংশগুলো জীবাণুমুক্ত করুন।
- সুরক্ষা গার্ড সঠিকভাবে লাগানো হয়েছে কিনা পরীক্ষা করুন।
- প্লাগ সংযুক্ত করুন এবং মেশিন চালু করুন।
- সুরক্ষার নিশ্চয়তার জন্য টেস্ট রান চালান।
- মেশিন বন্ধ করুন, প্লাগ খুলে ফেলুন এবং পরিষ্কার চা-তোয়ালে বা অন্য উপযুক্ত উপাদান দিয়ে ঢেকে দিন।
- অপারেটর সুপারভাইজারের অনুমতি না পাওয়া পর্যন্ত অপেক্ষা করবেন।

ক্লিন ইন প্লেস (CIP)

CIP পদ্ধতিতে সরঞ্জাম, পাইপ এবং যন্ত্রপাতির ভিতরের অংশগুলি খুলে না ফেলে পরিষ্কার করা হয়। এটির সুবিধাসমূহ অন্তর্ভুক্ত:

- দুগ্ধজাত, বিয়ার এবং খাদ্য প্রক্রিয়াকরণ শিল্পের জন্য ভালো হাইজিন।
- যন্ত্রপাতি খুলে না ফেলে দ্রুত পরিষ্কার করা।
- কম শ্রম খরচ।
- প্রয়োজন অনুযায়ী পুনরাবৃত্তি করা যেতে পারে।
- কর্মীদের জন্য কোন রাসায়নিক বিপদজনক ঝুঁকি নেই।

যন্ত্রপাতি সঠিকভাবে ডিজাইন করা উচিত যাতে CIP প্রক্রিয়া কার্যকর হতে পারে। এই প্রক্রিয়ায় যন্ত্রপাতির মাধ্যমে ফোম-মুক্ত ডিটারজেন্ট এবং জীবাণুনাশক চলানো হয় যাতে ময়লা এবং রোগজনক উপাদান অপসারণ করা যায়।

পরিষ্কার করার সময়সূচী

নিয়মিত সময়সূচী পরিষ্কারকরণ ক্যাটারিং হাইজিনের জন্য অত্যন্ত গুরুত্বপূর্ণ, যা HACCP-ভিত্তিক FSMS (ফুড সেফটি ম্যানেজমেন্ট সিস্টেম) এর অংশ হিসেবে সঠিক মনোযোগ প্রদান করা উচিত।

সময়সূচীগুলি অবশ্যই: স্পষ্ট, সহজ, সন্দেহাতীত, অনুসরণ করা সহজ

Mon	9:30 a.m - 17:30 p.m
Tue	9:30 a.m - 17:30 p.m
Wed	9:30 a.m - 17:30 p.m
Thu	9:30 a.m - 17:30 p.m
Fri	9:30 a.m - 17:30 p.m
Sat	9:30 a.m - 14:30 p.m
Sun	Closed

পরিষ্কার করার সময়সূচী

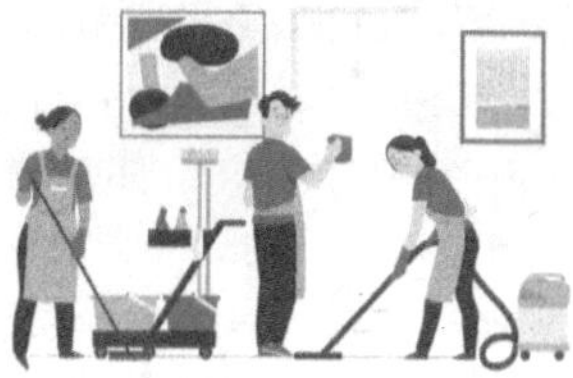

- সময়সূচীতে উল্লেখ থাকতে হবে:
- কী পরিষ্কার করতে হবে
- পরিচ্ছন্নতাকারীরা কে
- পরিষ্কারের সময় কখন হবে
- রাসায়নিক দ্রবণ এবং যোগাযোগের সময়
- ব্যবহৃত সামগ্রী এবং সরঞ্জাম
- নিরাপত্তা সতর্কতা
- যেকোনো রক্ষাকবচ পোশাকের প্রয়োজন
- কে পর্যবেক্ষণ এবং রেকর্ডিং করবে

পরিষ্কারে তত্ত্বাবধায়কের ভূমিকা

একজন তত্ত্বাবধায়ককে সময়সূচি এবং সম্পাদিত কাজগুলো পরীক্ষা করতে হবে, পাশাপাশি যেকোনো যন্ত্রপাতি বিচ্ছিন্ন এবং পুনরায় সংযুক্ত করা হয়েছে কিনা এবং তা আবার ব্যবহার করার জন্য নিরাপদ কিনা তা নিশ্চিত করতে হবে।

তত্ত্বাবধায়কের দায়িত্ব:

যথেষ্ট পরিমাণ পরিষ্কারের উপকরণ এবং পণ্য নিশ্চিত করা। কর্মীদের স্পষ্ট নির্দেশনা প্রদান। নিশ্চিত করা যে কর্মীরা যথাযথভাবে প্রশিক্ষিত। সঠিক সুবিধাসমূহের প্রাপ্যতা নিশ্চিত করা। যন্ত্রপাতি সঠিকভাবে পরিষ্কার এবং ব্যবহার শেষে সংরক্ষণ করা হয়েছে কিনা তা পরীক্ষা করা। প্রয়োজনে সঠিক ব্যবহার এবং প্রক্রিয়া প্রদর্শন করা। এটিপি (ATP) বা ভেরিক্লিন (Vericleen) ব্যবহার করে মাঝে মাঝে অবশিষ্ট ময়লা বা ব্যাকটেরিয়া পরীক্ষা করা।

তত্ত্বাবধায়কের অতিরিক্ত দায়িত্ব:

পরিষ্কার-পরিচ্ছন্নতার মান পর্যবেক্ষণ। ফলাফল এবং মান ডকুমেন্ট করা। কর্মী দ্বারা কাজ সম্পাদনের সময় প্রতিটি সময়সূচি স্বাক্ষরিত হয়েছে কিনা তা যাচাই করা। নির্দিষ্ট সময়ান্তরে যন্ত্রপাতি এবং প্রতিষ্ঠানের পরিচ্ছন্নতা নিরীক্ষণ করা। প্রতি সপ্তাহে ব্যবহৃত রাসায়নিকের পরিমাণ মূল্যায়ন করা।

যদি মান নিচু হয়, তাহলে তত্ত্বাবধায়ককে:

- প্রশিক্ষণ প্রদান।
- আরও ভালো নির্দেশনা দেওয়া।
- আরও সময় দেওয়া।
- বেশি রাসায়নিক, উপকরণ বা সরঞ্জাম সরবরাহ করা।
- পর্যবেক্ষণ বৃদ্ধি করা।
- ঘনিষ্ঠ তত্ত্বাবধানে রাখা।
- কর্মীদের মান উন্নত করতে প্রেরণা দেওয়া।
- নিম্নমানের কাজের জন্য প্রয়োজনীয় শৃঙ্খলা কার্যক্রম শুরু করা।

ইন-হাউস এবং চুক্তিভিত্তিক পরিষ্কার

বাহ্যিক ঠিকাদার ব্যবহার করা যেতে পারে যদি: বড় একটি প্রতিষ্ঠান তার পরিষ্কার-পরিচ্ছন্নতার কাজ সামলাতে অক্ষম হয়। বিশেষায়িত ধরণের পরিষ্কার প্রয়োজন হয়, যেমন ড্রেন বা বায়ুচলাচলের পরিষ্কার। শুধুমাত্র বাহ্যিক ঠিকাদারই নির্ধারিত মান সরবরাহ করতে সক্ষম হয়। উচ্চতর বীমা প্রয়োজনীয়তা থাকে। ইন-হাউস কর্মীদের হাতে থাকা কাজগুলোর উপর মনোযোগ কেন্দ্রীভূত করতে হয়। ব্যবসার খরচ কমাতে একটি বিস্তৃত পরিষ্কার প্যাকেজ প্রয়োজন। পরিষ্কার-পরিচ্ছন্নতা রাতারাতি সম্পন্ন করতে হয়। বিশেষায়িত সরঞ্জাম সরবরাহ করতে হয়। এটি একটি যথাযথ দায়িত্ব প্রতিরক্ষা যোগ করে।

মূল্যায়ন

প্রশ্ন ১: নিম্নলিখিতগুলোর মধ্যে কোনটি একটি বাহ্যিক বর্জ্যবিনের জন্য প্রয়োজনীয় নয়?

i. একটি ভালোভাবে লাগানো ঢাকনা
ii. পলিথিন ব্যাগ
iii. পোকামাকড় প্রতিরোধ
iv. নিয়মিত খালি করা

প্রশ্ন ২: নিম্নলিখিতগুলোর মধ্যে কোনটি কাইনেটিক শক্তির একটি রূপ নয়?

i. রাসায়নিক
ii. অস্থির
iii. যান্ত্রিক
iv. শারীরিক

সত্য অথবা মিথ্যা

প্রশ্ন ১: এটি কি গ্রহণযোগ্য যে খাদ্য বর্জ্য অঞ্চলগুলি খাদ্য প্রস্তুতির এলাকায় থাকবে? - সত্য না মিথ্যা?

i. সত্য
ii. মিথ্যা

সারাংশ

এই মডিউলে, আমরা দেখেছি যে পরিষ্কারকরণ এবং বর্জ্য অপসারণ সুপারভাইজারের অগ্রাধিকারের মধ্যে শীর্ষে রয়েছে, যা সংগঠন এবং পর্যবেক্ষণের জন্য অত্যন্ত গুরুত্বপূর্ণ। আমরা শিখেছি যে: বর্জ্যবিনগুলির জন্য একটি ভালভাবে লাগানো ঢাকনা থাকতে হবে, এবং পোকামাকড় প্রতিরোধী এবং ধোয়া সম্ভব হতে হবে (যেমন তাদের চারপাশের এলাকা)। পরিষ্কারকরণ অপরিহার্য এবং এটি বিশেষজ্ঞ সরঞ্জাম ব্যবহার করে গরম পানি, সাবান, ডিটারজেন্ট এবং নির্দিষ্ট রাসায়নিক দিয়ে করা হয়। জীবাণু ধ্বংস করার জন্য জীবাণুনাশক ব্যবহার করতে হয়, যা নির্দিষ্ট এলাকায় ব্যবহার করা উচিত, প্রায়ই পানি এবং তাপের সাথে সংমিশ্রিত করে। জায়গার বাইরে' পরিষ্কারকরণের জন্য, CIP এবং বিশেষ ধরণের যন্ত্রপাতি যেমন মাংস কাটার মেশিনের জন্য নির্দিষ্ট পদ্ধতি রয়েছে।

মডিউল ১৯: পোকামাকড় ব্যবস্থাপনা

পোকামাকড় ব্যবস্থাপনা

পরিচিতি

খাদ্য পোকামাকড় হল এমন প্রাণী যারা আমাদের খাদ্য সরবরাহে বাস করে বা খাদ্য খায়, যার ফলে রোগ, পচন, এবং ধ্বংস ঘটে, যা খাবারকে বিপজ্জনক এবং অখাদ্য করে তোলে। সমস্ত পোকামাকড় কঠোরভাবে নিয়ন্ত্রণ করা আবশ্যক যাতে দূষণ রোধ করা যায়, এবং একজন সুপারভাইজার হিসেবে আপনার কাজ হলো এটি নিশ্চিত করা, সর্বোচ্চ হাইজিন এবং পরিষ্কারের মান বজায় রেখে।

এই মডিউলে আমরা নিম্নলিখিত বিষয়গুলি আলোচনা করব:

» পোকামাকড়

» পোকামাকড়ের প্রমাণ খোঁজা

» পোকামাকড় দ্বারা সৃষ্ট দূষণ

» পোকামাকড় নিয়ন্ত্রণ

» সুষ্ঠু গৃহস্থালী

» প্রতিরোধ

» পোকামাকড় নিয়ন্ত্রণ কন্ট্রাক্টরের ব্যবহার

» যথাযথ সচেতনতার প্রতিরক্ষা

» পোকামাকড় নিয়ন্ত্রণে সুপারভাইজারের ভূমিকা

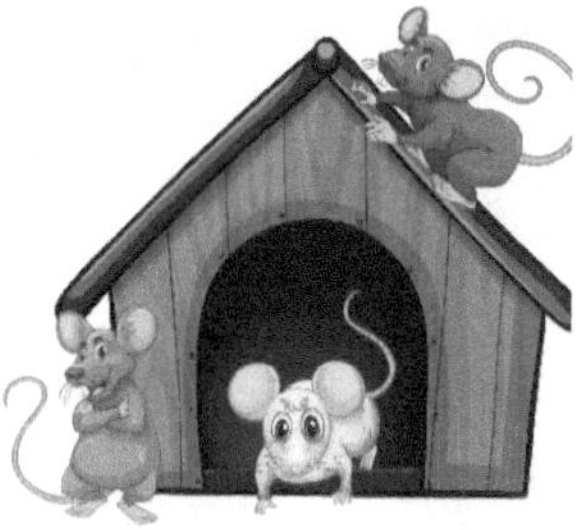

পোকামাকড়

সাধারণত সবচেয়ে প্রচলিত পোকামাকড় হল স্তন্যপায়ী প্রাণী, পাখি এবং কীটপতঙ্গ, যেগুলি মানুষের পাশে বসবাস করে এবং আমাদের খাদ্য ব্যবসার স্থাপনায় বসবাস করতে অভিযোজিত হয়েছে।

সাধারণ পোকামাকড় সর্বাধিক দেখা যায় এমন পোকামাকড় হল তেলাপোকা, মাছি, পোকা, বিটল, পিঁপড়ে, পাখি, ইঁদুর এবং ইঁদুর।

পাখি পোকামাকড় পাখিরা গোডাউন, কারখানা এবং বেকারির আশেপাশে একটি সমস্যা: তারা গাল, কবুতর, স্টার্লিং এবং চড়ুইয়ের জন্য বসবাসের স্থান এবং প্রচুর খাবার সরবরাহ করে। তারা মানব খাবার খেয়ে এবং তাদের ব্যাকটেরিয়া ভর্তি মল ছেড়ে দিয়ে দূষণ সৃষ্টি করতে পারে - স্যালমোনেলা এবং ক্যাম্পিলোব্যাক্টার সবচেয়ে সাধারণ। তারা তাদের বাসার উপকরণ দিয়ে নালা বন্ধ করতে পারে, পরজীবী ছড়াতে পারে, বিল্ডিং ক্ষতিগ্রস্ত করতে পারে এবং প্যাকেজিং নষ্ট করতে পারে। সমস্ত বন্য পাখি, তাদের ডিম এবং বাসা আইন দ্বারা সুরক্ষিত এবং এগুলি শুধুমাত্র সরকার অনুমোদিত বিশেষ লাইসেন্সধারীরা সরাতে পারবেন। আপনার খাবার এবং স্থাপনা রক্ষা করতে সতর্কতা ব্যবস্থা যেমন রক্ষামূলক জাল, ভয় দেখানো, শিকারি পাখি ব্যবহার বা পাখি প্রতিরোধ ব্যবস্থা গ্রহণ করুন। পাখিদের আঘাত বা হত্যার সম্ভাবনা যেকোনো পদক্ষেপ নেওয়ার আগে বিশেষজ্ঞের পরামর্শ নিন।

অন্যান্য সাধারণ পোকামাকড়ের মধ্যে রয়েছে:

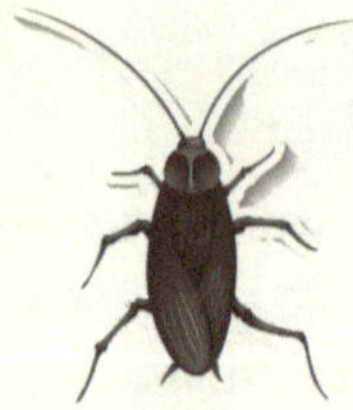

» ব্রাউন ইঁদুর: প্রায় যে কোনো জৈব বস্তু খেতে পারে; একটি জোড়া এক বছরে শত শত বাচ্চা জন্মাতে পারে।
» ঘরের ইঁদুর: আবারও সবারই খাবার, ইঁদুর এক বছরে প্রায় ২,০০০ সন্তান উৎপন্ন করতে পারে।
» মাছি: সাধারণ উদাহরণগুলির মধ্যে ব্লুবটল এবং ফলের মাছি অন্তর্ভুক্ত, যা পচে যাওয়া পদার্থে খেতে এবং খাওয়ার সময় রোগজীবাণু ছড়াতে পারে।
» তেঁতুল: খাদ্যকে তাদের মুখ এবং পায়ের মাধ্যমে দুষিত করতে পারে এবং বিশেষ করে বেকারিতে শর্করা দ্বারা আকৃষ্ট হয়।
» তেলাপোকা: একগুঁয়ে সাধারণ পতঙ্গ যারা একটি অস্বস্তিকর গন্ধ ছড়ায়; এইসব সবারই খাবার পছন্দ, এবং তারা আর্দ্র পরিবেশে থাকে।
» বইপোকা: আর্দ্র পরিবেশে ছত্রাক এবং খামির খায়, প্রায়ই আটা এবং ময়দায় আক্রান্ত হয়।
» ফারাও পিপঁড়ে: ছোট পিপঁড়ে যারা গরম বিল্ডিংয়ের মতো ডাক্টে বাস করে, যেমন হাসপাতাল, এবং চিনি এবং প্রোটিন সমৃদ্ধ খাবারে প্রবাহিত হয়।
» ওইভিল, বিটল এবং মথ: প্রায়শই উপাদানগুলির সাথে আনা হয় এবং আটা, মটরশুঁটি এবং অন্যান্য শুকনো পণ্যের মধ্যে বসবাস করতে পারে।

পোকামাকড়ের প্রমাণ খুঁজুন

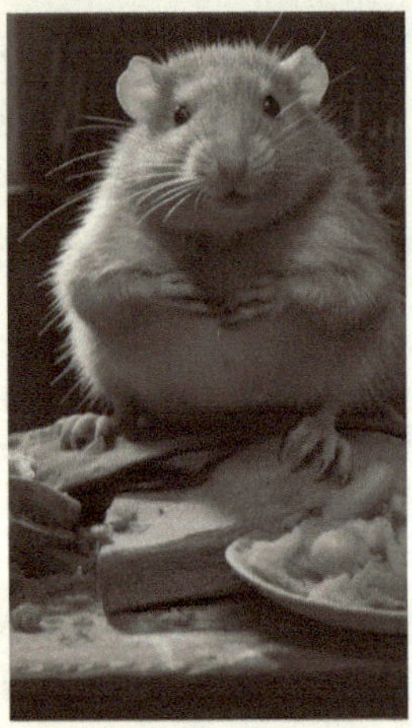

খাদ্য পোকামাকড় এবং তাদের অভ্যাস
যদি আপনার প্রতিষ্ঠানে কীটপতঙ্গ থাকে, তবে সতর্ক থাকলে আপনি খুব দ্রুত এর চিহ্ন দেখতে পারবেন। এখানে আপনি যেগুলি লক্ষ্য করবেন তা হলো:

প্রাণী (Rodents):

» ছোট ছোট কালো বিষ্ঠা ছেড়ে দিনতাদের মৃত দেহ
» খাবারে দাঁতের চিহ্ন, চর্বি ও বাক্সের ফুটো
» বাসার গর্ত
» বাইরে গাছপালার মধ্যে ইঁদুরের চলাচল
» ছোট পরিমাণ খাবার হারানো
» দুর্গন্ধ

পোকা (Insects):

» মৃত দেহ, ডানা এবং বিষ্ঠা
» খাবারের মধ্যে লার্ভা
» বাজে এবং তাজা গন্ধ
» ছাদের মধ্যে কাগজের ওয়াস্প বাসা
» মাকড়সার জাল এবং মাছি মৃতদেহ
» খাবারের মধ্যে ছোট ছোট অংশ এবং গর্ত
» ফল এবং সবজিতে গর্ত

পোকামাকড় দ্বারা সৃষ্ট দূষণ

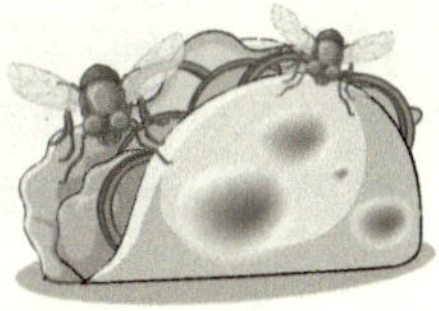

পোকামাকড় দ্বারা সৃষ্ট খাদ্য দূষণ শারীরিক, রোগজীবাণুজনিত বা পরোক্ষভাবে রাসায়নিক হতে পারে, যেমন কীটনাশক এবং ইনসেক্টিসাইড ব্যবহারের কারণে অথবা এই তিনটি কারণে মিলিত হতে পারে। আসুন সম্ভাব্য উৎসগুলো দেখি।

জৈবিক দূষণ

এটি কয়েকটি রূপে আসে: ব্যাকটেরিয়া এবং অন্যান্য রোগজীবাণু, পোকামাকড়ের দেহের মাধ্যমে খাবারে প্রবেশ করে অথবা মাছির ক্ষেত্রে, খাবারের উপর পাচনরস ত্যাগ করে এবং তারপর আবার সেই খাবার খেয়ে তাদের মাধ্যমে খাবারে প্রবেশ করে। অনেক ব্যাকটেরিয়া পোকামাকড়ের পায়ে আসে, বিশেষত সেই পোকাগুলি যারা মৃত পশু এবং বিষ্ঠা খায়। পোকামাকড় দ্বারা খাবারের মধ্যে অথবা খাবার প্রস্তুতির এলাকায় ছেড়ে যাওয়া বিষ্ঠা। পোকামাকড়ের ডিম খাবারের উপর বা ভিতরে রাখা হয় যা লার্ভায় রূপান্তরিত হয়ে খাবার নষ্ট করতে পারে অথবা তাদের উপস্থিতির কারণে খাবার অযোগ্য হয়ে পড়ে।

শারীরিক দূষণ:

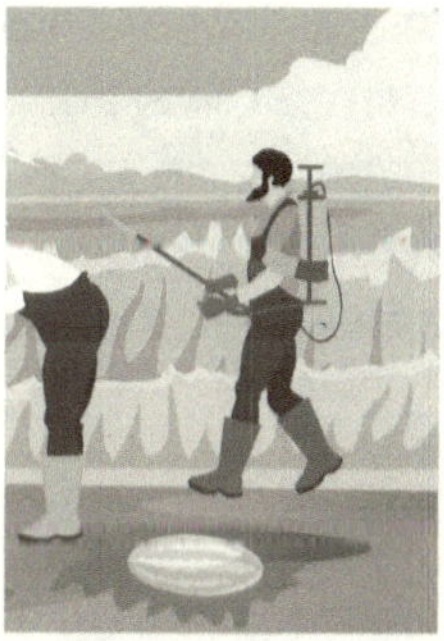

- পোকামাকড় মারা গেলে বা তাদের ত্বক পরিবর্তনের সময় হারানো দেহ বা দেহের অংশ।
- ইঁদুরের দ্বারা ঝরে পড়া লোম বা পশম।
- পাখির পালক যা তাদের বাসা বা বিশ্রাম স্থল থেকে পড়ে যায়।
- সকল কীটপতঙ্গ দ্বারা খাদ্যের মধ্যে বা প্রতিষ্ঠানের ভিতরে-বাইরে ফেলে রাখা মল।
- ইঁদুরের মাধ্যমে প্রতিষ্ঠানে বা সংরক্ষিত খাদ্যে টেনে আনা বিদেশি বস্তু।
- কীটপতঙ্গ ভবনের ভিতর-বাহির ক্ষতি করতে পারে, যেমন বৈদ্যুতিক তার চিবানো, মল জমা হওয়া, এবং কাঠামোর ক্ষতি করা।

রাসায়নিক দূষণ:

- রাসায়নিক বেট বা বিষের ভুল প্রয়োগ বা অপব্যবহার সবচেয়ে বড় উৎস।
- কীটনাশক সঠিকভাবে নিষ্পত্তি না করে রেখে দেওয়া।
- খাদ্য প্রস্তুতি এলাকায় বেট রাখা বা কীটনাশক ছিটানো।
- ইঁদুর বিষাক্ত খাদ্য বা বেট টেনে খাদ্য এলাকায় নিয়ে যেতে পারে, তাই এই প্রতিরোধমূলক ব্যবস্থা শুধুমাত্র বাইরে ব্যবহার করা উচিত।
- ইঁদুরের মূত্র ওয়েইল'স রোগ ছড়াতে পারে, যা একটি গুরুতর সংক্রমণ।

ক্রস-দূষণ

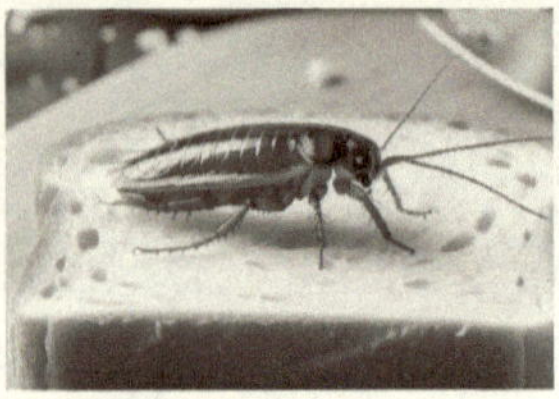

» পোকামাকড় দ্বারা ক্রস-দূষণ হতে পারে, যেমন: যখন তেলাপোকা বিভিন্ন ধরনের খাবারের উপর দিয়ে চলে, এবং তাদের মধ্যে রোগজীবাণু ছড়িয়ে দেয়
» ইঁদুরও বিভিন্ন ধরনের খাবার ভুল জায়গায় টেনে নিয়ে আসতে পারে, যেমন: উচ্চ ঝুঁকিপূর্ণ মাংস রান্না করা মাংসের এলাকায় নিয়ে আসা

এছাড়াও লক্ষ্য করুন যে, পোকামাকড়ের উপস্থিতি একটি ব্যবসায়ের সুনামকে ব্যাপকভাবে ক্ষতিগ্রস্ত করতে পারে, যা বিচারিক ব্যবস্থা বা এমনকি ব্যবসার বন্ধের কারণ হতে পারে এবং রোগ ছড়িয়ে দিতে পারে।

পোষা প্রাণী:

সকল গৃহপালিত প্রাণী খাদ্যের কাছে থাকলে তা দূষিত করার সম্ভাবনা থাকে, তবে কুকুর এবং বিড়াল প্রায়ই রান্নাঘরের কাছাকাছি থাকতে দেওয়া হয়। বিড়াল এখন আর খাদ্য প্রস্তুতির এলাকায় ইঁদুর ধরার জন্য উৎসাহিত করা হয় না, কারণ তারাও রোগজীবাণু ছড়াতে পারে এবং কিছু কর্মচারী বিড়ালের প্রতি অ্যালার্জিক হতে পারে। পোষা প্রাণীদের স্পর্শ করার পর (যেমন: কুকুরকে আদর করা বা একটি হ্যামস্টার ধরে রাখা) রোগজীবাণু ছড়ানোর সম্ভাবনা থাকে। পোষা প্রাণী খাদ্য-জীবাণুবাহিত রোগ যেমন আমাশয় ছড়াতে পারে বা তাদের লোম, পালক, মল এবং তারা বহন করা বস্তু দ্বারা শারীরিক দূষণ ঘটাতে পারে। পোষা প্রাণীর শরীরের ভিতরে বা বাহিরে থাকা পরজীবীও রান্নাঘরে প্রবেশ করতে পারে।

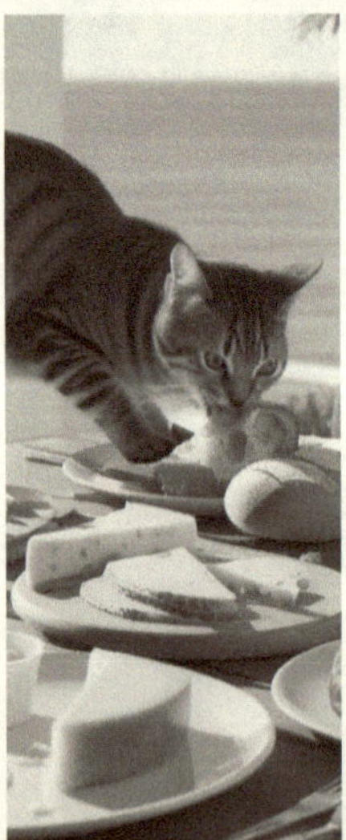

সাধারণ নিয়ন্ত্রণ পদ্ধতি:

কীটপতঙ্গের খাদ্য প্রতিষ্ঠানে প্রবেশ বা বসবাস রোধ করতে হবে এবং সেগুলিকে নিয়ন্ত্রণ করতে হবে। গুরুতর কীটপতঙ্গ সমস্যাকে "সংক্রমণ" বলা হয়। এই ধরনের সংক্রমণ যে কোনো আইনসম্মত পদ্ধতিতে - সাধারণত নির্মূলের মাধ্যমে - অবিলম্বে নির্মূল করতে হবে।

শারীরিক নিয়ন্ত্রণ:

এগুলি সাধারণত কীটপতঙ্গ ধরে ফেলে এবং তাদের হত্যা করে বা প্রতিষ্ঠানের বাইরে সরিয়ে নেওয়ার ব্যবস্থা করে। এর মধ্যে অন্তর্ভুক্ত:

» ফাঁদ
» পাখি তাড়ানোর যন্ত্র
» মাছি ধরার ফাঁদ (ফ্লাইপেপার)

রাসায়নিক নিয়ন্ত্রণ

এগুলি বিষাক্ত পদার্থ এবং প্রতিরোধক পদার্থের মতো ক্যাটাগরিতে পড়ে:

» কীটনাশক
» ঔষধ
» বিষ

অনুগ্রহ করে নিশ্চিত করুন যে, এই ধরনের পদ্ধতি ব্যবহার করার সময় প্রস্তুতকারকের নির্দেশিকা অনুসরণ করা হচ্ছে এবং পোকামাকড় নিয়ন্ত্রণ বিশেষজ্ঞদের কাছ থেকে পরামর্শ নেওয়া হচ্ছে।

পোকামাকড় নিয়ন্ত্রণ

পারিপার্শ্বিক নিয়ন্ত্রণ এগুলি সাধারণত প্রতিরোধক পদ্ধতি, যা পোকামাকড়ের প্রবেশ রোধ করে এবং পরিবেশকে আরও কম আকর্ষণীয় করে তোলে যদি তারা প্রবেশ করতে চায়। মূল ধারণাটি হল যে, খাদ্য প্রস্তুতি এবং উৎপাদনের সাথে জড়িত সব জায়গা এবং সবাইকে কঠোরভাবে পরিষ্কার এবং গুছিয়ে রাখতে হবে।

আপনার প্রতিষ্ঠানের নকশা এবং সঠিক মেরামত প্রথম ধাপে অত্যন্ত গুরুত্বপূর্ণ :

» জানালা এবং দরজা যতটা সম্ভব বন্ধ রাখুন
» দেওয়াল এবং মেঝের ফাঁক, গর্ত এবং ফাটলগুলো বন্ধ এবং মেরামত করুন
» ডেলিভারি এবং লন্ড্রি পরিদর্শন করে পোকামাকড়ের লক্ষণ চেক করুন
» ডাক্ট, পাইপ এবং মিথ্যা সিলিংগুলো পরিদর্শন করার জন্য সহজভাবে রাখুন
» কাঠামোগত ক্ষতি দ্রুত মেরামত করুন
» ভবনটি ফ্লাই স্ক্রিন, বায়ুচলাচল আউটলেটের উপর তার এবং বায়ু পর্দা দিয়ে সুরক্ষিত করুন
» পানি যাতে খাদ্য এলাকায় প্লাবিত, স্যাঁতসেঁতে বা টপকে না পড়ে তা প্রতিরোধ করুন

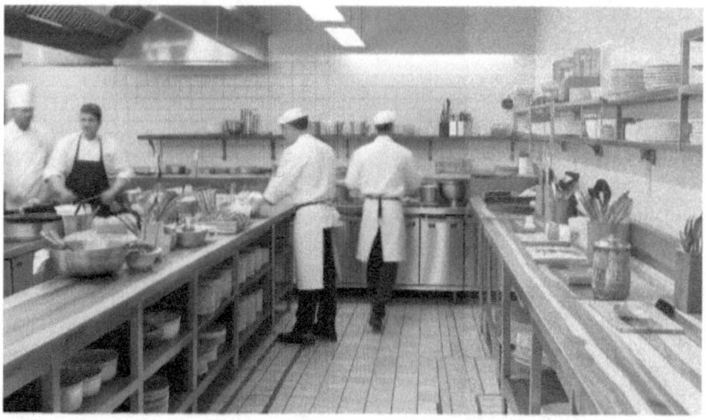

ভালো গৃহস্থালি

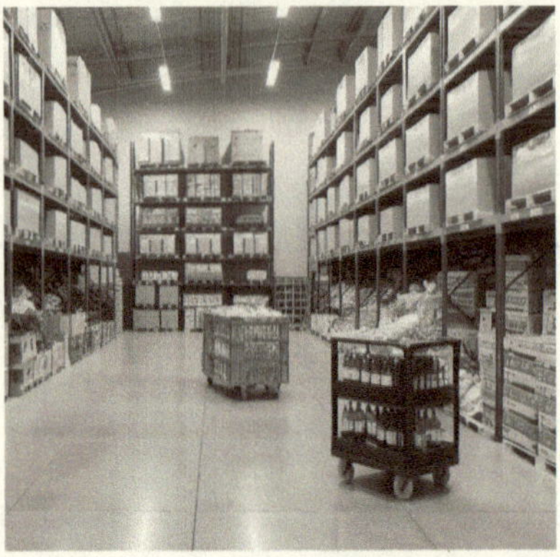

শুধুমাত্র পরিষ্কার এবং সুশৃঙ্খল থাকা কীটপতঙ্গের জন্য বসবাসযোগ্য স্থান উল্লেখযোগ্যভাবে কমিয়ে দেবে।

ফাঁদ এবং বেট বক্সগুলি একই স্থানে রাখুন (আপনার পরিচ্ছন্ন কর্মীদেরও এটি করতে বলুন)। খাদ্য খোলামেলা অবস্থায় ছেড়ে দেবেন না। ফেলা পড়া দ্রব্য তাৎক্ষণিকভাবে পরিষ্কার করুন। খাদ্য সঠিকভাবে ঘুরিয়ে এবং সংরক্ষণ করুন। পুরো প্রাঙ্গণটি নিয়মিতভাবে দৃষ্টিগতভাবে পরীক্ষা করুন। যথেষ্ট বর্জ্য নিষ্পত্তির স্থান রয়েছে কিনা নিশ্চিত করুন এবং সেগুলি নিয়মিতভাবে পরিষ্কার করুন। প্রাঙ্গণের চারপাশের উদ্ভিদগুলি কেটে ফেলুন বা পরিষ্কার করুন। সংরক্ষণস্থল, সরবরাহ এবং প্যাকেজিং পরীক্ষা করুন কীটপতঙ্গের কোনো চিহ্নের জন্য। কর্মচারীদের কীটপতঙ্গ নিয়ন্ত্রণ সম্পর্কে পুরোপুরি প্রশিক্ষিত এবং সচেতন করে তুলুন।

প্রতিরোধ

এটি পুনরায় উল্লেখ করা জরুরি যে সর্বোত্তম নিয়ন্ত্রণ পদ্ধতি হল চিরস্থায়ী সতর্কতা, এবং আপনার HACCP-ভিত্তিক FSMS-এ সঠিক সমস্ত প্রোটোকল অনুসরণ করা। পোকামাকড়ের জন্য সব ধরনের উৎসাহ বন্ধ এবং প্রতিরোধ করা উচিত। পোকামাকড়ের জন্য আশ্রয় এবং খাদ্যের প্রয়োজন হয়, এবং এই দুইটি মৌলিক চাহিদা অস্বীকার করলে প্রায় সব ক্ষেত্রে আপনার স্থাপনাগুলি এবং খাদ্য পোকামাকড়মুক্ত থাকবে।

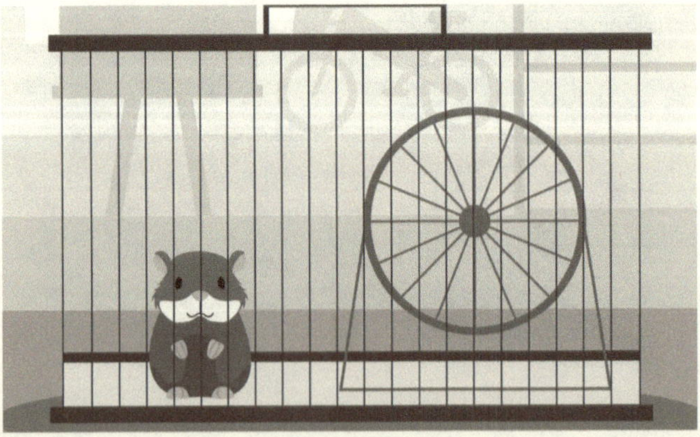

পোকামাকড় নিয়ন্ত্রণ কন্ট্রাক্টর ব্যবহার

সম্ভবত সবচেয়ে ভাল নিয়ন্ত্রণ পদ্ধতি হলো একটি লাইসেন্সপ্রাপ্ত পোকামাকড় নিয়ন্ত্রণ কন্ট্রাক্টর বা কর্মকর্তাকে নিয়োগ করা।

এটি করতে হলে, আপনাকে নিশ্চিত করতে হবে যে আপনি নিম্নলিখিত বিষয়গুলো জানেন:

» সমস্ত খরচ

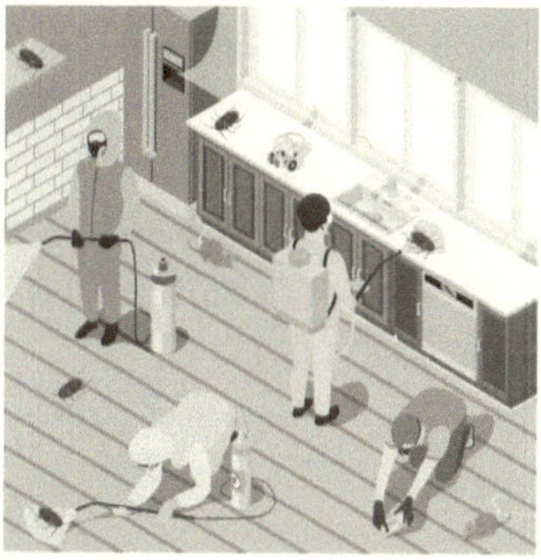

» আপনি যে পোকামাকড় নিয়ন্ত্রণ করতে চান তার প্রকার

» কোম্পানির পোকামাকড় নিয়ন্ত্রণের দক্ষতা, বিশেষ করে খাদ্য শিল্পে

» কি ২৪ ঘণ্টার জরুরি কভার এবং কল-আউট আছে?

» তারা কি কোনও পেশাদার প্রতিষ্ঠানের সদস্য?

» তারা কি একটি লিখিত প্রতিবেদন এবং সুপারিশ তৈরি করবে?

» তাদের কি পাবলিক, কর্মচারী দায়িত্ব এবং পণ্য বীমা আছে?

যথাযথ সচেতনতার প্রতিরক্ষা

আইন অনুযায়ী, আপনাকে অবশ্যই আপনার খাদ্য এবং স্থাপনাকে পোকামাকড় দ্বারা দূষিত হওয়া থেকে রক্ষা করতে হবে।

যদি পোকামাকড়ের আক্রমণ ঘটে, আপনাকে যথাযথ সচেতনতা প্রমাণ করতে হবে, যা দেখাবে:

» আপনার কাছে কার্যকর পোকামাকড় নিয়ন্ত্রণ ব্যবস্থা রয়েছে।

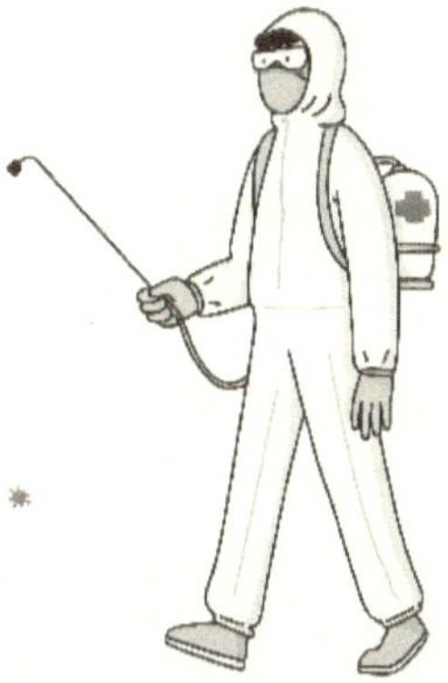

» পূর্বে কোনো অভিযোগ ছিল না।

» একটি সম্পূর্ণ পোকামাকড় নিয়ন্ত্রণ বই রক্ষণাবেক্ষণ করা হয়েছে।

» পূর্ববর্তী সুপারিশগুলো কার্যকর করা হয়েছে। একটি বিশ্বস্ত ঠিকাদার দ্বারা নিয়মিত এবং সঠিক পরিদর্শন করা হয়েছে।

» কর্মীদের সঠিকভাবে প্রশিক্ষণ দেওয়া হয়েছে।

» সরবরাহগুলো ভালভাবে পরীক্ষা করা হয়েছে।

» কার্যকর নিয়ন্ত্রণ ব্যবস্থা রয়েছে, যার মধ্যে রয়েছে সঠিক গৃহস্থালি এবং স্থাপনার রক্ষণাবেক্ষণ।

পোকামাকড় নিয়ন্ত্রণে সুপারভাইজারের ভূমিকা

আপনি এবং আপনার কর্মচারীরা পোকামাকড়ের উপস্থিতি বা সংক্রমণের লক্ষণ চিহ্নিত করতে সক্ষম হতে হবে। যদি পোকামাকড় উপস্থিত থাকে, তা হলে এটি ম্যানেজমেন্টকে রিপোর্ট করতে হবে এবং প্রভাবিত খাবারটি ফেলে দিতে হবে। কর্মচারীদের এই মডিউলে থাকা সমস্ত তথ্য সুপারভাইজার দ্বারা নির্দেশিত হতে হবে এবং তাদের জ্ঞান পরীক্ষা করতে হবে। আপনি প্রথম সমস্যার লক্ষণ দেখা মাত্র আপনার পোকামাকড় নিয়ন্ত্রণ কন্ট্রাক্টরের সাথে যোগাযোগ করতে হবে এবং তাদের পরিদর্শন চলাকালীন তাদের সাথে থাকতে হবে। ফাঁদ এবং বেইট বক্সের অবস্থান রেকর্ড করতে হবে এবং এগুলি স্থানান্তরিত করা যাবে না। সুপারভাইজারদের এই মডিউলের কোনো ভুল বা অসম্পূর্ণতা রিপোর্ট করতে হবে, যার মধ্যে পোকামাকড় নিয়ন্ত্রণ কোম্পানি বা কর্মকর্তার দক্ষতা অন্তর্ভুক্ত। সবশেষে, নিশ্চিত করুন যে কোনও পরিদর্শনের পর সমস্ত প্রতিকারমূলক ব্যবস্থা নেওয়া হয়েছে।

মূল্যায়ন

প্রশ্ন ১. নীচের কোনটি রোডেন্ট সংক্রমণের চিহ্ন নয়?

i. পশম
ii. বিষ্ঠা
iii. মাছির ডিম
iv. প্যাকেজিংয়ে ছিদ্র

প্রশ্ন ২. নীচের কোনটি অবশ্যই জীববৈচিত্রিক দূষণের একটি রূপ নয়?

i. ব্যাকটেরিয়া
ii. বিষ্ঠা
iii. পোকামাকড়ের ডিম
iv. শস্যের খোসা

সত্য বা মিথ্যা

প্রশ্ন ৩ পাখির ডিমগুলোকে অবিলম্বে ধ্বংস করা যায় যদি আপনি সেগুলোকে পোকামাকড় হিসেবে মনে করেন।

i. সত্য
ii. মিথ্যা

সারাংশ

আমরা কী শিখলাম?

পোকামাকড় মূলত ইঁদুর, পাখি এবং পোকামাকড় অন্তর্ভুক্ত, যাদের আপনার স্থাপনায় প্রবেশ ঠেকানো অত্যাবশ্যক। পোকামাকড় খাদ্যকে শারীরিক, জীববৈজ্ঞানিক বা রাসায়নিক উপায়ে - বা ক্রস-দূষণের মাধ্যমে দূষিত করতে পারে। গৃহপালিত প্রাণীদেরও পোকামাকড় হিসাবে বিবেচনা করা যেতে পারে, কারণ তারা ক্ষতিকর প্রজাতির মতোই বিপদ সৃষ্টি করতে পারে। নিয়ন্ত্রণ পদ্ধতিগুলো শারীরিক বা রাসায়নিক হতে পারে, যার মধ্যে ফাঁদ এবং বিষ অন্তর্ভুক্ত। পোকামাকড় প্রতিরোধের সর্বোত্তম উপায় হলো সঠিক গৃহস্থালি রীতি অনুসরণ এবং একটি অনুমোদিত পোকামাকড় নিয়ন্ত্রণ কর্মকর্তার নিয়োগ।

মডিউল ২০: খাদ্য লেবেলিং এর সাধারণ নীতিসমূহ

খাদ্য লেবেলিং এর সাধারণ নীতিসমূহ

মডিউলের পরিচিতি

এই মডিউলে, আপনি খাদ্য লেবেলিং এর সাধারণ নীতিসমূহ সম্পর্কে শিখবেন। আলোচিত বিষয়গুলি অন্তর্ভুক্ত করবে:

» খাদ্য সম্পূরক
» পুষ্টিকর খাদ্য
» ভিটামিন এবং খনিজ উপাদান যোগ করা
» লেবেলিং
» অন্যান্য পদার্থ যোগ করা
» মদ্যপান পণ্যের লেবেলিং
» প্রয়োজনীয়তা
» অব্যাহতি
» পুষ্টি এবং স্বাস্থ্য দাবি

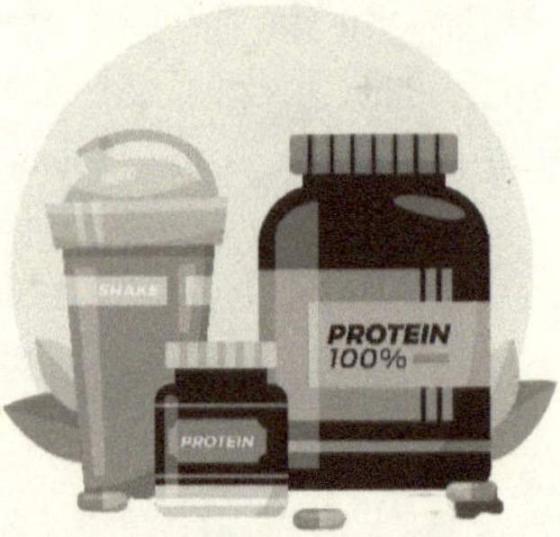

খাদ্য সম্পূরক

যে কোনো প্রিপ্যাকেজড খাদ্য, যা সাধারণ খাদ্যাভ্যাসের সঙ্গে ভিটামিন, খনিজ বা অন্যান্য শারীরিকভাবে উপকারী যৌগের সংহত রূপ যোগ করতে পরিকল্পিত, তা খাদ্য সম্পূরক হিসেবে বিবেচিত। সাধারণত, এই পণ্যগুলি ডোজ আকারে বিক্রি হয় এবং তাদের নিজস্ব লেবেলিং নিয়মাবলী রয়েছে। খাদ্য সম্পূরক উৎপাদনে, শুধুমাত্র অনুমোদিত ভিটামিন এবং খনিজ ব্যবহার করা যেতে পারে, যা প্রয়োজনীয় বিশুদ্ধতার মান পূরণ করে। খাদ্য সম্পূরকে নির্দিষ্ট ভিটামিন এবং খনিজের সর্বোচ্চ নিরাপদ ডোজ এখনও নির্ধারণ করা হয়নি। খাদ্য সম্পূরক পণ্যগুলি যখন সরাসরি ভোক্তা বা ক্যাটারারদের কাছে বিক্রি হয়, তখন সেগুলিকে অবশ্যই "খাদ্য সম্পূরক" হিসেবে লেবেল করা উচিত।

এছাড়াও, এই তথ্যগুলি অন্তর্ভুক্ত থাকতে হবে:

» ভিটামিন, খনিজ, বা অন্যান্য যে পদার্থটি পুষ্টি বা শারীরিক প্রভাব ফেলে তার নাম
» সুপারিশকৃত দৈনিক ডোজ
» সুপারিশকৃত দৈনিক ডোজ অতিক্রম না করার সতর্কীকরণ
» একটি নোট যে খাদ্য সম্পূরকগুলি একটি বৈচিত্র্যময় খাদ্য প্রতিস্থাপন করতে ব্যবহার করা উচিত নয়
» স্টোরেজ নির্দেশনা, ছোট শিশুদের নাগালের বাইরে রাখার জন্য

যে কোনো ভিটামিন, খনিজ, বা পদার্থটির পরিমাণ পুষ্টি বা শারীরিক প্রভাব ফেলে, তা সংখ্যাগত আকারে ঘোষণা করতে হবে, পণ্যের প্রতিটি অংশে পরিমাণ এবং প্রস্তুতকারকের বিশ্লেষণ অনুযায়ী গড় পরিমাণ সহ।

পুষ্টিকর খাদ্য

ভিটামিন এবং খনিজ পদার্থ ইচ্ছাকৃতভাবে খাদ্যে যোগ করা যেতে পারে উৎপাদন, সংরক্ষণ বা প্রক্রিয়াজাতকরণের সময় হারানো পুষ্টিগুণ পুনরুদ্ধার করার জন্য বা একটি বিকল্প খাদ্যকে প্রতিস্থাপিত খাদ্যের সমতুল্য পুষ্টিগুণ দিতে।

ভিটামিন এবং খনিজ পদার্থের সংযোজন

ফর্টিফিকেশনের সাধারণ নির্দেশিকা শুধুমাত্র ইচ্ছাকৃত কার্যক্রমের ক্ষেত্রে প্রযোজ্য এবং আইন দ্বারা বাধ্যতামূলক হলে তা প্রযোজ্য নয়। শুধুমাত্র অনুমোদিত ভিটামিন এবং খনিজ পদার্থ, যা জীব-উপলব্ধ ফর্মে থাকে, সেগুলো খাদ্যে যোগ করা যাবে। চূড়ান্ত খাদ্যে যথেষ্ট পরিমাণে থাকতে হবে যাতে নিশ্চিত করা যায় যে ফর্টিফিকেশন স্বাস্থ্যের জন্য উপকারী।

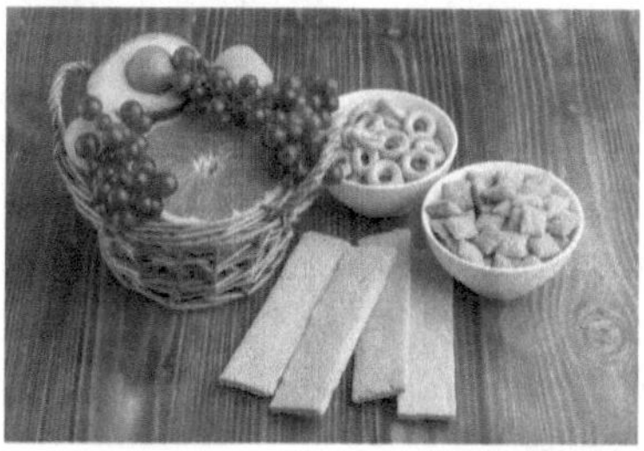

লেবেলিং

যদি কোনো পণ্যতে ভিটামিন বা খনিজ ইচ্ছাকৃতভাবে যোগ করা হয়, তাহলে পুষ্টি লেবেলিং প্রয়োজন। এতে চূড়ান্ত খাদ্যে ভিটামিন বা খনিজের মোট পরিমাণ, প্রাকৃতিকভাবে বিদ্যমান পরিমাণসহ, অন্তর্ভুক্ত থাকতে হবে। ভিটামিন এবং খনিজের উপর বক্তব্য প্রদানকালে পুষ্টি এবং স্বাস্থ্য দাবির নিয়ম অনুসরণ করতে হবে যাতে ভোক্তারা বিভ্রান্ত না হন।

অন্যান্য পদার্থের সংযোজন

ফর্টিফিকেশনের বিস্তৃত নিয়মকানুন ভিটামিন এবং খনিজ ছাড়াও অন্যান্য পদার্থকে অন্তর্ভুক্ত করে যা পুষ্টিকর বা শারীরবৃত্তীয় প্রভাব ফেলে, যদিও নির্দিষ্ট রাসায়নিকের উপর কোনো সীমাবদ্ধতা এখনো কার্যকর হয়নি। প্রয়োজন হলে কেস-ভিত্তিক পদ্ধতিতে এই ধরনের পদক্ষেপগুলোর উন্নয়নের জন্য নির্দেশিকা অনুমতি দেয়।

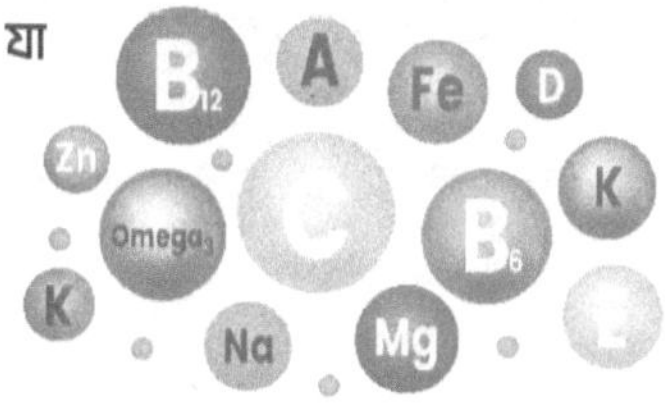

মদ্যপান পণ্যের লেবেলিং

প্রয়োজনীয়তা

মদ্যপান পণ্যগুলি তাদের মদ্যপান শক্তি উল্লেখ করতে হবে যদি তা ১.২% এর বেশি হয়। অন্যথায়, FIC বাধ্যতামূলক তথ্যের সংখ্যা সীমিত থাকবে। অতিরিক্ত তথ্য স্বেচ্ছায় সরবরাহ করা যেতে পারে, FIC নিয়ম অনুযায়ী বাধ্যতামূলক তথ্যের জন্য।

ভলিউম অনুযায়ী প্রকৃত মদ্যপান শক্তি উল্লেখ করা উচিত, এবং বেশিরভাগ পণ্যের জন্য, সংখ্যা এক দশমিক স্থান পর্যন্ত দেওয়া উচিত, যার পরে '%' vol লেখা থাকবে।

ফন্টের উচ্চতা ভলিউম অনুসারে পরিবর্তিত হয়, তবে কমপক্ষে নিম্নলিখিত পরিমাপ থাকতে হবে:

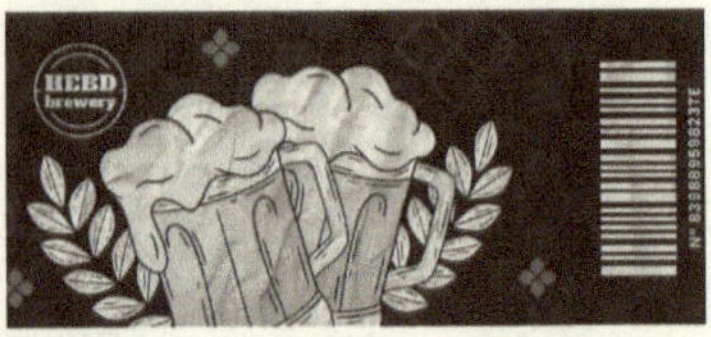

- ২ মিমি: ২০ সিএল বা তার কম
- ৩ মিমি: ২০ সিএল-১০০ সিএল
- ৫ মিমি: ১০০ সিএল এর বেশি

১.২% ভলিউমের বেশি অ্যালকোহলযুক্ত পানীয়গুলিতে নিম্নলিখিত তথ্যও লেবেল করা উচিত:

- একটি আইনীভাবে সঙ্গতিপূর্ণ নাম
- যেকোনো উপযুক্ত এলার্জেন তথ্য
- যেকোনো উপযুক্ত পরিমাণ উপাদান তথ্য
- একটি নেট পরিমাণ সূচক
- কিছু পণ্যের জন্য স্থায়িত্বের তারিখ
- যেকোনো বিশেষ সংরক্ষণ শর্তাবলী
- একটি ব্যবসার নাম এবং ঠিকানা
- প্রযোজ্য হলে উৎপত্তির সূচক

বিশেষ আইন অধীনে স্পিরিট ড্রিঙ্কস এবং মদ সম্পর্কিত অতিরিক্ত প্রয়োজনীয়তা রয়েছে।

অব্যাহতি

যে পানীয়গুলির অ্যালকোহল ভলিউম ১.২% এর বেশি, সেগুলিকে FIC বা বিশেষ মদ আইন অনুযায়ী তাদের অ্যালকোহল শক্তি লেবেল করা আবশ্যক। অন্যথায়, এই ধরনের পানীয়গুলি সাধারণ FIC লেবেলিং প্রয়োজনীয়তাগুলির থেকে কিছু অব্যাহতি লাভ করে।

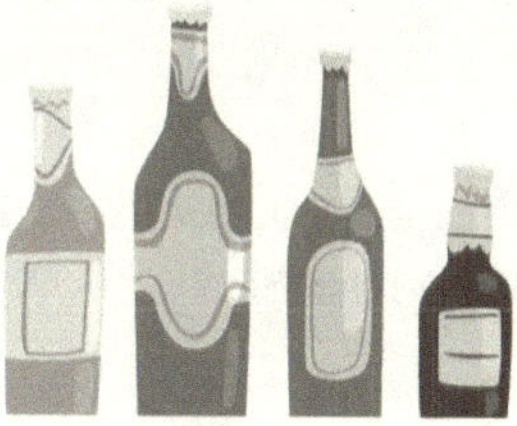

পুষ্টির লেবেলিং এবং উপাদান তালিকা

মদ্যপান পণ্যের জন্য পুষ্টির তথ্য দেওয়া প্রয়োজন নয়। যখন স্বেচ্ছায় প্রদান করা হয়, এটি শুধুমাত্র শক্তির মান বা পূর্ণ পুষ্টির ঘোষণা অন্তর্ভুক্ত করতে পারে। যুক্তরাজ্যে, মদ্যপান পণ্যের জন্য উপাদান তালিকা প্রয়োজন হয় না।

ন্যূনতম স্থায়িত্বের তারিখ

অনেক মদ্যপান পণ্য ন্যূনতম স্থায়িত্বের তারিখ প্রদর্শন থেকে অব্যাহতি পায়, এর মধ্যে রয়েছে:

- মদ
- লিক্যুর মদ
- ফিজি মদ
- সুগন্ধি মদ
- আঙ্গুর বা আঙ্গুরের রস থেকে তৈরি ফার্মেন্টেড পানীয়
- যে কোনও অন্যান্য পানীয় যার মধ্যে অ্যালকোহল ১০% বা তার বেশি ভলিউম থাকে

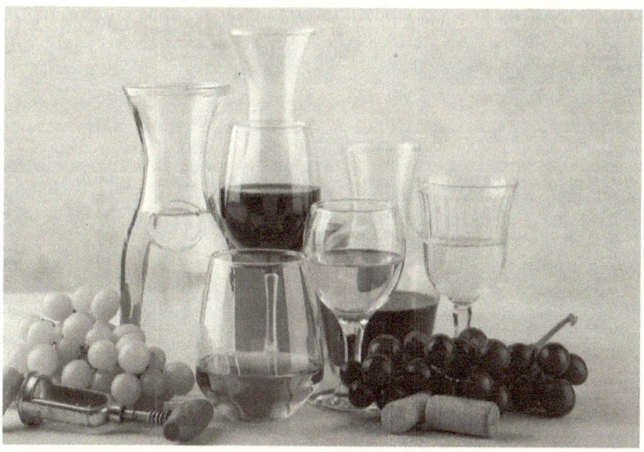

পুষ্টি এবং স্বাস্থ্য দাবি

মদ্যপান পণ্যের জন্য পুষ্টি এবং স্বাস্থ্য দাবি নিয়ে নিয়ন্ত্রণ অত্যন্ত কঠোর। স্বাস্থ্য দাবি অনুমোদিত নয়, তবে শুধুমাত্র শক্তি বা অ্যালকোহল কন্টেন্ট সম্পর্কিত পুষ্টি দাবি অনুমোদিত।

বিশেষ শর্তাবলী: 'অ্যালকোহল মুক্ত' পানীয়গুলির জন্য যা ১.২% এর কম অ্যালকোহল ধারণ করে, তার জন্য সংজ্ঞায়িত করা হয়েছে।

পুষ্টি দাবি

১.২% ABV (অ্যালকোহল বাই ভলিউম) এর বেশি পানীয়গুলির জন্য একমাত্র অনুমোদিত পুষ্টি দাবি হলো কম অ্যালকোহল স্তরের বা অ্যালকোহল বা শক্তির পরিমাণ কমানোর দাবি। পুষ্টি দাবির অনুমতি রয়েছে, তবে EU বা UK আইনত কোনও নির্দিষ্ট নিয়ম নেই।

শক্তি কমানো: যুক্তরাজ্যের মতে, শক্তি অন্তত ৩০% কমানো উচিত, এবং এই হ্রাসের পরিমাণ লেবেলে পরিমাপিত হওয়া উচিত।

অ্যালকোহল কমানো

» "কম অ্যালকোহল" দাবি গ্রাহকদের বিভ্রান্তি সৃষ্টি করতে পারবে না।

» সেরা প্রাকটিস: এই দাবি শুধুমাত্র ব্যবহার করুন যখন অ্যালকোহল অন্তত ৩০% কমানো হয়েছে।

» হ্রাসের পরিমাণ লেবেলে পরিমাপিত হওয়া উচিত।

লাইট

» যুক্তরাজ্যের দৃষ্টিকোণ অনুযায়ী, "লাইট" বা "লাইট" শব্দগুলি "কম অ্যালকোহল" শর্তের অধীনে অনুমোদিত, যা অ্যালকোহলের হ্রাস নির্দেশ করে (যেমন, লাইট - ৩০% কম অ্যালকোহল)।

» বিকল্পভাবে, এই শব্দগুলি "কম শক্তি" নির্দেশ করতে পারে "কম শক্তি" শর্তের অধীনে।

» লেবেলটি "কম অ্যালকোহল" নির্দেশ করবে না যদি এটি না হয়।

পুষ্টি দাবি যা বিশেষ যুক্তরাজ্য আইনি নিয়ন্ত্রণের অধীনে

জাতীয় নিয়মগুলি নিম্নলিখিত দাবিগুলির উপর নিয়ন্ত্রণ রাখে:

» কম অ্যালকোহল: ১.২% ABV এর বেশি নয়।

» ডিলকোহলাইজড: ০.৫% ABV এর বেশি নয় এবং এটি একটি ডিলকোহলাইজেশন প্রক্রিয়া সম্পন্ন করতে হবে।

» অ্যালকোহল মুক্ত: ০.০৫% ABV এর বেশি নয়।

» অ্যালকোহল মুক্ত: নির্দিষ্ট শর্তাবলীর অধীনে যৌগিক নাম (যেমন, "অ্যালকোহল মুক্ত মদ") এ অনুমোদিত।

সারাংশ

» ফুড সাপ্লিমেন্টস হিসেবে সংজ্ঞায়িত করা হয় প্রি-প্যাকেজড খাদ্য যা সাধারণ ডায়েটের সাথে

» শারীরবৃত্তিকভাবে কার্যকর উপাদান যোগ করতে ডিজাইন করা হয়।

» খাদ্যগুলি স্বেচ্ছায় ভিটামিন এবং খনিজ দ্বারা সমৃদ্ধ করা যেতে পারে।

» মদ্যপান পণ্যের জন্য পুষ্টি এবং স্বাস্থ্য দাবিগুলি অত্যন্ত সীমাবদ্ধ; ১.২% ABV এর বেশি পানীয়গুলির জন্য অনুমোদিত দাবিগুলি শুধুমাত্র কম অ্যালকোহল স্তর বা অ্যালকোহল বা শক্তির পরিমাণ হ্রাস সম্পর্কিত।

একটি খাদ্য লেবেলের উপাদানসমূহ

উপাদানসমূহের পরিচিতি

এই মডিউলটি খাদ্য লেবেলিংয়ের নিম্নলিখিত উপাদানগুলি নিয়ে আলোচনা করবে:

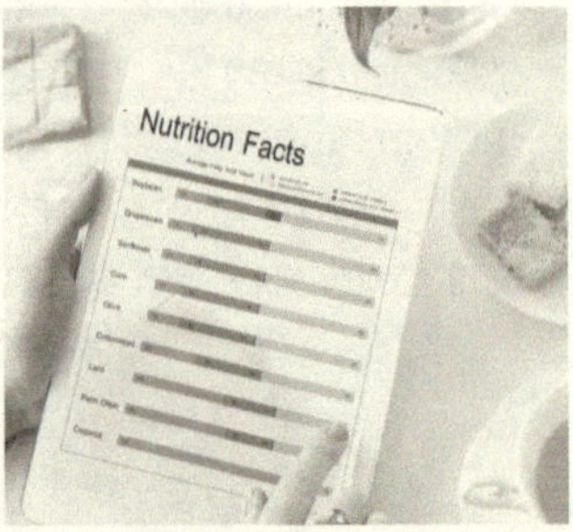

» খাদ্যের পরিচিতি
» উপাদান তালিকা
» পরিমাণগত উপাদান ঘোষণা (QUID)
» খাদ্য সংযোজন
» এলার্জেন উপাদান লেবেলিং
» তারিখ চিহ্নিতকরণ

খাদ্যের পরিচিতি

খাদ্য সম্পর্কে তথ্য লেবেলে থাকতে হবে যাতে ভোক্তারা পণ্যটি বুঝতে পারে। এতে অন্তর্ভুক্ত থাকতে হবে:

» খাদ্যের নাম
» খাদ্যের পরিমাণ
» প্রস্তুতকারকের যোগাযোগের তথ্য
» উৎপত্তি দেশ
» লট নম্বর

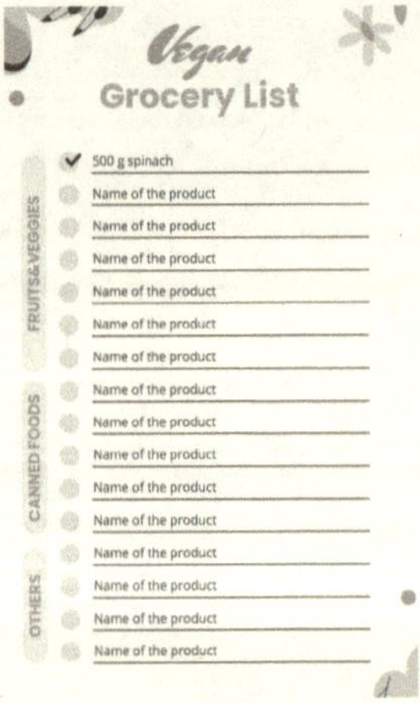

উপাদান তালিকা

উপাদান তালিকা ভোক্তাদের জানায় যে কোন কোন পদার্থ খাদ্যপণ্য তৈরিতে ব্যবহার করা হয়েছে। একক উপাদানের খাদ্য (যেমন দুধ, লবণ) ব্যতীত, নির্দিষ্ট নাম সহ উপাদানের তালিকা খাদ্যের লেবেলে বাধ্যতামূলক রাখা সুপারিশ করা হয়। যদি খাদ্য শুকনো বা ঘন করা হয়, তবে পুনর্গঠিত পণ্যে উপাদানের প্রমাণিক অনুপাত অনুযায়ী তালিকা দেওয়া যেতে পারে। "লেবেলের নির্দেশনা অনুসারে প্রস্তুত করা পণ্যের উপাদান তালিকা" অন্তর্ভুক্ত করতে হবে। যেখানে সাধারণ শ্রেণীর নামগুলি আরও তথ্যপূর্ণ হতে পারে, সেখানে সেগুলি উপাদান তালিকায় ব্যবহার করা যেতে পারে। উদাহরণস্বরূপ, 'চিনি' শব্দটি সমস্ত ধরনের সুক্রোজ বোঝাতে ব্যবহার করা যেতে পারে, অথবা 'দুধ প্রোটিন' শব্দটি অন্তত ৫০% প্রোটিনযুক্ত দুধজাত পণ্য বোঝাতে ব্যবহার করা যেতে পারে।

উপাদানের পরিমাণগত ঘোষণা (QUID)

কিছু নির্দিষ্ট ক্ষেত্রে, লেবেলে চূড়ান্ত পণ্যে উপাদানের পরিমাণ উল্লেখ করা প্রয়োজন। উপাদানের পরিমাণ শতাংশের হিসাবে উল্লেখ করতে হবে এবং এটি খাদ্যের নামের পাশে বা উপাদান তালিকায় প্রদর্শিত হওয়া উচিত। এটি উপাদানের পরিমাণগত ঘোষণা (Quantitative Ingredient Declaration - QUID) নামে পরিচিত। QUID ভোক্তাদের একই ধরনের পণ্যের উপাদানগুলোর গঠন তুলনা করতে সহায়তা করে, বিশেষত সেই উপাদানগুলোর ক্ষেত্রে যা তাদের ক্রয়ের সিদ্ধান্তে প্রভাব ফেলে।

উপাদানসমূহ:

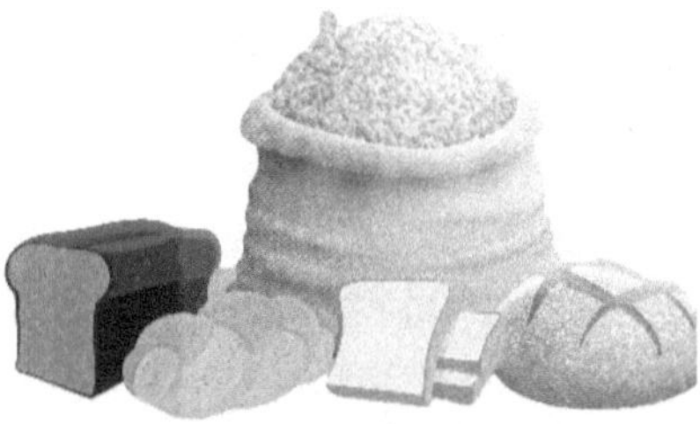

» পাস্তুরিত ডিম
» সম্পূর্ণ দুধ
» গমের ময়দা
» চিজ (১৩%)
» পেঁয়াজ (১২%)
» উদ্ভিজ্জ তেল এবং হাইড্রোজেনেটেড উদ্ভিজ্জ তেল
» পরিবর্তিত কর্ন স্টার্চ
» লবণ
» ডেক্সট্রোজ

QUID ব্যবহারের সুপারিশ করা হয়:

» যখন উপাদানটি খাদ্যের নামের অংশ হিসাবে উল্লেখ করা হয়, যেমন 'মাংস পেস্ট্রি,' যেখানে মাংসের পরিমাণ উল্লেখ করতে হবে।
» যখন উপাদানটি শব্দ, ছবি বা গ্রাফিক্সের মাধ্যমে জোর দিয়ে উপস্থাপন করা হয়, যেমন 'চিজসহ'।
» যখন উপাদানটি খাদ্যের নামের অংশ নয় বা লেবেলে জোর দিয়ে উপস্থাপন করা হয়নি, তবে এটি খাদ্যের বৈশিষ্ট্য নির্ধারণে গুরুত্বপূর্ণ এবং ভোক্তারা এটি পণ্যে থাকা আশা করেন। এমন ক্ষেত্রে সংশ্লিষ্ট উপাদানের পরিমাণ উল্লেখ করতে হবে।

খাদ্য সংযোজনী

কডেক্স জেনারেল স্ট্যান্ডার্ড ফর ফুড অ্যাডিটিভস অনুযায়ী, খাদ্য সংযোজনী বলতে এমন কোনো পদার্থকে বোঝানো হয় যা সাধারণত নিজে থেকে খাদ্য হিসাবে ব্যবহৃত হয় না এবং সাধারণত খাদ্যের সাধারণ উপাদান হিসাবেও ব্যবহৃত হয় না, পুষ্টিগুণ থাকুক বা না থাকুক। এটি ইচ্ছাকৃতভাবে খাদ্যে যোগ করা হয় কোনো প্রযুক্তিগত উদ্দেশ্যে, যেমন খাদ্যের উৎপাদন, প্রক্রিয়াকরণ, প্রস্তুতি, চিকিৎসা, প্যাকিং, প্যাকেজিং, পরিবহন বা সংরক্ষণ প্রক্রিয়ার জন্য। এই শব্দটি দূষক বা খাদ্যের পুষ্টিগুণ বজায় রাখা বা উন্নত করার জন্য যোগ করা পদার্থকে অন্তর্ভুক্ত করে না।

খাদ্য সংযোজন সম্পর্কিত যৌথ FAO/WHO বিশেষজ্ঞ কমিটি (JECFA) হল একটি আন্তর্জাতিক বিশেষজ্ঞ বৈজ্ঞানিক কমিটি, যা FAQ এবং WHO যৌথভাবে পরিচালনা করে। এটি খাদ্য সংযোজনের নিরাপত্তা মূল্যায়ন করে এবং তাদের স্পেসিফিকেশন উন্নয়ন করে।JEC-FA তাদের বৈজ্ঞানিক পরামর্শ প্রদান করে এবং Codex Committee on Food Additives (CCFA) থেকে প্রাপ্ত অনুরোধের উত্তর দেয়।

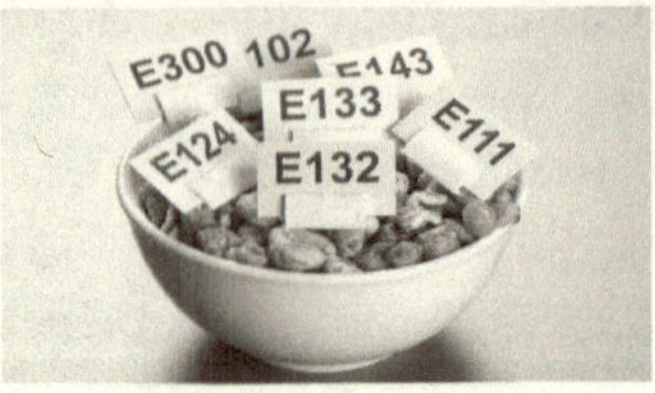

CCFA খাদ্য সংযোজনের প্রযুক্তিগত প্রয়োজন নির্ধারণ করে এবং JECFA-এর নিরাপত্তা মূল্যায়ন পাওয়ার পর খাদ্য সংযোজনের ব্যবহার স্তর নির্ধারণ করে। এটি খাদ্য সংযোজনের জন্য একটি সাধারণ মানদণ্ড তৈরি করে যা আন্তর্জাতিকভাবে গ্রহণযোগ্য। CCFA প্রাসঙ্গিক Codex পণ্য কমিটিগুলোর সাথে খাদ্য সংযোজনের ব্যবহার স্তর, বিভাগ এবং প্রযুক্তিগত প্রয়োজন নিয়ে সহযোগিতা করে। CCFA এবং Codex Committee on Food Labelling (CCFL) খাদ্য সংযোজনের জন্য লেবেলিং মানদণ্ড তৈরি করে।CCFA এবং কডেক্স কমিটি অন ফুড লেবেলিং (CCFL) যৌথভাবে খাদ্য সংযোজনীর জন্য লেবেলিং মানদণ্ড তৈরি করে।

অ্যালার্জেনিক উপাদান লেবেলিং

খাদ্য অ্যালার্জি ঘটে যখন শরীরের প্রতিরক্ষা ব্যবস্থা কিছু খাদ্য উপাদানের প্রতি অস্বাভাবিক প্রতিক্রিয়া সৃষ্টি করে। কিছু অ্যালার্জিক প্রতিক্রিয়া মারাত্মক হতে পারে, এমনকি প্রাণঘাতীও। তথ্যের অভাবে, অত্যন্ত সংবেদনশীল ভোক্তারা মিশ্রিত খাদ্য পণ্যে অ্যালার্জেনিক খাদ্য সনাক্ত করতে অক্ষম হতে পারেন। এছাড়া, প্রক্রিয়াজাত খাদ্যের উপাদান বর্ণনা করতে ব্যবহৃত প্রযুক্তিগত শব্দসমূহ ভোক্তাদের কাছে পরিষ্কার নাও হতে পারে। তাহলে, যখন খাদ্যে অ্যালার্জেনিক খাদ্য থেকে তৈরি উপাদান থাকে, তখন সেই উপাদানের উৎস সহজ ভাষায় উল্লেখ করা উচিত।

বিশ্বব্যাপী ২০০টিরও বেশি অ্যালার্জেন চিহ্নিত করা হলেও, নিয়ন্ত্রক সংস্থাগুলি সাধারণভাবে সেই সাধারণ খাদ্যগুলোর তালিকা গ্রহণ করেছে যেগুলি অ্যালার্জি তালিকায় অন্তর্ভুক্ত হওয়া উচিত। কডেক্স জেনারেল স্ট্যান্ডার্ড অন লেবেলিং অফ প্রিপ্যাকেজড ফুড অনুযায়ী, লেবেলে উল্লেখ করা উচিত এমন প্রধান খাদ্য শ্রেণীগুলি হলো:

» গ্লুটেন-containing শস্য; যেমন গম, রাই, বার্লি, ওট, স্পেল্ট অথবা তাদের সংকরিত প্রজাতি এবং এই ধরনের পণ্যের উপাদান।
» ক্রাস্টাশিয়া এবং তাদের পণ্য।

» অ্যালার্জেনিক উপাদান লেবেলিং
» ডিম এবং ডিমের পণ্য
» মাছ এবং মাছের পণ্য
» বাদাম, সয়া দানা এবং এসবের পণ্য
» দুধ এবং দুধের পণ্য (ল্যাকটোজসহ)
» গাছের বাদাম এবং বাদামজাত পণ্য
» সালফাইট (১০ মিলিগ্রাম/কেজি বা তার বেশি ঘনত্বে)

বিশেষ কিছু খাদ্য অ্যালার্জেনিক উপাদান হিসেবে কেন তালিকাভুক্ত করা হবে এবং অন্য অ্যালার্জেনিক খাদ্যগুলি কেন বাদ দেওয়া হবে তার যুক্তি বিভিন্ন হতে পারে। তাই, প্রতিটি দেশ তাদের জাতীয় জনসংখ্যায় খাদ্য অ্যালার্জির ঝুঁকি মূল্যায়ন করে যে অ্যালার্জেনগুলি লেবেল করতে হবে তা নির্ধারণ করা উচিত। এছাড়া, সতর্কতামূলক লেবেল প্রয়োজন হতে পারে কারণ একই স্থানে বিভিন্ন খাদ্য পণ্য উৎপাদিত হতে পারে এবং অ্যালার্জেনিক খাদ্যের ট্রেস অন্য খাদ্য পণ্যে উপস্থিত হতে পারে। উদাহরণস্বরূপ, কিছু পণ্যে সতর্কীকরণ লেবেল থাকে: "মিল্ক পণ্য থাকতে পারে", "বাদাম ব্যবহৃত প্ল্যান্টে উৎপাদিত"

তারিখ চিহ্নিতকরণ

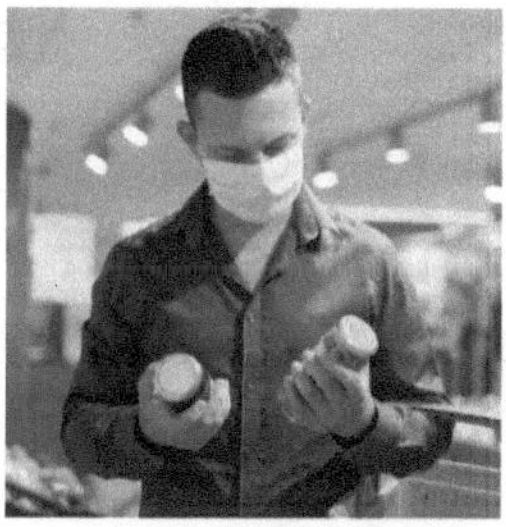

খাদ্য লেবেলে তারিখ চিহ্নিতকরণ একটি পুরনো এবং সাধারণ তথ্যের ধরন। তারিখ চিহ্ন দিয়ে, খাদ্য প্রস্তুতকারক পরবর্তী খাদ্য চেইন অপারেটরদের–বিশেষ করে খুচরা বিক্রেতা, পরিবেশক, আমদানিকারক এবং ভোক্তাদের–খাদ্যটির উপযুক্ত শেলফ লাইফ সম্পর্কে পরামর্শ দেয়। তারিখ চিহ্নটি একটি পণ্যের শেলফ লাইফ দ্বারা নির্ধারিত হয়, তার পর এই পণ্যের গুণগতমান বা নিরাপত্তা ক্ষতিগ্রস্ত হতে পারে। তারিখ চিহ্নিতকরণ পচনশীল এবং অর্ধ-পচনশীল খাদ্য পণ্যের প্যাকেজে বাধ্যতামূলক এবং দীর্ঘ শেলফ লাইফযুক্ত পণ্যে এটি ব্যবহৃত হতে পারে। তারিখ চিহ্নিতকরণের বিভিন্ন কারণ রয়েছে এবং এটি দেশের বা অঞ্চলের উপর নির্ভর করে বিভিন্নভাবে প্যাকেজে প্রদর্শিত হতে পারে। এতে ব্যবহৃত বিভিন্ন শর্তগুলির মধ্যে "ব্যবহার করার শেষ তারিখ," "সেরা আগে," "বিক্রির জন্য তারিখ," "উৎপাদন তারিখ" অন্তর্ভুক্ত, কিন্তু এতে সীমাবদ্ধ নয়। লেবেলের ফরম্যাটও পরিবর্তিত হতে পারে। যে খাদ্য পণ্যের মেয়াদ তিন মাসের কম, তাদের তারিখ চিহ্নে সাধারণত দিন, মাস এবং বছর অন্তর্ভুক্ত থাকে। খুচরা বিক্রেতারা এবং খাদ্য আউটলেটগুলি এই তথ্য ব্যবহার করে মজুত পরিচালনা করে, এবং প্রস্তুতকারকরা এই তথ্য (অন্যান্য লেবেল তথ্যের পাশাপাশি) পণ্য ট্রেস ও রিকল করতে ব্যবহার করে। অনেক ভোক্তা তারিখ চিহ্নিতকরণ ব্যবহার করে নির্ধারণ করেন যে খাদ্যটি তাদের গুণগতমানের প্রত্যাশা পূরণ করবে কি না এবং পণ্যটি খাওয়ার জন্য নিরাপদ কিনা।

বিভিন্ন প্রকারের তারিখ নির্দেশনা থাকার কারণে লেবেল সম্পর্কে ভুল বোঝাবুঝি হতে পারে। এই বিভ্রান্তি খাদ্য অপচয়ের দিকে পরিচালিত করতে পারে যদি একজন ভোক্তা এমন খাদ্য ফেলে দেন যা "সেরা সময়" তারিখ পার হওয়ার পরও নিরাপদে খাওয়া যেত। বিপরীতভাবে, অস্পষ্টতার কারণে একজন ভোক্তা ঝুঁকিপূর্ণ পরিস্থিতিতে পড়তে পারেন

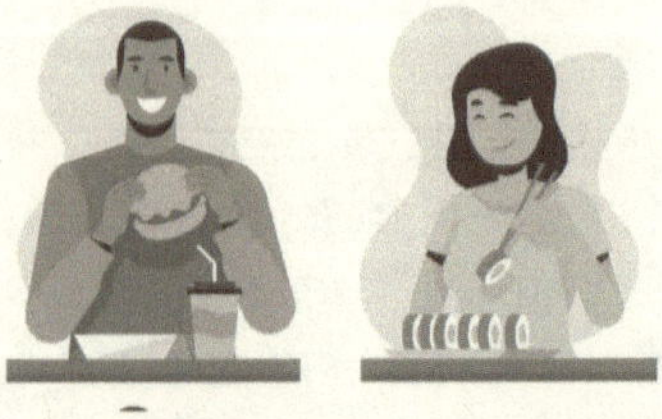

যদি তারা এমন খাদ্য গ্রহণ করেন যা "ব্যবহারের সময়সীমা" পেরিয়ে গেছে।
তারিখ নির্দেশনা লেবেলিং কৌশল ডিজাইনের ক্ষেত্রে কিছু গুরুত্বপূর্ণ দিক বিবেচনা করতে হয়। স্থানীয় বাজারে (দেশীয় এবং আমদানি করা) পাওয়া খাদ্যপণ্যের মূল্যায়ন, খাদ্য প্রস্তুতকারক এবং গ্রাহকদের কাছ থেকে মতামত সংগ্রহ, এবং অন্যান্য দেশে বিক্রি হওয়া খাদ্যপণ্যের প্রয়োজনীয়তাগুলো বিশ্লেষণ করার মাধ্যমে তারিখ নির্দেশনার মান উন্নত করা সম্ভব। নীতি-নির্ধারকরা Codex-এর তারিখ নির্দেশনার প্রয়োজনীয়তা এবং অন্যান্য দেশের পদ্ধতিগুলো বিবেচনা করে গুরুত্বপূর্ণ দিকনির্দেশনা পেতে পারেন।

এটি মনে রাখা গুরুত্বপূর্ণ যে তারিখ নির্দেশনা এই ভিত্তির ওপর নির্ভর করে যে খাদ্যগুলো প্রস্তুতকারকের কাছ থেকে বের হওয়ার পর থেকে পরিবেশন পর্যন্ত সঠিকভাবে সংরক্ষণ করা হয়েছে। সুতরাং, লেবেলে বিশেষ সংরক্ষণ শর্তাবলী উল্লেখ করা উচিত যাতে পরিবহনকারী, বিক্রেতা এবং ভোক্তারা পণ্যের গুণমান বজায় রাখতে পারেন।

ন্যূনতম স্থায়িত্ব সময়সীমার সঙ্গে সঙ্গে খাদ্যের জন্য প্রয়োজনীয় যে কোনো বিশেষ সংরক্ষণ শর্তাবলী লেবেলে উল্লেখ করা আবশ্যক।

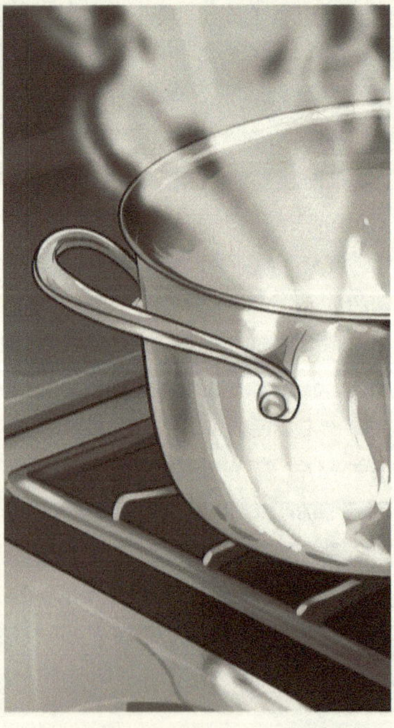

সারাংশ

- খাদ্যের পরিচিতি সম্পর্কে তথ্য লেবেলে থাকতে হবে যাতে ভোক্তারা সঠিকভাবে বুঝতে পারেন তারা কী কিনছেন।
- QUID (পরিমাণগত উপাদান ঘোষণা) ভোক্তাদের একই ধরনের পণ্যের উপাদানগুলোর গঠন তুলনা করতে সহায়তা করে, বিশেষত সেই উপাদানগুলোর ক্ষেত্রে যা তাদের ক্রয়ের সিদ্ধান্তে প্রভাব ফেলে।
- খাদ্য অ্যালার্জি ঘটে যখন শরীরের প্রতিরক্ষা ব্যবস্থা কিছু খাদ্য উপাদানের প্রতি অস্বাভাবিক প্রতিক্রিয়া সৃষ্টি করে।
- তারিখ চিহ্নিতকরণ খাদ্য লেবেলে পাওয়া একটি প্রাচীন এবং সবচেয়ে ব্যাপকভাবে ব্যবহৃত তথ্যের ধরন।

পুষ্টি লেবেলিং

ভূমিকা

এই মডিউলে, আপনি পুষ্টি লেবেলিং এবং পুষ্টি লেবেলিং সম্পর্কিত তথ্যের গুরুত্ব সম্পর্কে জানবেন।

আবশ্যক বিষয়সমূহ:

» পুষ্টি লেবেলিং কি বাধ্যতামূলক হওয়া উচিত?

» প্রয়োজনীয় তথ্যের পরিমাণ

» পুষ্টি তথ্য সরবরাহের জন্য বিকল্প ফরম্যাট

» পুষ্টি লেবেল কোথায় রাখা উচিত?

» তথ্যের উপস্থাপনা কতটা গুরুত্বপূর্ণ?

পুষ্টি লেবেলিং কি বাধ্যতামূলক হওয়া উচিত?

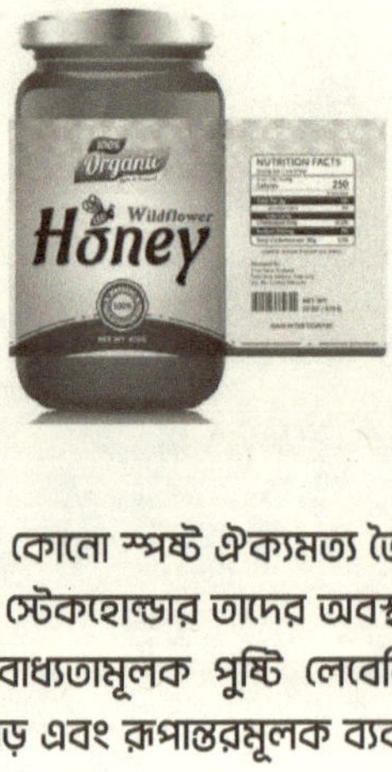

সর্ববৃহৎ ভোক্তা এবং স্বাস্থ্য এনজিওগুলি পুষ্টি লেবেলিংকে বাধ্যতামূলক করার পক্ষে এবং বেশিরভাগ শিল্পের পক্ষ থেকে একটি স্বেচ্ছাসেবী ব্যবস্থা পছন্দ করা হলেও, কিছু শিল্প প্রতিষ্ঠান বাধ্যতামূলক পদ্ধতির প্রতি সমর্থন জানায়।

বিভিন্ন রাজ্যগুলোর মধ্যে পুষ্টি লেবেলিং বাধ্যতামূলক করার বিষয়ে কিছু বিভ্রান্তি রয়েছে। যদিও কোনো স্পষ্ট ঐক্যমত্য তৈরি হয়নি, তবে কিছু স্ফূর্তির পরামর্শ পাওয়া গেছে যে কিছু স্টেকহোল্ডার তাদের অবস্থান পরিবর্তন করতে পারে। উদাহরণস্বরূপ, বেশিরভাগ বাধ্যতামূলক পুষ্টি লেবেলিং সমর্থকরা এ কথা স্বীকার করেছেন যে নির্দিষ্ট শর্তে ছাড় এবং রূপান্তরমূলক ব্যবস্থা নিয়ে আলোচনা হতে পারে।

শিল্পের পক্ষ থেকেও কিছু মন্তব্য এসেছে যে, যদি একটি নির্দিষ্ট পরিমাণ নমনীয়তা নিশ্চিত করা হয়, তবে বাধ্যতামূলক লেবেলিং বাস্তবায়ন করা সম্ভব হতে পারে।

এটি লক্ষ্য করা উচিত যে, বাধ্যতামূলক লেবেলিংয়ের বিরোধীরা প্রাথমিকভাবে এর বাস্তবায়ন নিয়ে উদ্বেগ প্রকাশ করছিলেন, সম্পূর্ণ বিরোধিতা না করে। আবার, অনেক শিল্প প্রতিষ্ঠানে বর্তমানে বাধ্যতামূলক লেবেলিং সম্পর্কে আলোচনা ও প্রতিফলন চলছে।

যতটা তারা বাধ্যতামূলক পুষ্টি লেবেলিংয়ের বিরোধী, ততটাই তারা যদি এটি বাস্তবায়ন করা হয়, তবে এর সঠিক পদ্ধতির জন্য পরামর্শ প্রদান করছেন। কিছু শিল্প সদস্যরা উল্লেখ করেছেন যে তারা ইতিমধ্যে তাদের পণ্যে পূর্ণ পুষ্টির তথ্য প্রদান করছে, তাই বাধ্যতামূলক লেবেলিংয়ের বাস্তবায়ন তাদের জন্য একটি বড় সমস্যা হবে না।

বাধ্যতামূলক লেবেলিং বাস্তবায়ন করা হলে, কিছু ব্যতিক্রম এবং অব্যাহতির ওপর মন্তব্য করা হয়েছিল। যদিও ভোক্তা এবং স্বাস্থ্য এনজিওগুলি সব পণ্যের জন্য বাধ্যতামূলক পুষ্টি লেবেলিং সুপারিশ করে, শিল্প এবং কিছু সদস্য রাষ্ট্র এমন কিছু পণ্যের কথা উল্লেখ করে যেগুলিকে পুষ্টি তথ্য প্রদান থেকে অব্যাহতি দেওয়া উচিত। এগুলি অন্তর্ভুক্ত:

» ছোট প্যাকেজ (এই ধরনের পণ্য নিয়ে বিশেষ উদ্বেগ প্রকাশ করা হয়েছে)
» খনিজ পানি, মসলা, কফি, চা ইত্যাদি (যে পণ্যগুলির পুষ্টির পরিমাণ অতি সামান্য)
» মদ্যপানীয়
» বাল্কে বিক্রি হওয়া খাদ্য
» সোজাসুজি ভোক্তাদের কাছে বিক্রি না হওয়া খাদ্য

খাদ্য শিল্প থেকেও ব্যতিক্রম প্রতিষ্ঠার বাস্তবিক সমস্যার বিষয়ে মন্তব্য করা হয়েছে। তারা বলছেন যে, অব্যাহতি প্রাপ্ত পণ্যের একটি তালিকা তৈরি করা বাস্তবসম্মত হবে না, কারণ বর্তমানে বাজারে উপলব্ধ পণ্যের বৈচিত্র্য এবং বৈশিষ্ট্যগুলোকে একত্রিত করা কঠিন। অতএব, পুষ্টি লেবেলিংয়ের জন্য একটি স্বেচ্ছাসেবী ব্যবস্থা থাকা উচিত, এই মত প্রকাশ করা হচ্ছে।

প্রয়োজনীয় তথ্যের পরিমাণ

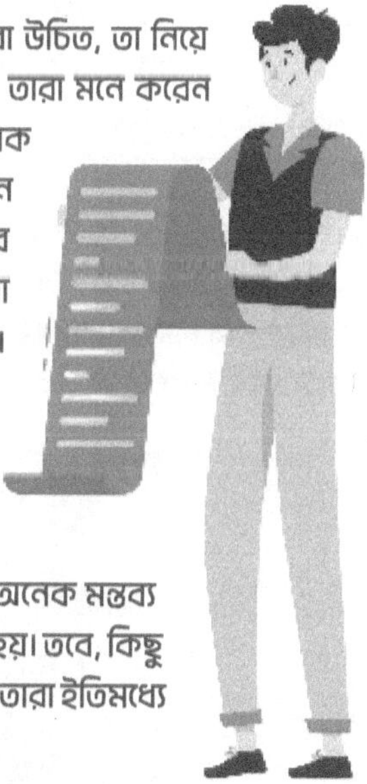

পুষ্টি লেবেলে কতগুলো পুষ্টি উপাদান অন্তর্ভুক্ত করা উচিত, তা নিয়ে প্রতিক্রিয়া প্রদানকারীরা বা তো যেসব পুষ্টি উপাদান তারা মনে করেন লেবেলে থাকা উচিত তা উল্লেখ করেছেন, অথবা অনেক শিল্প সদস্য তাদের পণ্যে যেসব পুষ্টি উপাদান প্রদর্শন করছেন তা উল্লেখ করেছেন। পুষ্টি উপাদানগুলির আদর্শ সংখ্যা নিয়ে উত্তরগুলি ভিন্ন ছিল, এবং প্রতিক্রিয়া প্রদানকারীদের মধ্যে কোন স্পষ্ট প্যাটার্ন ছিল না।

উদাহরণস্বরূপ, কিছু ভোক্তা এবং স্বাস্থ্য এনজিও দীর্ঘ তালিকার পক্ষে ছিল, অন্যরা গ্রাহকদের জন্য গুরুত্বপূর্ণ এমন একটি ছোট সংখ্যক উপাদানে মনোযোগ দেওয়ার পরামর্শ দিয়েছেন। শিল্পের জন্য, অনেক মন্তব্য এসেছে যাতে পুষ্টি উপাদানগুলির তালিকা ছোট রাখা হয়। তবে, কিছু প্রস্তুতকারক দীর্ঘ তালিকা গ্রহণ করতে সক্ষম, কারণ তারা ইতিমধ্যে তাদের পণ্যে পূর্ণ পুষ্টির তথ্য প্রদান করছে।

'বিগ ৪' (যেমন: এনার্জি, প্রোটিন, ফ্যাট, কার্বোহাইড্রেট) এবং 'বিগ ৮' (বিগ ৪ এর পাশাপাশি স্যাচুরেটেড ফ্যাট, চিনির পরিমাণ, ফাইবার এবং সোডিয়াম) প্রায়শই লেবেলে অন্তর্ভুক্ত করা সবচেয়ে প্রাসঙ্গিক পুষ্টি উপাদান হিসেবে উল্লেখ করা হয়। তবে, সাধারণভাবে বিশেষ পুষ্টি উপাদানগুলির গুরুত্ব সম্পর্কে খুব বেশি আলোচনা ছিল না, যদিও কিছু উপাদান অন্যগুলির তুলনায় বেশি উল্লেখিত হয়েছে।

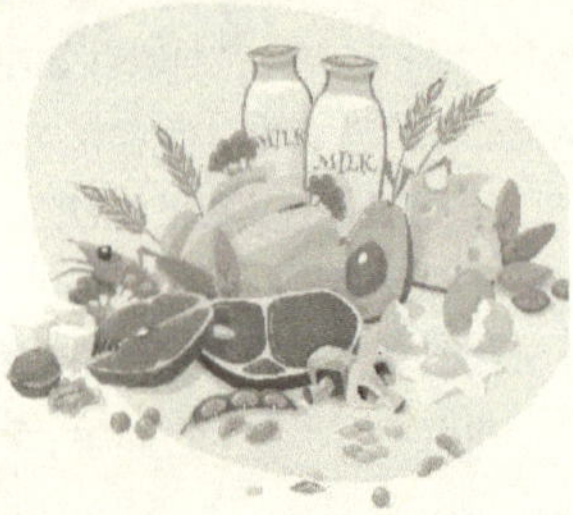

পৃষ্ঠতলে, প্রতিক্রিয়া প্রদানকারীদের মধ্যে বিশেষভাবে পুষ্টি উপাদানগুলির উল্লেখ করার সংখ্যা গণনা করলে নিচের প্রাধান্য তালিকা পাওয়া যায়: মোট ফ্যাট, এনার্জি, লবণ বা সোডিয়াম, স্যাচুরেটেড ফ্যাট, চিনির পরিমাণ, প্রোটিন, কার্বোহাইড্রেট, ফাইবার, ভিটামিন ও খনিজ

এই তালিকা অনুযায়ী, ফ্যাট, এনার্জি এবং সোডিয়াম সবচেয়ে বেশি গুরুত্ব পাচ্ছে, যা গ্রাহকদের জন্য গুরুত্বপূর্ণ পুষ্টি তথ্যের মধ্যে শীর্ষে রয়েছে।

পুষ্টি তথ্য প্রদানের বিকল্প ফরম্যাট

যারা পুষ্টি লেবেলিং নিয়ে মন্তব্য করেছেন, তাদের প্রায় অর্ধেক এই বিষয়টি স্পষ্টভাবে আলোচনা করেছেন এবং এদের মধ্যে কেবল কিছু সংখ্যক ব্যক্তিই স্পষ্ট অবস্থান জানিয়েছেন। তবে, বিকল্প ফরম্যাটের সম্ভাব্য সুবিধা সম্পর্কে সাধারণত একমত দেখা গেছে এবং কিছু প্রতিক্রিয়া জানানো হলেও, খুব কমই স্পষ্ট বিরোধিতা পাওয়া গেছে। এরকম মন্তব্যও ছিল যে, বর্তমান পুষ্টি লেবেলিংয়ের জন্য যে গাণিতিক তথ্য প্রদান করা হয়, সেটিই সবচেয়ে উপযুক্ত।

যদিও বিকল্প ফরম্যাটের সম্ভাবনা স্বীকার করা হয়েছে, তবুও এর অগ্রগতির জন্য বিভিন্ন মতামত ছিল। সকল স্টেকহোল্ডারই উল্লেখ করেছেন যে, বিকল্প ফরম্যাটটি অর্থপূর্ণ এবং সহজে বোঝার জন্য কয়েকটি বিষয় নিশ্চিত করা উচিত, যাতে এটি ভোক্তাদের জন্য কার্যকরী হয়।

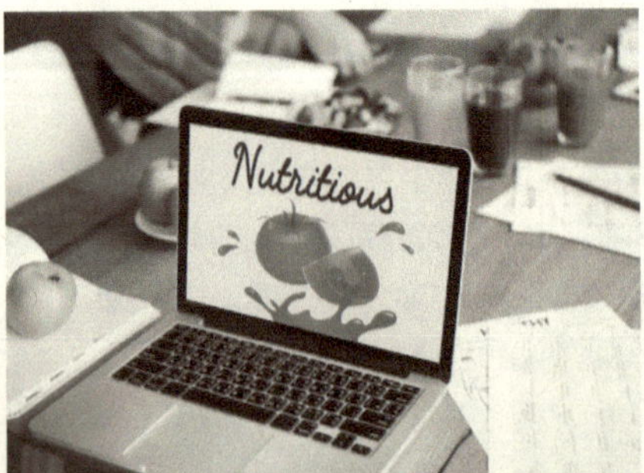

যুক্তরাজ্যে বর্তমানে ব্যবহৃত সাইনপোস্টিং সিস্টেমের উপর অনেক বিস্তারিত মন্তব্য পাওয়া গেছে, বিশেষ করে 'ট্রাফিক লাইট' এবং 'গাইডলাইন ডেইলি অ্যামাউন্ট (GDA)' সিস্টেমের সুবিধা এবং অসুবিধা নিয়ে। শিল্পের অনেক অংশ এই সিস্টেমগুলির বিরোধিতা করেছে, তাদের যুক্তি ছিল যে, এই ধরনের সিস্টেমগুলি ভোক্তাকে বিভ্রান্ত করতে পারে, এটি অত্যধিক মূল্যায়নমূলক এবং এটি পণ্যগুলির মধ্যে তুলনা করতে অনুমতি দেয় না, যেখানে নির্দিষ্ট পুষ্টি উপাদানের পার্থক্য সামান্য হলেও তা গুরুত্বপূর্ণ নয়।

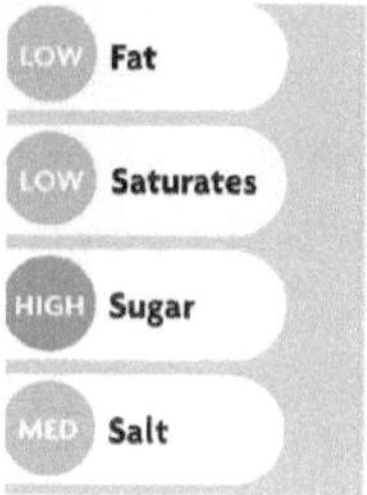

অন্যদিকে, ভোক্তা এবং স্বাস্থ্য এনজিওগুলি ট্রাফিক লাইট সিস্টেমের সুবিধা নিয়ে অনেক বেশি ইতিবাচক, কারণ এটি ভোক্তাদের একটি সেকেন্ডে পণ্য তুলনা করতে সক্ষম করে, এবং এর প্রমাণ রয়েছে যে, ভোক্তারা সহজেই এটি ব্যবহার করতে পারে। সদস্য রাষ্ট্রগুলো ট্রাফিক লাইট সিস্টেম নিয়ে খুব কম সরাসরি মন্তব্য করেছে।

পুষ্টি লেবেল কোথায় স্থাপন করা উচিত?

যারা পুষ্টি লেবেলিং নিয়ে মন্তব্য করেছেন তাদের মধ্যে অর্ধেক প্রশ্নটি সম্পর্কে কোনো মন্তব্য করেননি, তবে যারা করেছেন, তাদের মধ্যে কয়েকজন খাদ্য অপারেটর পরামর্শ দিয়েছেন যে, এই বিষয়ে কোনো নির্দিষ্ট নির্দেশনা থাকা উচিত নয় এবং এটি প্রস্তুতকারকের সিদ্ধান্ত হতে হবে যে কোথায় তথ্যটি প্রদর্শিত হবে। এর বিপরীতে, কিছু ভোক্তা সংগঠন পুষ্টি তথ্যের জন্য একটি নির্দিষ্ট এবং স্পষ্টভাবে চিহ্নিত স্থানের দাবি করেছেন, যাতে ভোক্তারা সহজেই এটি খুঁজে পেতে এবং ব্যবহার করতে পারেন।

কিছু প্রতিক্রিয়া, মূলত শিল্প এবং কিছু সদস্য রাষ্ট্র থেকে এসেছে, যারা শুধুমাত্র প্যাকেটের পেছনে পুষ্টি লেবেল রাখার পক্ষে সমর্থন জানিয়েছেন। এটি সবচেয়ে কার্যকরী হিসেবে দেখা হয় এবং প্যাকেটের সামনের দিকে পুষ্টি লেবেল থাকা অপ্রয়োজনীয় মনে করা হয়।

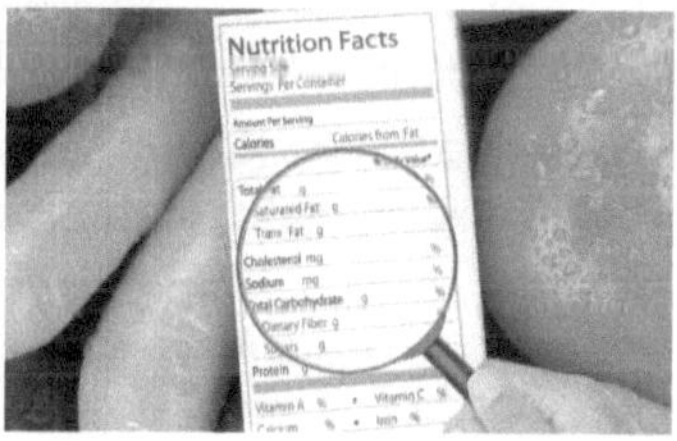

ডুয়াল লেবেলিংয়ের বিরুদ্ধে আরেকটি যুক্তি হলো যে, এতে ভোক্তারা শুধুমাত্র সামনের দিকে দেওয়া সহজতর তথ্যের উপর নির্ভর করতে পারে, প্যাকেটের পেছনে থাকা পূর্ণ পুষ্টি তথ্য না দেখে। যদিও কিছু প্রতিক্রিয়া ছিল যারা প্যাকেটের সামনের দিকে শুধুমাত্র পুষ্টি লেবেল রাখা সম্ভব বলে মনে করেছিলেন, তবে এসব প্রতিক্রিয়া ছিল খুবই কম।

অধিকাংশ প্রতিক্রিয়া প্রদানকারী একটি ডুয়াল সিস্টেমের পক্ষে সমর্থন জানিয়েছেন, যেখানে প্যাকেটের পেছনে বিস্তারিত পুষ্টি তথ্য থাকবে এবং সামনের দিকে সরলীকৃত বার্তা প্রদর্শিত হবে। এটি ভোক্তা এবং স্বাস্থ্য এনজিওগুলির পছন্দের অপশন, তবে এটি বেশ কিছু বড় খাদ্য কোম্পানিও গ্রহণ করেছে। তবে, একটি পার্থক্য রয়েছে, কিছু এনজিও স্পষ্টভাবে উল্লেখ করেছে যে, ডুয়াল সিস্টেমটি বাধ্যতামূলক হওয়া উচিত, যেখানে শিল্প প্রতিক্রিয়া প্রদানকারীরা চায় যে, প্যাকেটের সামনের দিকে তথ্য প্রদর্শনের বিষয়টি

তথ্যের উপস্থাপনার গুরুত্ব কী?

সব প্রতিক্রিয়া প্রদানকারীর কাছ থেকে একটি স্পষ্ট বার্তা এসেছে যে, লেবেলের উপস্থাপন গুরুত্বপূর্ণ এবং বর্তমান সিস্টেমে উন্নতির প্রয়োজন। সরল কিন্তু গুরুত্বপূর্ণ তথ্য হলো, পুষ্টি লেবেলগুলি স্পষ্টভাবে পড়া উচিত।

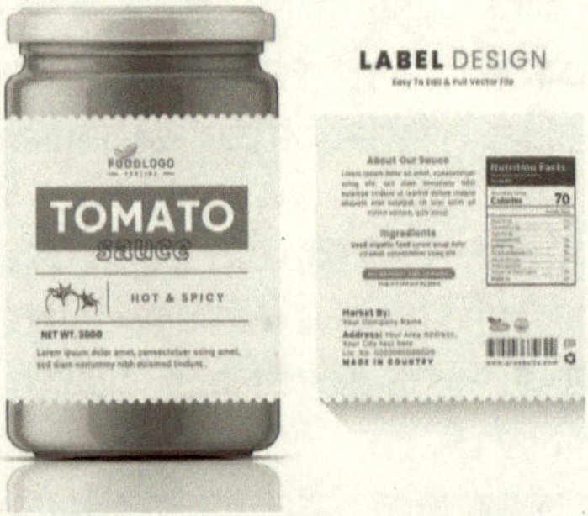

তবে, স্পষ্টতা বৃদ্ধির বিষয়ে কিছু ভিন্নমত দেখা গেছে। ভোক্তা এবং স্বাস্থ্য এনজিওগুলি আইনে আরও নির্দিষ্ট নিয়মাবলী দেখতে চায় এবং বেশ কিছু বিষয় রয়েছে যা সমাধান করতে হবে:

- ন্যূনতম টাইপ সাইজ নির্ধারণ করা উচিত
  - প্যাকেটের আকারের সাথে অনুপাতিক হতে হবে
  - ন্যূনতম সাইজ ১.৫ থেকে ২ মিমি হতে হবে
- ফন্ট, কনট্রাস্ট, রঙ, শব্দের মাঝে ফাঁকা স্থান ইত্যাদি বিষয়ও বিবেচনা করা উচিত
- ট্যাবুলার ফরম্যাট/প্যানেল ফ্রি-টেক্সট ফরম্যাটের চেয়ে ভালো
- উপস্থাপনার সঠিক ক্রম মেনে চলা উচিত
- নির্দিষ্ট পুষ্টি উপাদানের জন্য মানক পরিভাষা ব্যবহার করা উচিত
- অ-প্রযুক্তিগত/অর্থপূর্ণ ভাষা ব্যবহার করা উচিত
- বাধ্যতামূলক তথ্যকে বিপণন উপাদান থেকে আলাদা করা উচিত

অন্যদিকে, অধিকাংশ শিল্প প্রতিক্রিয়া প্রদানকারী আরও আইনি নির্দিষ্টকরণের বিরুদ্ধে এবং সেরা অনুশীলনের জন্য নির্দেশিকা প্রদানকেই অগ্রাধিকার দেয়। আসলে, কিছু শিল্প সদস্য আইনি নির্দিষ্টকরণের বিরুদ্ধে যুক্তি তুলে ধরেছে, বিশেষ করে যখন অনেক বেশি তথ্য পুষ্টি লেবেলে যোগ করার দাবি রয়েছে, তখন স্পষ্টতার নিশ্চয়তা পাওয়া কঠিন হতে পারে।

প্রস্তাবিত একটি প্রেসক্রিপশন বিরোধিতার যুক্তিগুলি ছিল:

» প্যাকেজিংয়ের সীমাবদ্ধতার কারণে প্রেসক্রিপটিভ নিয়মগুলি বাস্তবায়নযোগ্য নয় (প্রাপ্য স্থান সীমিত)।

» একক EU-ব্যাপী স্কিমটি প্যাকেজের বিভিন্ন ধরনের বিবেচনায় অপ্রাসঙ্গিক হবে।

» প্রেসক্রিপশন ভাল এবং সহজতর আইনগত প্রক্রিয়া অনুসরণের উদ্দেশ্যের বিরুদ্ধে।

» নিয়ম সেট করা উদ্ভাবনকে বাধা দেবে।

» প্রেসক্রিপটিভ নিয়মগুলি অপ্রয়োজনীয়। উপস্থাপনা বাজারভিত্তিক হওয়া উচিত; শিল্প ভোক্তাদের চাহিদার সাথে মানিয়ে নেবে, এবং শেষ পর্যন্ত ভোক্তা সেরা বিকল্পটি নির্ধারণ করবে।

» নতুন আইনগত প্রয়োজনীয়তার সাথে মানিয়ে নিতে উচ্চ খরচ আসবে।

সারাংশ

* সব ভোক্তা এবং স্বাস্থ্য NGO গুলি পুষ্টি লেবেলিং বাধ্যতামূলক করার দাবি জানিয়েছে।
* 'বিগ ৪' এবং 'বিগ বি' প্রায়ই সবচেয়ে প্রাসঙ্গিক পুষ্টি উপাদান হিসেবে লেবেল করার জন্য উল্লেখ করা হয়।
* প্রধানত শিল্প এবং কিছু সদস্য রাষ্ট্রগুলো শুধুমাত্র প্যাকেটের পিছনে পুষ্টি লেবেল থাকা সমর্থন করে।
* শিল্পের বেশিরভাগ উত্তরদাতা আরও আইনগত নিয়মের পক্ষে নয় এবং তারা সেরা অভ্যাসের গাইডলাইনকে অগ্রগতির সেরা উপায় হিসেবে দেখেন।

মডিউল ২৩: ব্যক্তিগত পরিচ্ছন্নতা

ব্যক্তিগত পরিচ্ছন্নতা

পরিচিতি

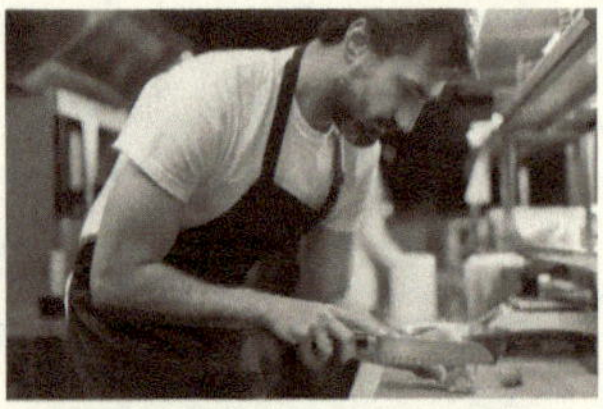

খাবার দূষণের ঝুঁকির একটি বড় অংশ আসে খাবার প্রস্তুতির সঙ্গে সংশ্লিষ্ট ব্যক্তিদের থেকে। বিশেষ করে, খাবার প্রস্তুতকারীরা ফার্ম থেকে টেবিল পর্যন্ত যে কোনো পর্যায়ে ঝুঁকি সৃষ্টি করতে পারে। এখন আমরা খাবার প্রস্তুত প্রক্রিয়ায় সংশ্লিষ্ট প্রতিটি ঝুঁকি, আইনের নির্দেশনা এবং একজন তত্ত্বাবধায়ক কীভাবে এসব ঝুঁকি প্রতিরোধ করতে পারেন, তা বিশ্লেষণ করব।

এই মডিউলে আমরা নিম্নলিখিত বিষয়গুলো আলোচনা করব:

- খাদ্য নিরাপত্তা আইন ও ব্যক্তিগত পরিচ্ছন্নতার উচ্চ মান
- খাবার প্রস্তুতকারীদের থেকে উদ্ভূত ঝুঁকি
  - হাত
  - নাক, মুখ এবং কান
  - কাটাছেঁড়া, ফোঁড়া, পুঁজযুক্ত দাগ এবং ত্বকের সংক্রমণ
  - চুল
  - গহনা এবং সুগন্ধি
  - ধূমপান
  - কর্মীর অসুস্থতা
- সুরক্ষামূলক পোশাক
- খাবার প্রস্তুতকারীদের বহিষ্কার
- দর্শনার্থী
- ব্যক্তিগত পরিচ্ছন্নতায় তত্ত্বাবধায়কের ভূমিকা

খাদ্য নিরাপত্তা আইন এবং ব্যক্তিগত পরিচ্ছন্নতার উচ্চ মান

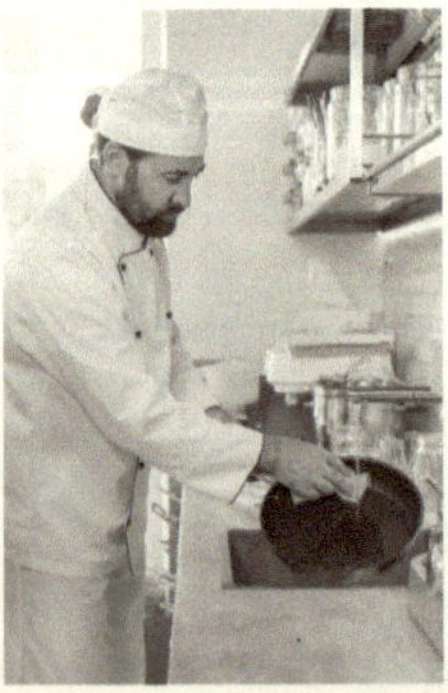

খাবার প্রস্তুতকারীরা প্রায়ই শারীরিক, ব্যাকটেরিয়াল বা অ্যালার্জেনজনিত দূষণের ঝুঁকির কারণে খাদ্যবাহিত অসুস্থতার প্রধান উৎস হয়ে থাকে। এখন আমরা ব্যক্তিগত পরিচ্ছন্নতার 'সর্বোত্তম অনুশীলন' এবং একজন তত্ত্বাবধায়ক হিসেবে আপনাকে যে নিয়মগুলো বাস্তবায়ন করতে হবে, তা সম্পর্কে শিখব। খাবার প্রস্তুতকারীদের সর্বোচ্চ মাত্রার খাদ্য এবং ব্যক্তিগত পরিচ্ছন্নতা বজায় রাখতে হবে।

খাবার প্রস্তুতকারীদের থেকে ঝুঁকি

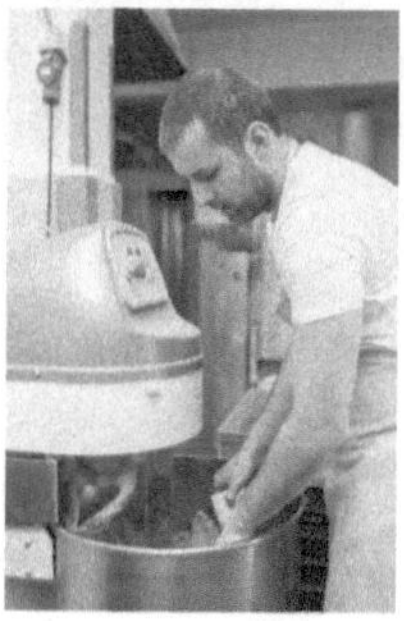

খাবার প্রস্তুতকারীদের থেকে সৃষ্ট ঝুঁকি বিভিন্ন বিভাগে ভাগ করা যেতে পারে:

» হাত
» নাক, মুখ এবং কান
» কাটাছেঁড়া, ফোঁড়া, পুঁজযুক্ত দাগ এবং ত্বকের সংক্রমণ
» চুল
» গহনা এবং সুগন্ধি
» ধূমপান
» কর্মীর অসুস্থতা

তত্ত্বাবধায়কদের নিশ্চিত করতে হবে যে কর্মীরা কঠোরভাবে প্রক্রিয়া অনুসরণ করছেন এবং আইনগত পরিচ্ছন্নতার বাধ্যবাধকতাগুলো পালন করছেন।

তত্ত্বাবধায়কদের চারটি প্রধান দায়িত্ব রয়েছে:

১. নিজেদের এবং তাদের কর্মস্থল সবসময় পরিষ্কার রাখা।
২. স্থাপনার যেকোনো ক্ষতি বা ত্রুটি দ্রুত প্রতিবেদন করা।
৩. খাবারের কীটপতঙ্গ এবং সেগুলো নিয়ন্ত্রণের পদ্ধতি সম্পর্কে জানা।
৪. কীটপতঙ্গ আক্রমণের কোনো চিহ্ন দেখামাত্রই তা ম্যানেজারের কাছে প্রতিবেদন করা।

যুক্তরাজ্যের আইনের মতে, খাবার প্রস্তুতকারীদের অবশ্যই:

» ব্যক্তিগত পরিচ্ছন্নতার উচ্চ মান বজায় রাখতে হবে।
» উপযুক্ত সুরক্ষামূলক পোশাক পরতে হবে।
» ত্বকের সংক্রমণ, ডায়রিয়া বা খাদ্যবাহিত কোনো রোগ থাকলে খাবার স্পর্শ করা যাবে না।
» খারাপ স্বাস্থ্য সম্পর্কে তত্ত্বাবধায়ককে অবহিত করতে হবে।
» খাদ্য নিরাপত্তা এবং পরিচ্ছন্নতা বিষয়ে সম্পূর্ণ প্রশিক্ষণপ্রাপ্ত হতে হবে।
» তাদের কাজের সময় খাদ্য পরিচ্ছন্নতা আইন বাস্তবায়ন করতে হবে।

হাত

খাদ্য বিষক্রিয়া সৃষ্টিকারী ব্যাকটেরিয়া পরিবাহিত করার সবচেয়ে সাধারণ উপায় হলো হাতের মাধ্যমে।

মানবদেহের তাপমাত্রা ৩৭°C ব্যাকটেরিয়া বৃদ্ধির জন্য উপযুক্ত। এ কারণেই কাজের সময় নিয়মিত হাত ধোয়া অত্যন্ত গুরুত্বপূর্ণ।

খাদ্য ব্যবসা প্রতিষ্ঠানগুলোকে আইনগতভাবে সঠিক সিঙ্ক, গরম এবং ঠান্ডা পানি, সাবান এবং ধোয়ার ও শুকানোর সুবিধা স্থাপনে বাধ্য করা হয়েছে।

হাত ধোয়ার প্রক্রিয়া

কর্মীরা নিচের কাজগুলো করার পরে হাত ধোয়া নিশ্চিত করুন:

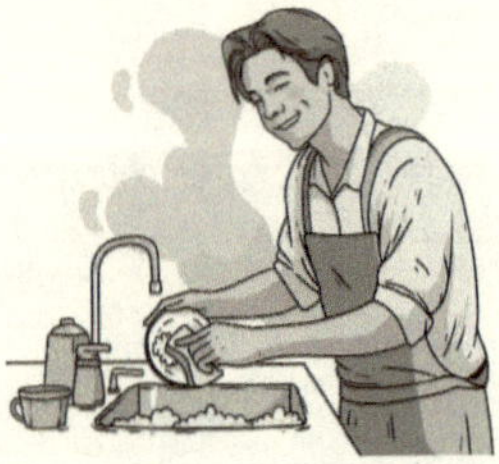

- » চুল আঁচড়ানো
- » মাথা এবং শরীর স্পর্শ করা
- » পরিষ্কার করা
- » ময়লা কাঁটা, সরঞ্জাম বা পোশাক স্পর্শ করা
- » কাঁচা খাবার স্পর্শ করা
- » আবর্জনা পরিষ্কার বা ফেলে দেওয়া
- » বাইরের প্যাকেজিং খোলা
- » টয়লেট ব্যবহারের পর
- » নাক মুছলে বা হাঁচি দিলে
- » অ্যালার্জেন স্পর্শ করার পরে এবং খাবার স্পর্শ করার আগে
- » হাত ভিজিয়ে একটি ভালো সাবান ফেনা তৈরি করুন।
- » দুটি হাতের পুরো অংশ ধুয়ে ফেলুন, এর মধ্যে আঙুল, আঙুলের ডগা, আঙুলের মাঝে ফাঁক, তালু, পিঠ এবং কব্জি অন্তর্ভুক্ত করুন।
- » পানির তাপমাত্রা ৩৫°C থেকে ৪৫°C এর মধ্যে রাখুন।
- » নখের নিচে নেলব্রাশ দিয়ে পরিষ্কার করুন।
- » গরম, প্রবাহিত পানিতে হাত ভালোভাবে ধুয়ে ফেলুন।
- » পরিষ্কার, একক ব্যবহারের তোয়ালে দিয়ে হাত শুকিয়ে নিন।
- » ট্যাপ বন্ধ করার জন্য একক ব্যবহারের কাগজের তোয়ালে ব্যবহার করুন, অথবা হাত না দিয়ে কাজ করা ট্যাপ ইনস্টল করুন।
- » ধোয়ার জন্য পুনঃব্যবহারযোগ্য তোয়ালে ব্যবহার করবেন না।

নাক, মুখ এবং কান

অস্বাস্থ্যকর অভ্যাস

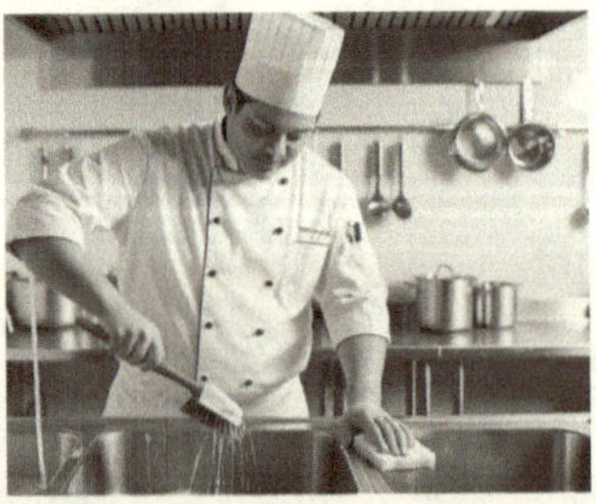

অনেক মানুষের ব্যক্তিগত অভ্যাস ময়লা এবং ব্যাকটেরিয়া স্থানান্তরিত করে - যেমন, নাক খোঁচানো এবং নখে পলিশ খোঁচানো - এগুলো প্রায়ই অবচেতনভাবে করা হয়।

এগুলি প্রতিরোধ করতে:

- » নখ পরিষ্কার এবং ছোট রাখতে হবে।
- » নখে পলিশ বা নকল নখ পরা থেকে বিরত থাকতে হবে।
- » নখ চিবানো থেকে বিরত থাকতে হবে।
- » কাগজ বা প্লাস্টিক আলাদা করার সময় আঙুল চাটার কথা মনে রাখুন।

স্থিতিশীল কাশি, হাঁচি বা নাক থেকে স্রাব হওয়া ব্যক্তিদের খাবার থেকে দূরে রাখা উচিত। থুতুর কণা কাশি বা হাঁচির মাধ্যমে অনেক দূরে চলে যেতে পারে এবং এতে ভাইরাস এবং ব্যাকটেরিয়া থাকতে পারে। কাশি বা হাঁচি স্লিভ বা কাঁধে দেওয়া উচিত, খাবার, সরঞ্জাম, কাটলা বা কাজের সুরফেস বা অন্যান্য মানুষের থেকে দূরে। এটির পর হাত ভালোভাবে ধুতে হবে, এমনকি যদি এটি টিস্যু বা হ্যান্ডকারচিফে হয়।

তত্ত্বাবধায়কদের অবশ্যই অভ্যাসগত আচরণগুলি সক্রিয়ভাবে বন্ধ করতে হবে, এর মধ্যে:

» স্লিভ বা হাতের পেছনে নাক মুছানো
» গরম খাবারের ওপর দিয়ে হাওয়া দেয়া
» আঙুল বা অপরিষ্কার চামচ দিয়ে খাবার চেখে দেখা
» কাটলা বা গ্লাসে পালিশ করার আগে এর ওপর হাওয়া দেওয়া
» ময়লা পরিষ্কার করতে পোশাকে কাটলা বা বাসন ঘষা
» চুইংগাম চিবানো
» ধূমপান করা

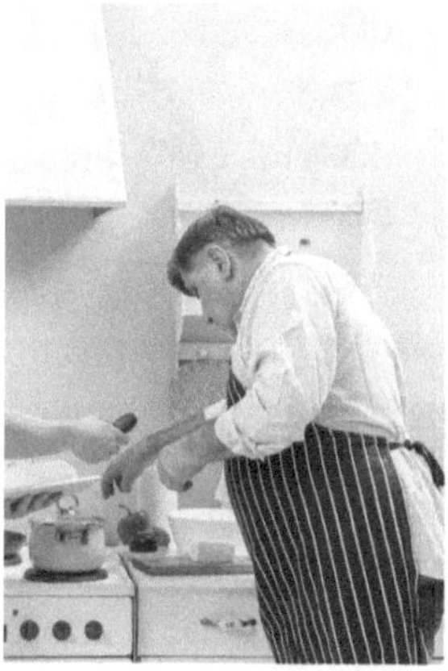

কাটাছেঁড়া, ফোঁড়া, পুঁজযুক্ত দাগ এবং ত্বকের সংক্রমণ

এসব আঘাতগুলিকে খাবার স্পর্শ করার সময় একটি সঠিক waterproof ড্রেসিং বা প্লাস্টারের মাধ্যমে ঢাকা থাকতে হবে। এ ধরনের ড্রেসিংগুলি সোজাসুজি রঙে হতে হবে - preferably নীল, যাতে এগুলো সহজে দেখা যায় এবং খাবার থেকে বের করা যায়।

এক্সিমা রোগীরা খাবার প্রস্তুতকারক হতে পারবেন না কারণ যাঁশে খাদ্য বিষক্রিয়া সৃষ্টিকারী ব্যাকটেরিয়া উপস্থিত থাকে (যদিও খুব হালকা ক্ষেত্রে সুরক্ষামূলক গ্লাভস দ্বারা এটি আড়াল করা যেতে পারে)।

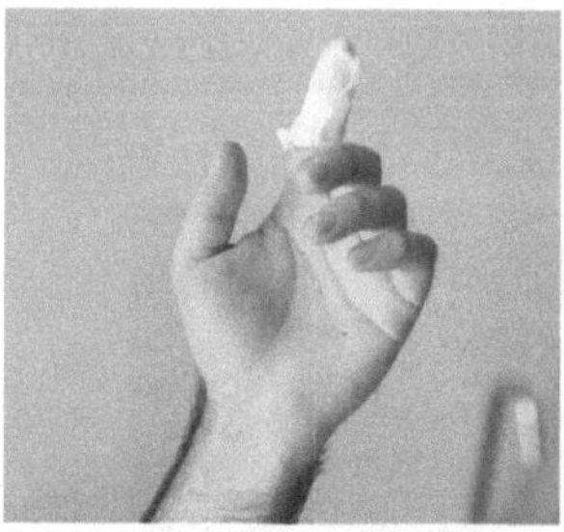

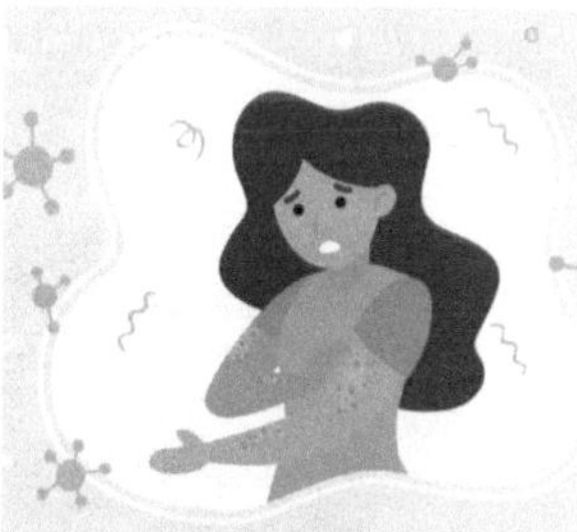

চুল

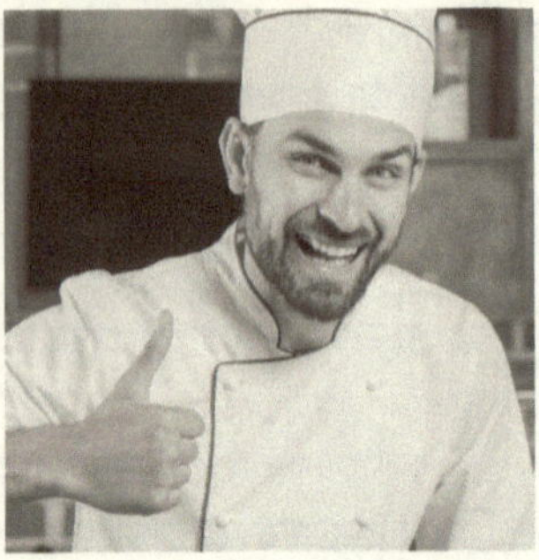

মানব চুল ধারাবাহিকভাবে পড়ে, তাই এটি খাবারে পড়া থেকে প্রতিরোধ করা উচিত। এর জন্য:

» দীর্ঘ চুল নিরাপদভাবে বেঁধে রাখা।
» উপযুক্ত চুল ঢাকার ব্যবহার; যেমন, খাদ্য মানের হেয়ারনেট এবং টুপি।
» অন্য সুরক্ষা পোশাক পরার আগে চুল ঢাকার পরিধান করা।
» খাবারের এলাকা থেকে চুল ভালোভাবে আঁচড়ানো বা ঠিক করা।
» হেড কাভারিং পরে সুরক্ষা পোশাক সরিয়ে ফেলা।
» নিয়মিত চুল ধোয়া।

সুপারভাইজাররা আইন লঙ্ঘন শনাক্ত করার জন্য সতর্ক নজর রাখবেন এবং কর্মীদের যথাযথ নির্দেশনা দেবেন।

গহনা এবং সুগন্ধি

খাবার প্রস্তুতকারীরা গহনা বা রিস্টওয়াচ পরতে পারবেন না কারণ এগুলো ময়লা এবং ব্যাকটেরিয়া ধারণ করে, অথবা শারীরিক দূষণ ঘটাতে পারে (সামান্য ধাতব বা পাথরের টুকরা খাবারের মধ্যে পড়ে যেতে পারে)। আংটি এবং ব্রেসলেট সুরক্ষামূলক গ্লাভসের ভিতরের বা প্রান্তের ক্ষতি করতে পারে। শক্তিশালী সুগন্ধি বা কলোন দূষিত খাবারে অপ্রিয় স্বাদ আনতে পারে এবং এদের ব্যবহার এড়ানো উচিত।

ধূমপান

কর্মীদের আইন অনুযায়ী নির্ধারিত স্থানে বা প্রতিষ্ঠানের বাইরে ধূমপান করতে হবে। এসব স্থান সঠিক সাইনেজ দ্বারা চিহ্নিত করা উচিত। ধূমপান করার পরে কর্মীদের হাত ধোয়া উচিত, কারণ তামাকের গন্ধ থাকতে পারে এবং ছোট থুতুর কণা আঙুলে স্থানান্তরিত হতে পারে। কর্মীদের কখনোই খাবার পরিবেশন বা রান্না করার সময় ধূমপান করা উচিত নয়, এমনকি বাইরেও না।

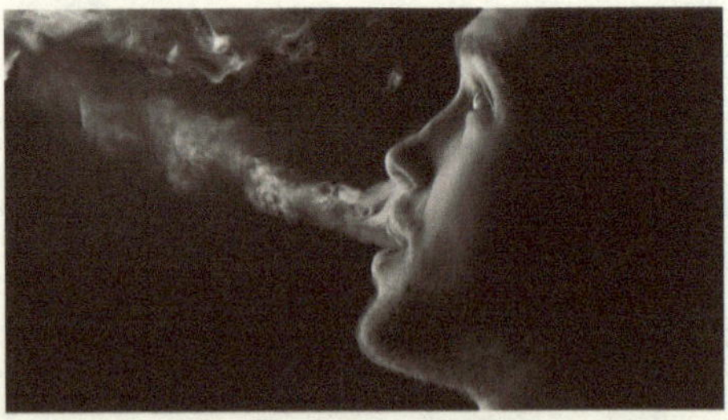

কর্মীর অসুস্থতা

অসুস্থতার প্রতিবেদন একজন তত্ত্বাবধায়ক হিসেবে, কর্মীদের আপনাকে জানাতে হবে যদি তারা খাদ্যবাহিত অসুস্থতা বা ফ্লু-সদৃশ উপসর্গে ভুগছেন (অথবা সম্প্রতি ভুগেছেন)। কর্মীরা তাদের শেষ উপসর্গ প্রদর্শনের ৪৮ ঘণ্টা পরেই কাজে ফিরে আসতে পারবেন।

খাবার প্রস্তুতকারীদের অসুস্থতার প্রতিবেদন করতে হবে (এবং ডাক্তারের কাছে যেতে হবে) যদি তারা:

- কোনো খাদ্য বিষক্রিয়া আক্রান্ত ব্যক্তির সাথে একসাথে বাস করেন
- সম্প্রতি এমন খাবার খেয়েছেন যা খাদ্য বিষক্রিয়া সৃষ্টি করেছে
- খাদ্যবাহিত অসুস্থতার উপসর্গে ভুগছেন
- কাটাছেঁড়া, ফোঁড়া বা ক্ষত রয়েছে
- নাক বা কান থেকে স্রাব হচ্ছে

সুরক্ষামূলক পোশাক

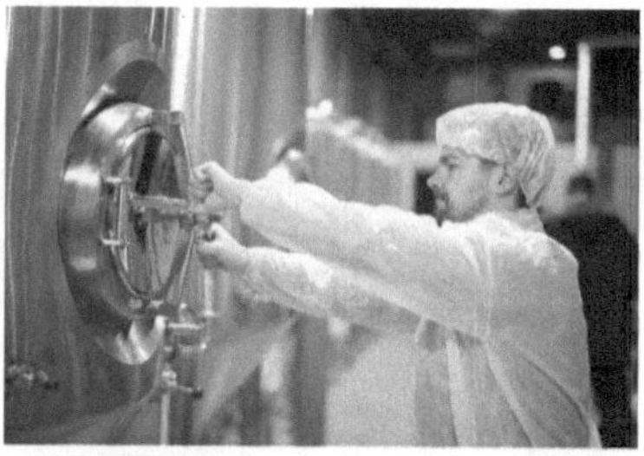

তাদের হাত সুরক্ষিত রাখতে, খাবার প্রস্তুতকারীদের 'খাদ্য গ্রেড' গ্লাভস ব্যবহার করতে হবে (ল্যাটেক্স মুক্ত, ভিনাইল বা পলিথিন (যাকে 'পলি' বলা হয়), পাউডার মুক্ত এবং একক ব্যবহারের), যা বেশিরভাগ রন্ধনশালা এবং খাদ্য সরবরাহকারী প্রতিষ্ঠান থেকে পাওয়া যায়। কর্মীদের গ্লাভস পরিবর্তন করতে হবে যতটা তারা তাদের হাত ধোয় এবং সুরক্ষামূলক গ্লাভস পরার আগে অবশ্যই হাত ধোয়া নিশ্চিত করতে হবে। উপযুক্ত সুরক্ষামূলক পোশাক প্রতিষ্ঠানের প্রতিটি স্থানে পরা উচিত। এটি পোশাক সম্পূর্ণরূপে ঢেকে রাখতে হবে - সম্ভাব্য দূষক প্রায়ই দৈনন্দিন পোশাকে বহন করা হয়।

সুরক্ষামূলক পোশাকের বৈশিষ্ট্য হওয়া উচিত:

- সাদা
- পরিষ্কার
- ধোয়া যায় এমন
- বাইরের পকেট বিহীন
- লম্বা হাতাযুক্ত

পাদুকা যেন সম্পূর্ণভাবে পা ঢেকে রাখে, নীচু হিলযুক্ত এবং অ-স্লিপ।

সুরক্ষামূলক পোশাক পরা উচিত নয়:

- কর্মস্থলে যাওয়ার সময়
- টয়লেট ব্যবহারের সময়
- খাবারের এলাকা থেকে বিরতি নেওয়ার সময়

খাবার প্রস্তুতকারকদের বহিষ্কার

তত্ত্বাবধায়করা যেকোনো একজনকে গ্যাস্ট্রিক ইনফেকশন (অথবা সংক্রমিত ত্বক যা স্বাস্থ্যকরভাবে ঢাকতে পারে না) থাকলে খাবার প্রস্তুতি থেকে বহিষ্কার করতে হবে। যদি আপনি কাউকে বহিষ্কার করা নিয়ে সন্দিহান হন, তবে ভুল সিদ্ধান্ত নিলে তাদের কাজ, খাবার এবং গ্রাহকদের উপর কী প্রভাব পড়বে তা বিবেচনা করুন। যদি কোনো অসুস্থতার সংক্রামক না হওয়ার প্রমাণ থাকে (যেমন, চিকিৎসকের পরামর্শ পত্র) তবে বহিষ্কার জরুরি নাও হতে পারে।

ভিজিটররা

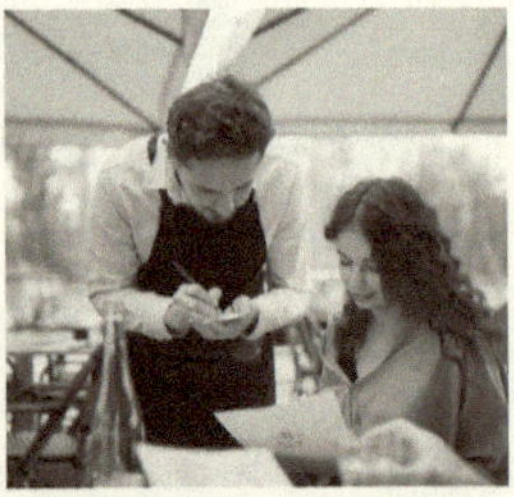

খাদ্য প্রাঙ্গনে থাকা প্রত্যেকটি মানুষ একটি সম্ভাব্য মাইক্রোবায়োলজিক্যাল, রাসায়নিক বা শারীরিক বিপদের উৎস হতে পারে এবং ঝুঁকি কমানো অত্যন্ত জরুরি। যখন মানুষ চলাফেরা করে, তাদের জুতা বা পোশাক থেকে ময়লা এবং ব্যাকটেরিয়া স্থানান্তরিত হতে পারে, যা ক্রস-দূষণের সম্ভাবনা বাড়িয়ে তোলে। ভিজিটররা (যেমন রক্ষণাবেক্ষণ কন্ট্রাক্টর এবং অ-ক্যাটারিং কর্মীরা) খাদ্য প্রস্তুতি এলাকায় সুরক্ষামূলক পোশাক পরতে হবে এবং কর্মীদের মতো একই ব্যক্তিগত স্বাস্থ্যবিধির নিয়ম অনুসরণ করতে হবে।

ব্যক্তিগত স্বাস্থ্যবিধিতে তত্ত্বাবধায়কের ভূমিকা

তত্ত্বাবধায়করা সমস্ত নিরাপত্তা আইন এবং প্রক্রিয়া প্রয়োগ করতে হবে HACCP ভিত্তিক FSMS সিস্টেম এবং যথাযথ যত্ন ব্যবহার করে। এর মধ্যে কর্মীদের যথাযথ প্রশিক্ষণ নিশ্চিত করা এবং যথাযথ ডকুমেন্টেশনসহ নিয়মিত হালনাগাদ করা অন্তর্ভুক্ত।

খাদ্য নিরাপত্তা প্রশিক্ষণ

খাদ্য ব্যবসাগুলি নিশ্চিত করতে হবে যে কর্মীরা সুরক্ষিত খাবার প্রস্তুতির প্রশিক্ষণ পেয়েছে, যা কর্মীর ভূমিকা এবং তাদের কাজের সাথে সম্পর্কিত হতে হবে। খাবার প্রস্তুতকারীদের তাদের নিয়োগকর্তার দ্বারা প্রদত্ত প্রশিক্ষণে অংশগ্রহণ করতে হবে - এই কোর্সটি সম্ভবত ওই আইনি বাধ্যবাধকতার অংশ হতে পারে।

কর্মীদের প্রশিক্ষণে অন্তর্ভুক্ত হওয়া উচিত:, খাবার প্রস্তুতির মৌলিক বিষয়, আইনি দায়িত্ব, খাবার উৎপাদনে 'সেরা অনুশীলন', 'কাজের সময়' নির্দেশনা, নিয়মিত পুনর্বিবেচনা সেশন যাতে এটি আপডেট থাকে।

খাবার প্রস্তুতকারীদের HACCP নীতির প্রশিক্ষণও দেওয়া উচিত। প্রতিটি কর্মীকে তাদের নিয়োগকর্তা বা তত্ত্বাবধায়কের দ্বারা প্রশিক্ষণের রেকর্ড রক্ষণাবেক্ষণ করা উচিত, যার মধ্যে তারিখ, স্তর, এবং শেখানো প্রশিক্ষণের ধরন অন্তর্ভুক্ত থাকবে। সম্পূর্ণ করার তারিখ হচ্ছে সেই মাপকাঠি যার ভিত্তিতে পরবর্তী রিফ্রেশার কোর্সগুলি সময়সূচী করা উচিত।

মূল্যায়ন

প্রশ্ন ১. আইনের অধীনে, তত্ত্বাবধায়করা তাদের কর্মীদের মধ্যে নিচের সব কিছু প্রয়োগ করতে হবে, তবে একটি বাদে, তা কোনটি?

i. উচ্চ ব্যক্তিগত স্বাস্থ্যবিধির মান
ii. চুলের স্টাইল এবং দৈর্ঘ্য
iii. সুরক্ষামূলক পোশাক পরা
iv. অসুস্থতার প্রতিবেদন করা

প্রশ্ন ২. আইনের অধীনে, তত্ত্বাবধায়করা তাদের কর্মীদের মধ্যে নিচের সব কিছু প্রয়োগ করতে হবে, তবে একটি বাদে, তা কোনটি?

i. উচ্চ ব্যক্তিগত স্বাস্থ্যবিধির মান
ii. চুলের স্টাইল এবং দৈর্ঘ্য
iii. সুরক্ষামূলক পোশাক পরা
iv. অসুস্থতার প্রতিবেদন করা

সত্য বা মিথ্যা

প্রশ্ন ৩ .খাবার প্রস্তুতকারীরা খাদ্যবাহিত অসুস্থতার একটি অপ্রধান উৎস।

» সত্য
» মিথ্যা

সারাংশ

আমরা কী শিখলাম?

» আইন ব্যক্তিগত স্বাস্থ্যবিধির প্রতিটি দিক নিয়ন্ত্রণ করে, আপনার শারীরিক অবস্থা, পোশাক এবং খাবার প্রস্তুতির সময় আপনার আচরণ সহ।
» দূষকগুলি আপনার হাত, মাথা, ত্বক, চুল, গহনা, পারফিউম এবং অভ্যাস থেকে আসতে পারে, এবং আপনি নিজেই খাবারে রোগ সংক্রমণ করতে পারেন।
» হাত ধোয়া বিশেষভাবে গুরুত্বপূর্ণ এবং এটি করার জন্য কঠোর নির্দেশিকা রয়েছে।
» খাবারের পরিবেশে সঠিক সুরক্ষামূলক পোশাক পরা উচিত - বিশেষভাবে খাবারের উপযোগী গ্লোভস এবং আচ্ছাদিত পোশাক।

স্টাফের জন্য খাদ্য নিরাপত্তা এবং স্বাস্থ্যবিধি প্রশিক্ষণ

ভূমিকা

খাদ্য স্বাস্থ্যবিধি এবং নিরাপত্তা অনুশীলনের পেছনের যুক্তি সবসময় স্পষ্ট নয়, তবে এটি কার্যকর এবং আইনীভাবে পালন করা অত্যন্ত গুরুত্বপূর্ণ। এর ফলে, কর্মীদের যথাযথ প্রশিক্ষণ এবং তদারকি করতে হবে একটি উপযুক্ত স্তরে।

এই মডিউলে আমরা নিচের বিষয়গুলো নিয়ে আলোচনা করব:

» প্রশিক্ষণের গুরুত্ব
» কর্মী প্রারম্ভিক প্রশিক্ষণ
» চলমান প্রশিক্ষণ
» কর্মী প্রশিক্ষণ রেকর্ড
» ব্যবস্থাপনার ভূমিকা

প্রশিক্ষণের গুরুত্ব

আইনের অধীনে, প্রতিটি খাদ্য ব্যবসায় তাদের কর্মীদের যথাযথ প্রশিক্ষণ নিশ্চিত করতে হবে যা তাদের দায়িত্বের সঠিক স্তরের সাথে সঙ্গতিপূর্ণ। ব্যবস্থাপনা এবং তত্ত্বাবধায়করা প্রশিক্ষণের প্রয়োজনীয় স্তর মূল্যায়ন করতে হবে এবং প্রমাণ সরবরাহ করতে হবে যে সেই স্তরের প্রশিক্ষণ অর্জিত হয়েছে। প্রশিক্ষণ, সর্বোপরি, কর্মীর পদ এবং প্রয়োজনীয় দক্ষতার সাথে উপযুক্ত হতে হবে, যেমন: একজন শেফের দায়িত্ব অপেক্ষাকৃত ভিন্ন হবে একজন সার্ভারের তুলনায়।

বিধি (EC) নং 852/2004, যা খাদ্যজাত দ্রব্যের স্বাস্থ্যবিধি সম্পর্কিত, বর্তমানে এই বিষয়টি নিয়ন্ত্রণকারী বিধিগুলি প্রদান করে। এটি নিশ্চিত করে যে খাদ্য ব্যবসায় তাদের কর্মীদের যথাযথভাবে প্রশিক্ষিত, তদারকি এবং নির্দেশিত করছে, যা প্রয়োজনীয় স্বাস্থ্যবিধি মানের সঠিক স্তরের সাথে সঙ্গতিপূর্ণ।

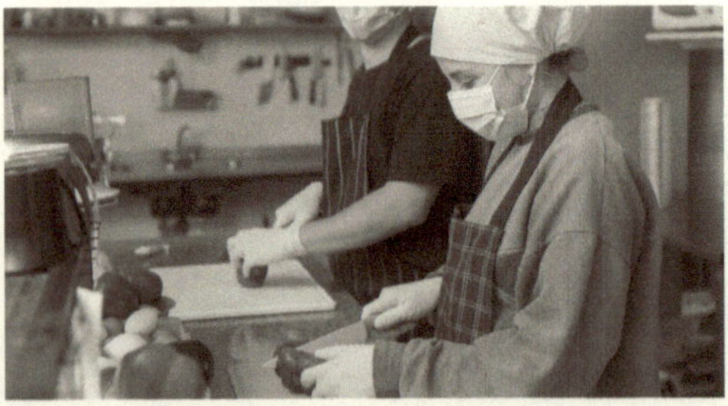

কর্মী প্রশিক্ষণ

কর্মী প্রশিক্ষণ তিনটি প্রধান স্তরে বিভক্ত, যা ব্যবস্থাপনা তাদের কর্মীদের জন্য প্রয়োজনীয় স্তরের ভিত্তিতে শ্রেণীবদ্ধ করে। উদাহরণস্বরূপ, এটি একটি স্তর ৩ কোর্স হতে পারে।

স্তর ১ (অথবা শ্রেণী A) প্রশিক্ষণ হচ্ছে কর্মী প্রশিক্ষণের সর্বনিম্ন স্তর। এটি সেই কর্মীদের জন্য সবচেয়ে কার্যকর, যারা তুলনামূলকভাবে অদক্ষ এবং যারা সরাসরি খাদ্য প্রস্তুতিতে জড়িত নয়।

আপনি যদি একজন হন, তাহলে আপনি এই প্রশিক্ষণটি পাবেন:

» ওয়েটার

» 'বাস বয়'

» বার কর্মী

» গুদাম কর্মী

» কিচেন পোর্টার

» চেকআউট কর্মী

এই ভূমিকার জন্য খাদ্য স্বাস্থ্যবিধি সম্পর্কে মৌলিক জ্ঞানই যথেষ্ট, তবে এতে সাধারণ পরিচ্ছন্নতা, ব্যক্তিগত স্বাস্থ্যবিধি এবং কীটপতঙ্গ নিয়ন্ত্রণের মৌলিক বিষয়গুলি অন্তর্ভুক্ত থাকতে হবে।

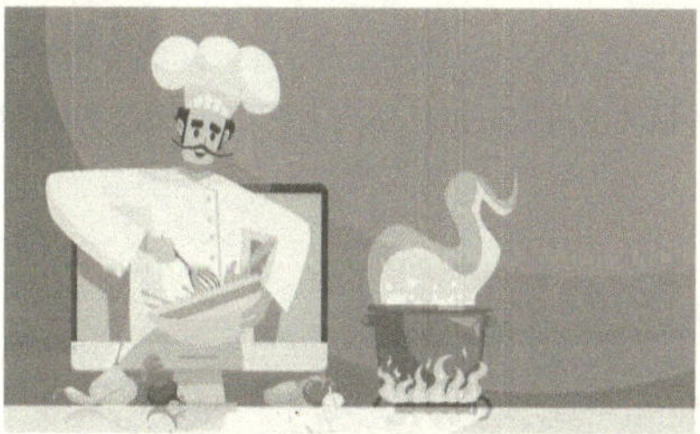

স্তর ২ (শ্রেণী B) হলো সেই কর্মীদের জন্য যারা খাদ্য প্রস্তুতিতে 'ব্যাকস্টেজে' যুক্ত, এবং যাদের খাদ্য স্বাস্থ্যবিধি এবং নিরাপত্তা অনুশীলন সম্পর্কে আরও ভালো ধারণা প্রয়োজন। এতে অন্তর্ভুক্ত রয়েছে:

» কিচেন অ্যাসিস্ট্যান্ট

» শেফ

» ফুড কাউন্টার এবং স্টল কর্মী

» খাদ্য উৎপাদন লাইনে কর্মী (যেমন, স্যান্ডউইচ তৈরি কর্মী)

স্তর ৩ (শ্রেণী C) হলো ব্যবস্থাপনা এবং তত্ত্বাবধায়ক কর্মীদের জন্য সবচেয়ে উপযুক্ত, যাদের HACCP বুঝতে এবং প্রয়োগ করতে হবে, পাশাপাশি খাদ্য ব্যবসায় বাস্তব খাদ্য নিরাপত্তা সম্পর্কে গভীর জ্ঞান থাকতে হবে।

এ ধরনের কর্মীদের জন্য একটি স্বতন্ত্র HACCP কোর্সও সুপারিশ করা উচিত।

কর্মী প্রারম্ভিক প্রশিক্ষণ

খাদ্য ব্যবসার পরিবেশে কাজ শুরু করার সময় প্রতিটি কর্মীকে পুঙ্খানুপুঙ্খ প্রারম্ভিক প্রশিক্ষণ গ্রহণ করতে হবে। এই প্রশিক্ষণে খাদ্যের পরিচ্ছন্নতা এবং স্বাস্থ্যবিধি সংক্রান্ত গুরুত্বপূর্ণ বিষয়গুলো অন্তর্ভুক্ত থাকতে হবে, যেমন:

» হাত ধোয়ার সঠিক পদ্ধতি
» প্রাথমিক চিকিৎসার প্রয়োজন হলে করণীয়
» অসুস্থতা রিপোর্ট করার পদ্ধতি
» ধূমপান এবং আইন
» 'কাজের ফাঁকে পরিষ্কার' পদ্ধতি
» দূষণ এবং আন্তঃদূষণ প্রতিরোধ
» নিরাপদ খাদ্য প্রস্তুতি
» প্রাথমিক খাদ্য স্বাস্থ্যবিধি আইন
» খাদ্য সংরক্ষণের সঠিক পদ্ধতি
» বর্জ্য নিষ্পত্তি এবং স্বাস্থ্যবিধি
» কর্মক্ষেত্রে স্বাস্থ্য এবং নিরাপত্তা ত্রুটি, ক্ষতি বা সমস্যার রিপোর্টিং
» সংশ্লিষ্ট ব্যবসার HACCP এবং FSMS-এর প্রাসঙ্গিক বিবরণ
» এই প্রশিক্ষণ কর্মীদের কার্যক্ষমতা এবং স্বাস্থ্যবিধি বজায় রাখতে অত্যন্ত গুরুত্বপূর্ণ।

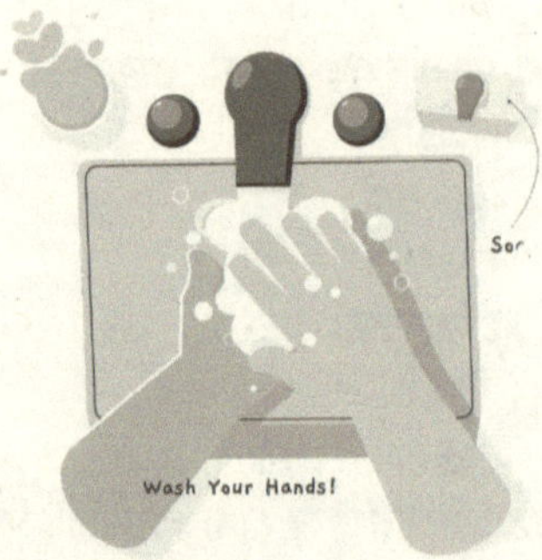

চলমান প্রশিক্ষণ

প্রাথমিক পরিচিতি প্রশিক্ষণের পর, কর্মীদের জন্য কাজের ওপর ভিত্তি করে প্রশিক্ষণ এবং 'রিফ্রেশার প্রশিক্ষণ'ও অত্যন্ত গুরুত্বপূর্ণ, এটি নিশ্চিত করবে যে জ্ঞান এবং অভিজ্ঞতা যথাযথ, উপযুক্ত এবং হালনাগাদ রয়েছে। নির্ধারিত স্বাস্থ্য এবং নিরাপত্তা কোর্সগুলো চলমান প্রশিক্ষণ নিশ্চিত করার জন্য একটি চমৎকার উপায়।

এ ধরনের কোর্সে অন্তর্ভুক্ত হওয়া প্রয়োজনীয় তথ্যগুলোর মধ্যে রয়েছে:

» জীবাণু, শারীরিক, রাসায়নিক এবং অ্যালার্জিজনিত দূষণের ঝুঁকির কারণ এবং প্রতিরোধের উপায়।
» আন্তঃদূষণের কারণ এবং প্রতিরোধ।
» ব্যক্তিগত স্বাস্থ্যবিধি বজায় রাখা এবং অসুস্থতার ক্ষেত্রে করণীয়।
» খাদ্য সংরক্ষণে তাপমাত্রা নিয়ন্ত্রণ এবং সুরক্ষা।
» নিরাপদ বর্জ্য নিষ্পত্তি।
» পরিষ্কার-পরিচ্ছন্নতা এবং জীবাণুমুক্তকরণ।
» কীটপতঙ্গ নিয়ন্ত্রণ এবং প্রতিরোধের পদ্ধতি।

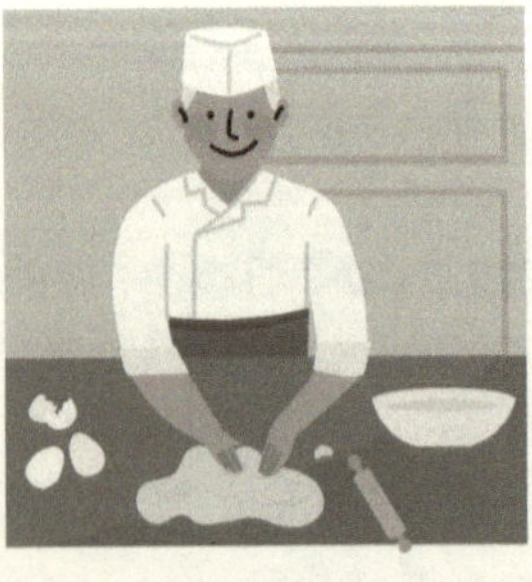

চলমান প্রশিক্ষণ

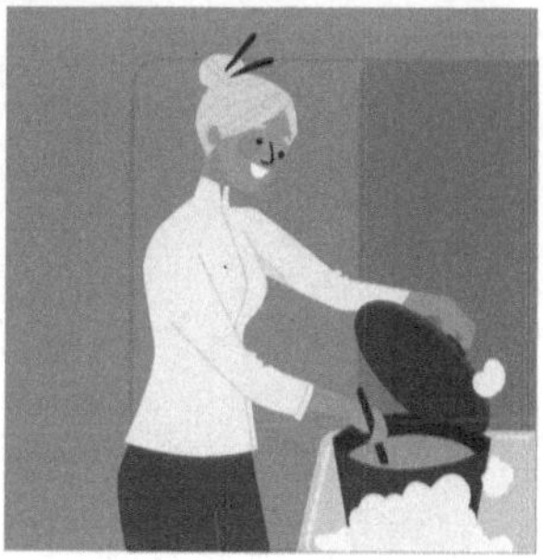

একজন তত্ত্বাবধায়ক নিশ্চিত করবেন:

» কর্মীদের প্রশিক্ষণ হালনাগাদ রাখা,
» কর্মীদের উৎসাহিত ও অনুপ্রাণিত করা যাতে তারা মান বজায় রাখতে এবং যেখানে প্রয়োজন সেখানে সতর্কতা বৃদ্ধি করতে পারে,
» কর্মীদের ব্যবসার নীতিমালা বা খাদ্য স্বাস্থ্য ও নিরাপত্তা সম্পর্কিত আইনের পরিবর্তন সম্পর্কে অবহিত করা,
» কর্মীদের দক্ষতা বা প্রশিক্ষণের যে কোনো ঘাটতি চিহ্নিত করা,
» এমন ঘাটতিগুলো দ্রুত সমাধান করা,
» সকল পরিদর্শন ও অডিটের সুপারিশ পর্যালোচনা করা,
» কর্মীদের কাছ থেকে প্রতিক্রিয়া বা উন্নতির জন্য প্রস্তাব চেয়ে যোগাযোগ বজায় রাখা,
» কর্মীদের প্রস্তাব বা মন্তব্যের উপর পদক্ষেপ নেওয়া।

কর্মীদের প্রশিক্ষণের রেকর্ড

কর্মীদের প্রশিক্ষণের রেকর্ড আইনত প্রয়োজনীয়। এগুলো দেখায় যে ব্যবস্থাপনা কর্মীদের প্রয়োজনীয় দক্ষতা ও জ্ঞান বজায় রাখার বিষয়টি নিশ্চিত করেছে, যা তাদের কাজ সুরক্ষিতভাবে সম্পাদনের জন্য প্রয়োজন। তত্ত্বাবধায়করা সাধারণত কর্মীদের প্রশিক্ষণের রেকর্ড বজায় রাখেন। প্রতিবার যখন কোনো কর্মী একটি প্রশিক্ষণ কোর্স সম্পন্ন করেন, তখন এটি সম্পূর্ণ করতে হয়।

যদি স্থানীয় কর্তৃপক্ষের প্রয়োগকারী কর্মকর্তারা প্রতিষ্ঠান পরিদর্শন করেন, তবে প্রশিক্ষণের রেকর্ড হালনাগাদ এবং সঠিক হতে হবে এবং পরিদর্শনের জন্য প্রস্তুত রাখতে হবে। যদি কোনো আইনি সমস্যা দেখা দেয়, তবে এগুলো আপনার সতর্কতার প্রতিরক্ষা হিসেবে ব্যবহৃত হতে পারে।

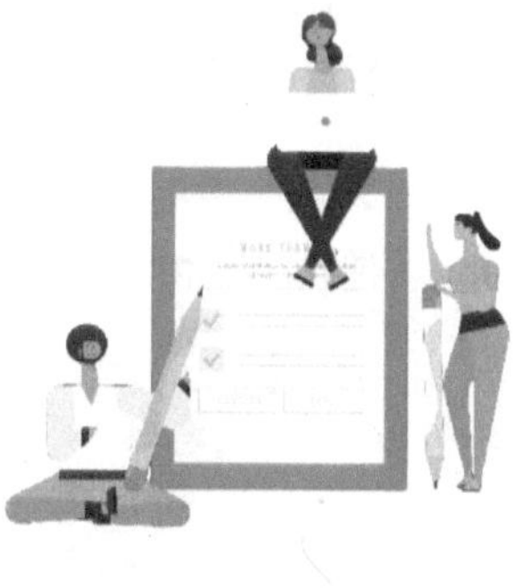

ব্যবস্থাপনার ভূমিকা

ব্যবস্থাপনা একটি ব্যবসার বিভিন্ন স্তরের অংশে থাকতে পারে, যার মধ্যে রয়েছে:

» তত্ত্বাবধায়করা

» প্রধান রাঁধুনীরা

» লাইন ম্যানেজাররা

» ম্যানেজাররা

» ব্যবসার মালিক এবং স্বত্বাধিকারীরা

তাদের দায়িত্ব হল নিশ্চিত করা যে সকল কর্মী তাদের খাদ্য নিরাপত্তা এবং হাইজিন সম্পর্কিত দায়িত্ব সম্পর্কে পুরোপুরি সচেতন, এবং তত্ত্বাবধায়ক কর্মীরা এই প্রচেষ্টার প্রধান ভূমিকা পালন করেন।

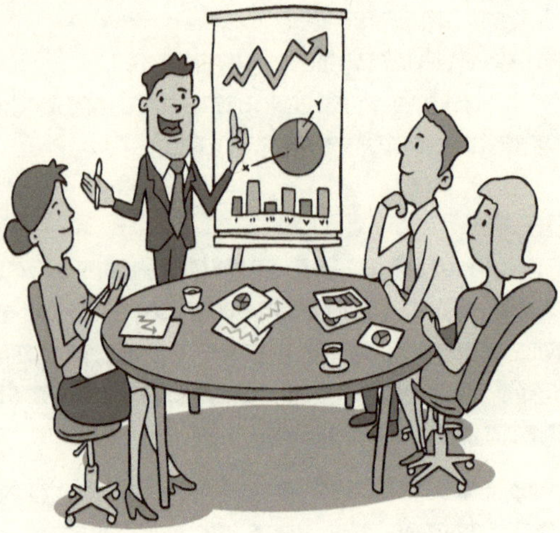

কর্মী প্রশিক্ষণকে কোম্পানির ভবিষ্যতে একটি বিনিয়োগ হিসেবে দেখা যেতে পারে, তাই ব্যবসায় এটি থেকে একটি 'ফলফল' দেখতে হবে। অন্য কথায়, কর্মীদের তাদের প্রশিক্ষণকে কর্মে রূপান্তর করতে দেখা উচিত, যাতে তাদের কাজের গুণমান এবং দক্ষতা উন্নত হয়।

যোগাযোগ হল মূল বিষয় - মনে রাখবেন যে এখানে অনেক ধরনের ব্যক্তিগত পদ্ধতি রয়েছে। বিভিন্ন যোগাযোগের পদ্ধতি চেষ্টা করুন, ধৈর্যশীল হন এবং প্রশ্ন ও নির্দেশনায় সরলতা এবং স্পষ্টতা বজায় রাখুন।

এছাড়া তত্ত্বাবধায়কদের জন্য এটি একটি ভাল ধারণা যে তারা সম্ভাব্য যোগাযোগের সমস্যাগুলি মনে রাখবেন:

» ভাষাগত প্রতিবন্ধকতা

» শিক্ষা অর্জন এবং স্তর

» কর্মীদের দায়িত্বের সীমাবদ্ধতা

একজন তত্ত্বাবধায়ক তাদের প্রশিক্ষণ এবং কর্মী সম্পর্কের সুষ্ঠু পরিচালনার জন্য বিভিন্ন যোগাযোগ কৌশল চেষ্টা করতে চান:

» নিয়মিত (অগ্রিম নির্ধারিত) কর্মী সভা
» প্রতিক্রিয়া সেশন, মিটিং এবং প্রকল্প
» কাজের পরিবেশে প্রশিক্ষণ, মাঝে মাঝে পরিদর্শনসহ
» গ্রুপ প্রশিক্ষণ সেশন, আনুষ্ঠানিক এবং অনানুষ্ঠানিক উভয়ই
» যদি কোনো সমস্যা থাকে তবে ব্যক্তিগতভাবে ধৈর্য সহকারে মনোযোগ দেয়া
» প্রশিক্ষণের উপর মাঝে মাঝে 'স্পট' চেক করা

মূল্যায়ন

প্রশ্ন ১. একটি ডিউ ডিলিজেন্স ডিফেন্সের জন্য........

i. খাদ্য নিয়মিতভাবে ফেলে দিতে হবে?
ii. সঠিক প্রশিক্ষণ রেকর্ড রাখা উচিত?
iii. ওয়েটারদের তাদের পরে পরিষ্কার করতে হবে?
iv. সুপারভাইজারদের কিছু রান্না করতে হবে?

প্রশ্ন ২. জ্ঞানের আপডেট থাকা নিশ্চিত করতে, কোন ধরনের প্রশিক্ষণ বজায় রাখতে হবে?

v. চলমান
vi. স্তর ২
vii. অপর্যাপ্ত
viii. স্তর ১

সত্য অথবা মিথ্যা

প্রশ্ন ৩. স্তর ৩ প্রশিক্ষণ একটি সুপারভাইজারের জন্য অপ্রাসঙ্গিক - সত্য বা মিথ্যা?

i. সত্য
ii. মিথ্যা

সারাংশ

এই চূড়ান্ত মডিউলে, আমরা দেখেছি যে একটি চলমান স্টাফ প্রশিক্ষণ ব্যবস্থা রাখা কতটা গুরুত্বপূর্ণ, যাতে খাদ্য নিরাপত্তা মানগুলি একটি খাবার ব্যবসার কর্মস্থলে উচ্চ থাকে। আমরা আরও শিখেছি: স্টাফ প্রশিক্ষণ সবসময় একজন ব্যক্তির দায়িত্বের স্তরের জন্য উপযুক্ত মানের হতে হবে। প্রশিক্ষণ তিনটি স্তরে বিভক্ত: ১, আপেক্ষিকভাবে কম দক্ষ স্টাফদের জন্য; ২, যারা সরাসরি খাবার উৎপাদনের সাথে যুক্ত; এবং ৩, সুপারভাইজরি এবং ম্যানেজিরিয়াল স্টাফদের জন্য। প্রশিক্ষণটি মৌলিক নিরাপত্তা এবং স্বাস্থ্যবিধির কৌশল এবং মূলনীতি সম্পর্কে পরিচিতি অন্তর্ভুক্ত করা উচিত। সুপারভাইজারদের নিশ্চিত করতে হবে যে স্টাফ প্রশিক্ষণ আপডেট এবং যথেষ্ট। আইন অনুসারে এবং ডিউ ডিলিজেন্স ডিফেন্সের জন্য বিস্তারিত প্রশিক্ষণ রেকর্ড রাখা উচিত।

কোভিড-১৯ চলাকালীন খাদ্য নিরাপত্তা ও স্বাস্থ্যবিধি

ভূমিকা

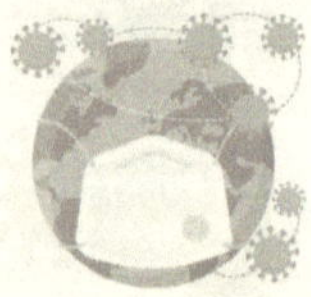

এই মডিউল আপনাকে শেখাবে কীভাবে কোভিড-১৯ মহামারীর সময় আপনার খাদ্য ব্যবসা নিরাপদে পুনরায় চালু করবেন। আমরা আপনাকে শেখাব কীভাবে নিজেকে এবং আপনার গ্রাহকদের নিরাপদ রাখবেন যাতে আপনার ব্যবসা আবারও স্বাভাবিকভাবে পরিচালিত হতে পারে।

এই মডিউলে আলোচনা করা বিষয়গুলো হলো:

» কোভিড-১৯ চলাকালীন খাদ্য উৎপাদন
» কর্মীদের স্বাস্থ্যবিধি ও সংক্রমণ নিয়ন্ত্রণ
» ঝুঁকি মূল্যায়ন এবং ঝুঁকি ব্যবস্থাপনা
» প্রতিষ্ঠানের এবং সরঞ্জামের জীবাণুমুক্তকরণ
» রেস্তোরাঁয় সামাজিক দূরত্ব বজায় রাখা
» কর্মী এবং গ্রাহকদের নিরাপদ রাখা
» যোগাযোগবিহীন ডেলিভারি
» সারসংক্ষেপ

কোভিড-১৯ চলাকালীন খাদ্য উৎপাদন

যদিও COVID-19 খাদ্যের মাধ্যমে ছড়ানোর সম্ভাবনা কম, তবুও কর্মস্থলে ভালো স্বাস্থ্যবিধি মেনে চলা গুরুত্বপূর্ণ।

আপনাকে হাত ধোয়ার প্রয়োজন হবে:

» খাদ্য পরিবেশন বা প্রক্রিয়া করার আগে এবং পরে
» গ্রাহকরা ব্যবহার করতে পারেন এমন জিনিস যেমন চামচ, গ্লাসের আগে
» ব্যবহার করা বা ময়লা হওয়া আইটেমগুলো স্পর্শ করার পরে
» টাকা হাতালে
» এমন সব স্থানের স্পর্শ করার পরে যেগুলি অন্যরা বারবার স্পর্শ করে, যেমন দরজার হ্যান্ডেল
» এক কর্ম এলাকা থেকে অন্য কর্ম এলাকা বা কাজের স্থান পরিবর্তন করার পরে
» বাইরে গিয়ে আসার পর
» কাশি বা হাঁচি দেয়ার পরে

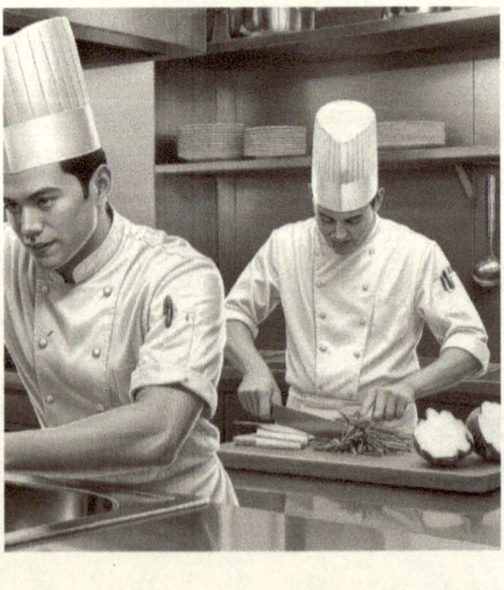

রান্নার তাপমাত্রা, ঠান্ডা রাখা, জমা দেওয়া এবং উষ্ণ করা

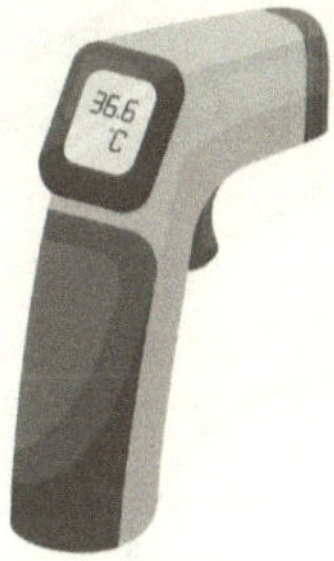

» সবসময় চেষ্টা করুন খাবারটি রান্না করতে যতক্ষণ না এটি কমপক্ষে দুই মিনিটের জন্য ৭০ ডিগ্রি সেলসিয়াস তাপমাত্রায় পৌঁছায়।
» ঠান্ডা খাবার ৮ ডিগ্রি সেলসিয়াস তাপমাত্রায় রাখতে হবে, তবে আপনার ফ্রিজ ৫ ডিগ্রি সেলসিয়াসে সেট করা উচিত।
» সবসময় খাবার ডেলিভারি পাওয়ার পর তা দ্রুত ফ্রিজারে রাখুন এবং ব্যবহার করার তারিখ পরিবর্তন করে "বেস্ট বিefore" তারিখে পরিণত করুন।
» সবসময় চেষ্টা করুন খাবার ফ্রিজে বা ঠান্ডা পানির পাত্রে গলানোর জন্য।

স্টাফের স্বাস্থ্যবিধি এবং সংক্রমণ নিয়ন্ত্রণ

COVID-19 এর বিস্তার প্রতিরোধে আপনি যা করতে পারেন:

» ব্যক্তিগত সুরক্ষা সামগ্রী (PPE) এবং গ্লাভস পরুন - যদি COVID-19 এর আগে কর্মস্থলে PPE ব্যবহার করতেন, তবে তা অব্যাহত রাখুন এবং খাবার প্রস্তুতের সময় গ্লাভস ব্যবহার করুন।
» মুখোশ বা মুখ ঢাকার উপকরণ ব্যবহার করুন - যখন ২ মিটার দূরত্ব বজায় রাখা সম্ভব নয়, তখন মুখোশ বা মুখ ঢাকার উপকরণ পরিধান করুন।
» সামাজিক দূরত্ব বজায় রাখুন - কর্মীদের মধ্যে ২ মিটার দূরত্ব বজায় রাখুন। যেখানে এটি সম্ভব নয়, সেখানে অন্তত ১ মিটার দূরত্ব নিশ্চিত করুন।

ঝুঁকি মূল্যায়ন এবং ঝুঁকি ব্যবস্থাপনা

একটি ব্যবসা হিসেবে, আপনার ঝুঁকি মূল্যায়নে COVID-19 অন্তর্ভুক্ত করা আবশ্যক, কারণ এটি না করা স্বাস্থ্য ও সুরক্ষা আইনের লঙ্ঘন হতে পারে। গুরুতর লঙ্ঘন অপরাধমূলক কাজ হিসেবে গণ্য হতে পারে।

আপনাকে যা করতে হবে:

» COVID-19 চলাকালীন আপনার ব্যবসা পুনরায় চালু করার জন্য সরকারের নির্দেশিকা বিবেচনা
» করুন এবং সবার নিরাপত্তা নিশ্চিত করতে প্রয়োজনীয় পরিবর্তন বাস্তবায়ন করুন।
» প্রয়োজনে কর্মীদের আত্ম-বিচ্ছিন্ন থাকতে উৎসাহিত করুন এবং এ বিষয়ে সরকারের নীতিমালা অনুসরণ করুন।

ঝুঁকি ব্যবস্থাপনা

ঝুঁকি পরিচালনার জন্য আপনাকে: নিশ্চিত করতে হবে যে অসুস্থ কর্মীরা বাড়িতে থাকেন। কর্মস্থলে হাত ধোয়ার অভ্যাস বাড়াতে হবে। সুরক্ষা পর্দা এবং প্রতিবন্ধক ব্যবহার করতে হবে। কর্মীদের মুখোমুখি কাজ না করিয়ে পিঠে পিঠ বা পাশে পাশে কাজ করতে বলুন। একজন কর্মীর সঙ্গে কাজ করা মানুষের সংখ্যা কমাতে হবে।

প্রাঙ্গণ এবং সরঞ্জাম পরিষ্কার রাখা

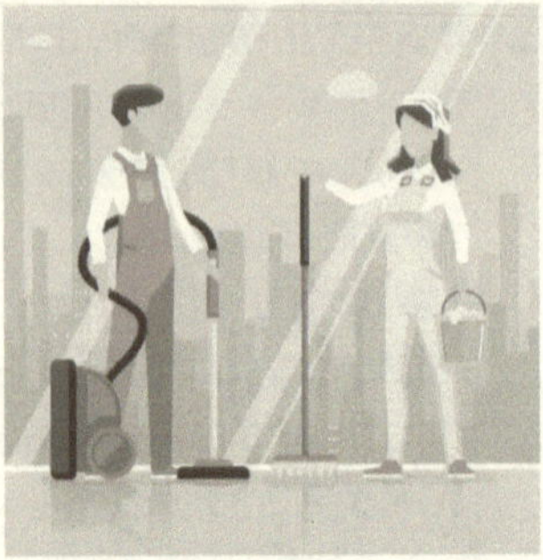

প্রাঙ্গণ পরিষ্কার রাখা এবং COVID-19 এর বিস্তার রোধ করতে আপনাকে যা করতে হবে:

» সর্বদা সরকারের নির্দেশিকা মেনে চলুন।
» স্পর্শের সংখ্যা কমাতে দরজা খোলা রাখুন।
» বস্তু এবং পৃষ্ঠতল ঘন ঘন পরিষ্কার করুন।
» কাজের জায়গা ব্যবহারের পর আপনার নিয়মিত পরিষ্কার সামগ্রী ব্যবহার করে পরিষ্কার করুন।
» কর্মীদের ব্যবহৃত মুখোশ এবং PPE ফেলার জন্য অতিরিক্ত ডাস্টবিন সরবরাহ করুন।

রান্নাঘরের পরিষ্কার-পরিচ্ছন্নতা বজায় রাখতে:

» আরও কঠোর পরিষ্কার এবং জীবাণুমুক্তকরণ প্রয়োজন কিনা তা বিবেচনা করুন।
» কর্মীদের ব্যবহৃত তোয়ালে এবং এপ্রন ফেলার জন্য ডাস্টবিন সরবরাহ করুন।
» থালা-বাসন এবং কাটলারি ধরার সময় বিশেষ করে হাত ঘন ঘন ধুয়ে নিন।

রেস্তোরাঁয় সামাজিক দূরত্ব বজায় রাখা

রেস্তোরাঁয় সব সময় গ্রাহক এবং কর্মীদের মধ্যে ১ মিটার দূরত্ব বজায় রাখতে হবে। আপনি কিছু সামাজিক দূরত্ব বজায় রাখার ব্যবস্থা নিতে পারেন: একই সময়ে যে সংখ্যক লোক প্রবেশ করতে পারবেন, তা সীমাবদ্ধ করুন। আপনার রেস্তোরাঁর বাইরে লাইনের উপযুক্ত ব্যবস্থা নিয়ন্ত্রণ করুন। গ্রাহকদের ক্যাশলেস বা কার্ড পেমেন্ট উৎসাহিত করুন, কারণ টাকা COVID-19 বহন করতে পারে। ফোন অর্ডার গ্রহণ করুন এবং সংগ্রহের জন্য উপযুক্ত ব্যবস্থা করুন। ফ্লোরে চিহ্ন রেখে গ্রাহকদের সামাজিক দূরত্ব বজায় রাখতে সাহায্য করুন। গ্রাহকদের অতিরিক্ত সময় থাকার অনুমতি দেবেন না, তাদের অর্ডার সংগ্রহের পর চলে যেতে বলুন। গ্রাহকদের প্রবেশের সময় হ্যান্ড স্যানিটাইজার প্রদান করুন। ভিতরে বা বাইরে সিটিং এলাকা বন্ধ করুন। যদি আপনি টেকওয়ে রেস্তোরাঁ হন, তবে গ্রাহকদের টয়লেট ব্যবহারের অনুমতি দেবেন না, কারণ আপনাকে এই সেবা প্রদান করতে হবে না।

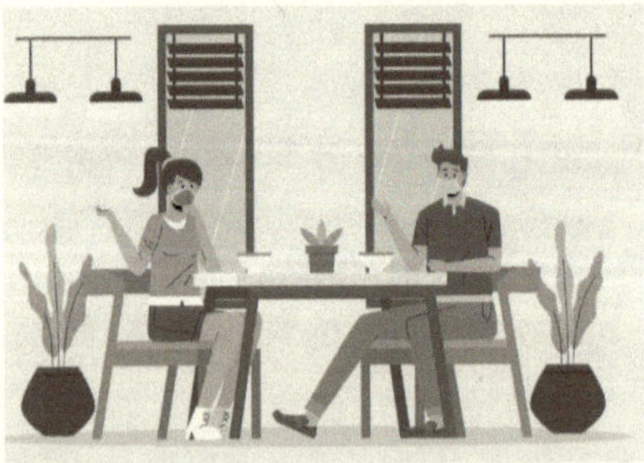

কর্মী ও গ্রাহকদের নিরাপদ রাখা

কর্মী ও গ্রাহকদের নিরাপদ রাখতে আপনাকে যা করতে হবে:

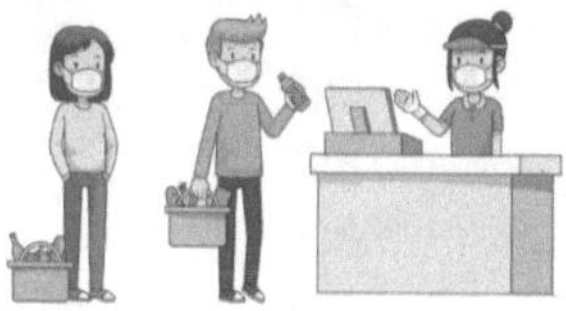

» নিশ্চিত করুন যে কর্মীরা সর্বশেষ সরকারি নির্দেশিকা সম্পর্কে জ্ঞাত।
» এক সময়ে আপনার প্রাঙ্গণে ৩০ জনের বেশি মানুষ উপস্থিত না থাকে এবং নিশ্চিত করুন যে তারা দুইটির বেশি পরিবারের নয়।
» গ্রাহকরা পৌঁছানোর পর তাদের গ্রুপে কতটি পরিবার আছে তা জিজ্ঞাসা করুন।
» আপনার স্থানে একমুখী পথচলাচলের ব্যবস্থা চালু করুন।
» গ্রাহকদের অতিরিক্ত ভিড়যুক্ত এলাকা এড়াতে পরামর্শ দিন।

কন্টাক্ট-ফ্রি ডেলিভারি

কন্টাক্ট-ফ্রি ডেলিভারি মানে হলো, আপনি যখন তাদের বাড়িতে কিছু ডেলিভারি করছেন, তখন মানুষের সঙ্গে শারীরিক যোগাযোগ কমানো।

কন্টাক্ট-ফ্রি ডেলিভারি রক্ষা করতে আপনাকে যা করতে হবে:

» আপনি এবং গ্রাহকটির মধ্যে ২ মিটার দূরত্ব বজায় রাখুন।
» শারীরিক যোগাযোগ কমানোর জন্য অর্ডারটি তাদের দরজার সামনে রাখুন।
» অর্ডারটি দরজার সামনে রেখে দরজায় ঠকঠক করুন এবং পেছনে সরে যান।
» তারা দরজা খুলে অর্ডারটি নিলেই, ভিতরে নিয়ে যাওয়ার পর আপনি চলে যান।

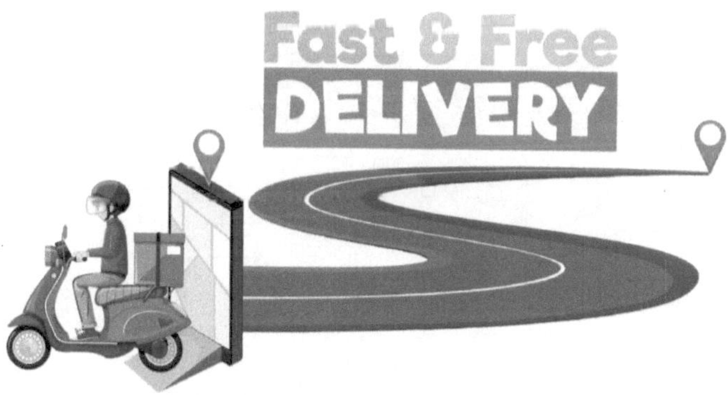

মূল্যায়ন

প্রশ্ন ১. নিরাপত্তা নিশ্চিত করার জন্য আপনাকে কত দূরত্ব বজায় রাখতে হবে?

i. ১ মিটার
ii. ২ মিটার
iii. ০.৫ মিটার
iv. ৫ মিটার

প্রশ্ন ২. কন্টাক্ট-ফ্রি ডেলিভারি চলাকালীন নিচের কোনটি আপনাকে করা উচিত নয়?

i. গ্রাহকের দরজায় ঠকঠক করা
ii. অর্ডারটি দরজার সামনে রেখে আসা
iii. সরাসরি গ্রাহককে অর্ডারটি হস্তান্তর করা
iv. জিনিসপত্রে স্পর্শ করা

প্রশ্ন ৩. গ্রাহকদের আপনার স্থানে প্রবেশের আগে হ্যান্ড স্যানিটাইজার ব্যবহার করতে হবে; না হলে তাদের প্রবেশের অনুমতি দেওয়া উচিত নয়। সত্য না মিথ্যা?

» সত্য
» মিথ্যা

সারাংশ

এই মডিউলে আপনি শিখেছেন:

» COVID-19 এর বিস্তার কমাতে, আপনাকে আরও ঘন ঘন হাত ধোয়ার অভ্যাস এবং সামাজিক দূরত্ব মেনে চলতে হবে।
» আপনার কর্মীদের নিরাপদ রাখতে, আপনাকে তাদের PPE, গ্লাভস এবং মুখোশ ব্যবহার করতে উৎসাহিত করতে হবে।
» আপনার রেস্টুরেন্টে সর্বদা কমপক্ষে ১ মিটার দূরত্ব বজায় রাখতে উৎসাহিত করুন।
» কন্টাক্ট-ফ্রি ডেলিভারি এমনভাবে তৈরি করা হয়েছে যাতে শারীরিক দূরত্ব বজায় রাখা যায় এবং যোগাযোগ কমানো যায়।

মক টেস্ট - খাদ্য স্বাস্থ্যবিধি ও নিরাপত্তা স্তর ৩

পরীক্ষা দেওয়ার নির্দেশাবলী
পরীক্ষার সময়কাল: ২০ মিনিট
মোট প্রশ্ন: ২৫
মোট নম্বর: ১০০
পাস নম্বর: ৬০%

মক পরীক্ষা - খাদ্য স্বাস্থ্যবিধি ও নিরাপত্তা স্তর ৩

1. নিম্নলিখিত কোন বিকল্পটি ক্রস-দূষণকে সঠিকভাবে সংজ্ঞায়িত করে?

ক. খাদ্যের বিপদার্থক উপাদান নিয়ন্ত্রণের একটি পদ্ধতিগত পদ্ধতি

খ. অন্যান্য খাবার, সরঞ্জাম বা মানুষ থেকে ক্ষতিকারক ব্যাকটেরিয়ার স্থানান্তর

গ. একটি উচ্চতর পরিষ্কারক তৈরি করতে পরিষ্কারক রাসায়নিক মিশ্রণ

ঘ. একজন ব্যক্তি থেকে অন্য ব্যক্তির কাছে খাদ্য বিষক্রিয়ার স্থানান্তর

2. নিম্নলিখিত কোন বিবৃতিটি সঠিক নয় যে কীভাবে রাখা উচিত?

ক. খাওয়া নিরাপদ

খ. যতক্ষণ সম্ভব প্রদর্শনে

গ. বিপদ থেকে সুরক্ষিত

ঘ. গ্রাহকের কাছে নিরাপদ

3. নিম্নলিখিত কোনটি খাদ্য-জাতীয় রোগের একটি প্রধান কারণ?

ক. রোগজীবাণু ব্যাকটেরিয়া

খ. ভিটামিন

গ. পেস্টুরাইজড দুধ

ঘ. কম ঝুঁকিপূর্ণ খাবার

4. নিম্নলিখিতগুলির মধ্যে একটি কম ঝুঁকিপূর্ণ খাবার নয় - কোনটি?

ক. শুকনো সিরিয়াল

খ. কাঁচা ডিম

গ. ফোটা মিষ্টি

ঘ. মশলা

5. নিম্নলিখিত কোন বিবৃতিটি সত্য? কম ঝুঁকিপূর্ণ খাবার হল...

ক. ঠান্ডা বা উষ্ণ রাখার দরকার নেই

খ. নিরাপত্তার জন্য কাঁচা খাবারের নীচে রাখা উচিত

গ. একদিনের জন্য হট ক্যাবিনেটে রাখতে হবে

ঘ. কোনো গৃহপালিত প্রাণীর থেকে নেওয়া কোনো মাংস

6. নিম্নলিখিত কোনটি একটি খাওয়ার দোকানের পরিদর্শকের ভূমিকা নয়?

ক. কর্মী এবং প্রাঙ্গণ যুক্তরাজ্যের খাদ্য আইন মেনে চলে তা নিশ্চিত করা

খ. আপনার ব্যবসায়ের FSMS সঠিক এবং আপ টু ডেট রাখা

গ. পদ্ধতির জন্য সময় না থাকলে কর্মীদের শর্টকাট কাটতে সহায়তা করা

ঘ. খাদ্য পরিচালকদের ভাল ব্যক্তিগত স্বাস্থ্যবিধি রয়েছে তা পরীক্ষা করা

7. একটি খাওয়ার দোকানের পরিদর্শক হিসাবে, আপনার কর্মীদের কেন শুনতে হবে?

ক. তারা অনুভব করবে যে তাদের উপেক্ষা করা হচ্ছে এবং তাদের মতামত প্রশংসা করা হয়নি

খ. তারা অনুভব করবে যে তাদের কথা শোনা হচ্ছে এবং তাদের মতামত প্রশংসা করা হচ্ছে

গ. এটি তাদের এই ধারণা দেবে যে আপনি যখন খুব আগ্রহী নন তখন আপনি যত্ন নিচ্ছেন

ঘ. এটি আপনাকে পরে কোনো সমস্যা স্বৈরশাসকের মতো মোকাবেলা করতে সক্ষম করবে

৪. নিম্নলিখিত কোনটি যুক্তরাজ্যের খাদ্য আইনের একটি গুরুত্বপূর্ণ অংশ নয়?

ক. খাদ্য সুরক্ষা এবং স্বাস্থ্যবিধি (ইংল্যান্ড) রেগুলেশন ২০০৩

খ. খাদ্য স্বাস্থ্যবিধি (স্কটল্যান্ড) রেগুলেশন ২০০৬

গ. খাদ্য এবং খাওয়ার ব্যতিক্রম স্বাস্থ্যবিধি আইন ২০০৮

ঘ. খাদ্য সুরক্ষা আইন ১৯৯০

9. FSMS কি?

ক. কোনও পরিদর্শক চলে গেলে তার প্রতিস্থাপন খোঁজার একটি পদ্ধতিগত উপায়
খ. উৎপাদন প্রক্রিয়ার শেষে আপনার উৎপাদিত খাদ্য পরিবেশনের একটি যৌক্তিক উপায়
গ. খাদ্য উৎপাদনে ঝুঁকি নিয়ন্ত্রণের জন্য ব্যবহৃত অনুশীলন এবং পদ্ধতির একটি লিখিত ধারাবাহিকতা
ঘ. আপনার মেনুটি প্রদানকারী গ্রাহকদের আকৃষ্ট করার জন্য যথেষ্ট ভাল কিনা তা পরীক্ষা করার একটি পদ্ধতি

10. নিম্নলিখিত কোনটি পর্যাপ্ত FSMS না চালানোর ফলাফল নয়?

ক. মিশেলিন তারকা অর্জন করা
ব. দোরগুলিতে স্কোরের অধীনে খারাপ রেটিং
গ. গুরুতর অসুস্থতা সৃষ্টি করা
ঘ. অভিযোগের সম্ভাবনা

11. একটি খাওয়ার দোকানে নিয়মিতভাবে আপনাকে সম্পাদন করতে হবে এমন কোনটি পরীক্ষা নয়?

ক. অতিরিক্ত চেক
খ. কোম্পানির চেক
গ. বন্ধের পরীক্ষা
ঘ. খোলার পরীক্ষা

12. একটি ব্যাকটেরিয়ার কতটি কোষ থাকে?

ক. কোনটিই না
খ. দশ
গ. ১,০০০
ঘ. এক

13. নিম্নলিখিত কোন পদ্ধতি খাদ্যে ব্যাকটেরিয়ার বৃদ্ধিকে ধীর করে না?

ক. সংরক্ষণকারী হিসাবে লবণ ব্যবহার করা
খ. রেফ্রিজারেটেড করা
গ. উষ্ণ রাখা
ঘ. ফ্রিজ করা

14. ব্যাকটেরিয়া খাদ্যে প্রবেশ করতে পারে এমন প্রধান পদ্ধতিগুলির মধ্যে কোনটি নয়?

ক. প্যাসিভ
খ. সক্রিয়
গ. পরোক্ষ ক্রস-দূষণ
ঘ. সরাসরি ক্রস-দূষণ

15. নিম্নলিখিত কোনটি ব্যাকটেরিয়ার বৃদ্ধিকে প্রভাবিত করে এমন একটি ফ্যাক্টর নয়?

ক. তাপমাত্রা
খ. সহনশীলতা
গ. আর্দ্রতা
ঘ. অ্যাসিডিটি

16. রাসায়নিক বিপদ শুধুমাত্র খাদ্য প্রক্রিয়াকরণ শৃঙ্খলার প্রস্তুতি পর্যায়ে ঘটে - সত্য বা মিথ্যা?

ক. সত্য
খ. মিথ্যা

17. খাদ্য বিষক্রিয়া কি?

ক. অন্যথায় স্বাস্থ্যকর এবং স্বাস্থ্যকরভাবে প্রস্তুত খাবারে টক্সিন প্রবেশ
খ. নষ্ট বা দূষিত খাবার গ্রহণের ফলে সৃষ্ট একটি রোগ
গ. একটি খাবারে ভুল উপাদান বা রান্নার কৌশল উপস্থিতি
ঘ. খারাপভাবে পরিবেশিত একটি খাবার তৈরি করতে বিভিন্ন ধরনের খাবার মিশ্রণ

18. খাদ্য বিষক্রিয়ার সময় আপনি সবচেয়ে বেশি সংক্রামক কখন?

ক. লক্ষণ চলে যাওয়ার পর দুই দিন পর্যন্ত

খ. লক্ষণ চলে যাওয়ার সাথে সাথে

গ. যত তাড়াতাড়ি আপনি অসুস্থ হয়ে পড়েন

ঘ. আপনি ভালো বোধ করা শুরু করার এক সপ্তাহেরও বেশি সময় পরে

19. নিম্নলিখিত কোনটি খাদ্যে রাসায়নিক দূষণকারী নয়?

ক. মাইকোটক্সিন

খ. সীসা

গ. কাঠ

ঘ. পারদ

20. খাদ্য বিষক্রিয়া কি?

ক. অন্যথায় স্বাস্থ্যকর এবং স্বাস্থ্যকরভাবে প্রস্তুত খাবারে টক্সিন প্রবেশ

খ. নষ্ট বা দূষিত খাবার গ্রহণের ফলে সৃষ্ট একটি রোগ

গ. একটি খাবারে ভুল উপাদান বা রান্নার কৌশল উপস্থিতি

ঘ. খারাপভাবে পরিবেশিত একটি খাবার তৈরি করতে বিভিন্ন ধরনের খাবার মিশ্রণ

21. খাদ্য বিষক্রিয়ার সময় আপনি সবচেয়ে বেশি সংক্রামক কখন?

ক. লক্ষণ চলে যাওয়ার পর দুই দিন পর্যন্ত

খ. লক্ষণ চলে যাওয়ার সাথে সাথে

গ. যত তাড়াতাড়ি আপনি অসুস্থ হয়ে পড়েন

ঘ. আপনি ভালো বোধ করা শুরু করার এক সপ্তাহেরও বেশি সময় পরে

22. নিম্নলিখিত কোনটি খাদ্যে রাসায়নিক দূষণকারী নয়?

ক. মাইকোটক্সিন

খ. সীসা

গ. কাঠ

ঘ. পারদ

23. অ্যাক্রাইলামাইড টক্সিন কোথায় উৎপন্ন হয়?

ক. নষ্ট হওয়ার সময়

খ. পোড়া খাবারে

গ. প্যাকেজিংয়ের সময়

ঘ. পচনের সময়

24. নিম্নলিখিত কোনটি খাদ্য কর্মীদের দায়িত্ব নয়?

ক. সর্বদা ব্যক্তিগত পরিচ্ছন্নতা বজায় রাখা

খ. সর্বদা তাদের পরিবেশ পরিষ্কার রাখা

গ. প্রাঙ্গণের ক্ষতি মেরামত করা

ঘ. কীটপতঙ্গ নিয়ন্ত্রণ এবং লক্ষণ সম্পর্কে জ্ঞান

24. খাবারে ব্যাকটেরিয়া স্থানান্তরের সবচেয়ে সাধারণ উপায় হল ...?

ক. হাত

খ. মুখ

গ. কাপড়

ঘ. গ্লাভস

25. "তাপমাত্রা নিয়ন্ত্রণ করুন ......"?

ক. মাংস জমা রাখতে

খ. ব্যাকটেরিয়া নিয়ন্ত্রণ করতে

গ. ঘর উষ্ণ করতে

ঘ. দ্রুত গলানোর জন্য

26. ডিজিটাল প্রোব থার্মোমিটার ব্যবহার করা উচিত ..?

ক. বসন্ত এবং গ্রীষ্মে

খ. যখন ওভেন ভাঙা

গ. শুধুমাত্র রান্না করা শাকসবজি দিয়ে

ঘ. মাংসের সবচেয়ে ঘন অংশে

27. খাদ্য উৎপাদন ব্যবস্থার সকল পর্যায়ে খাদ্যের তাপমাত্রা পরীক্ষা করা উচিত - সত্য বা মিথ্যা?

ক. সত্য

খ. মিথ্যা

মক টেস্ট - খাদ্য স্বাস্থ্যবিধি ও নিরাপত্তা স্তর ৩

পরীক্ষা গ্রহণের নির্দেশাবলী

পরীক্ষার সময়কাল: ২০ মিনিট

মোট প্রশ্ন: ২৫ টি

মোট নম্বর: ১০০

পাস নম্বর: ৬০%

ফাইনাল পরীক্ষা - খাদ্য স্বাস্থ্যবিধি ও নিরাপত্তা স্তর ৩

1. HACCP সংজ্ঞা: খাদ্য স্বাস্থ্যবিধি ও নিরাপত্তা স্তর ৩ HACCP নিম্নলিখিত কোন সংজ্ঞা দ্বারা সর্বোত্তমভাবে বর্ণনা করা যেতে পারে?

ক. হাউজিং অ্যাসোসিয়েশনগুলির ক্যাটারিং পরিষেবা দক্ষ রাখার একটি উপায়
খ. উচ্চ-ঝুঁকিপূর্ণ এবং নিম্ন-ঝুঁকিপূর্ণ খাবার একসাথে রাখা যেতে পারে তা নিশ্চিত করার সর্বোত্তম উপায়
গ. কর্মস্থলে খাদ্য সুরক্ষা ব্যবস্থাপনা ব্যবস্থা কার্যকর করার আনুষ্ঠানিক উপায়
ঘ. খাদ্য বিষক্রিয়ার লক্ষণগুলির জন্য দুর্বল ঝুঁকি গোষ্ঠীর লোকদের পরীক্ষা করার একটি উপায়

2. দুর্বল খাদ্য পরিচালনার পরিণতি: খাবারের দুর্বল পরিচালনার গুরুতর পরিণতি হতে পারে, তবে নিম্নলিখিত কোনটি এর মধ্যে একটি নয়?

ক. খাদ্য বিষক্রিয়া
খ. খারাপ প্রচার
গ. অভিযোগ
ঘ. পুরস্কার বিজয়ী

3. উচ্চ-ঝুঁকিপূর্ণ খাবার: নিম্নলিখিত খাবারগুলির মধ্যে একটি উচ্চ-ঝুঁকিপূর্ণ নয় - কোনটি?

ক. অপর্যাপ্ত পরিমাণে রান্না করা মুরগি
খ. কাঁচা সবজি
গ. সিল করা জারে রান্না করা সস
ঘ. রান্না করা পাস্তা

4. বাঁধাকপিতে ব্যাকটেরিয়া: কৃষকের ক্ষেত থেকে আনা একটি বাঁধাকপির পৃষ্ঠতলে বিপজ্জনক ব্যাকটেরিয়া থাকার সম্ভাবনা রয়েছে - সত্য বা মিথ্যা?

ক. সত্য
খ. মিথ্যা

5. খাওয়ার জন্য প্রস্তুত কাঁচা খাবারের চিকিৎসা: নিম্নলিখিত কোন বিকল্পটি সঠিক নয় যে আপনার কীভাবে খাওয়ার জন্য প্রস্তুত কাঁচা খাবার পরিচালনা করা উচিত?

ক. পরিষ্কার পানিতে ভালো করে ধুয়ে নিন
খ. রান্না করা খাবার থেকে আলাদা রাখুন
গ. রান্না করা খাবারের নীচে সঞ্চয় করুন
ঘ. যতবার সম্ভব পুনরায় গরম করা উচিত

6. তত্ত্বাবধায়ক দক্ষতা: নিম্নলিখিত কোনটি একটি 'ব্যক্তিগত দক্ষতা' নয় যা একজন তত্ত্বাবধায়ক দ্বারা বিকশিত হওয়া প্রয়োজন?

ক. বোঝার ক্ষমতা
খ. মুখোমুখি
গ. যোগাযোগ
ঘ. অনুপ্রেরণা

7. খাদ্য আইনের উদ্দেশ্য: সমস্ত খাদ্য আইনের প্রাথমিক উদ্দেশ্য হল...?

ক. খাদ্য বিষক্রিয়ার প্রাদুর্ভাবের ক্ষেত্রে কোনও ব্যবসায়ের ট্র্যাকগুলি কভার করা
খ. ক্যাটারারদের তাদের খাবার যেকোনো অবস্থায় বিক্রি করার অনুমতি দেওয়া
গ. নিশ্চিত করা যে খাবার নির্ভয়ে খাওয়া যেতে পারে, এটি জানা যায় যে এতে কোনও স্বাস্থ্য ঝুঁকি নেই
ঘ. স্থানীয় কর্তৃপক্ষ, আইনজীবী এবং সলিসিটরদের জন্য কাজ সরবরাহ করা

8. অসুরক্ষিত খাদ্য প্রদর্শন: জেনারেল ফুড রেগুলেশন ২০০৪ অনুযায়ী, অসুরক্ষিত খাবার প্রদর্শনে থাকলে আপনাকে কী করা উচিত?

ক. বিক্রয় থেকে প্রত্যাহার করুন এবং নিষ্পত্তি করুন
খ. দ্রুত বিক্রির জন্য এর দাম কমান
গ. জনগণের পরিবর্তে কর্মীদের জারি করুন
ঘ. বিক্রি না হওয়া পর্যন্ত তাকে তাকে তাকে তাকে তাকে তাকে তাকে তাকে তাকে তাকে তাকে তাকে তাকে তাকে

9. FSMS প্রয়োজনীয়তা: খাদ্য ব্যবসা পরিচালনার সময় খাদ্য সুরক্ষা ব্যবস্থাপনা ব্যবস্থা (FSMS) থাকা আইনী প্রয়োজনীয়তা নয় - সত্য বা মিথ্যা?

ক. সত্য
খ. মিথ্যা

10. স্কটল্যান্ডে FSA গাইডেন্স ডকুমেন্ট: HACCP-ভিত্তিক FSMS প্রতিষ্ঠা করার সময় স্কটল্যান্ডে এই FSA গাইডেন্স ডকুমেন্টগুলির মধ্যে কোনটি ব্যবহৃত হয়?

ক. নিরাপদ খাদ্য, ভাল ব্যবসা
খ. MyHACCP
গ. নিরাপদ খাওয়ার
ঘ. CookSafe

11. ব্যবসায়িক দায়িত্ব: আপনার ব্যবসা এটি তৈরি, পরিবহন, বিক্রি বা পরিবেশন করে এমন সমস্ত খাবারের জন্য দায়ী নয় - সত্য বা মিথ্যা?

ক. সত্য
খ. মিথ্যা

12. ব্যাকটেরিয়ার পুষ্টির প্রয়োজনীয়তা: নিম্নলিখিত কোনটি ব্যাকটেরিয়ার ন্যূনতম পুষ্টির প্রয়োজনীয়তা নয়?

ক. লবণ
খ. পানি
গ. কার্বন
ঘ. নাইট্রোজেন

13. দূষণের পয়েন্ট: খামার থেকে প্লেট পর্যন্ত খাদ্য প্রক্রিয়ার নির্দিষ্ট কিছু পয়েন্ট রয়েছে যেখানে দূষণ ঘটতে পারে না - সত্য বা মিথ্যা?

ক. সত্য
খ. মিথ্যা

14. খাদ্য দূষণের প্যাসিভ উৎস: নিম্নলিখিত কোনটি খাদ্য দূষণের প্যাসিভ উৎস নয়?

ক. বধের সময় প্রাণীর অন্ত্র
খ. পেস্টুরাইজড নয় এমন দুধ এবং দুগ্ধজাত দ্রব্য
গ. রান্না করা খাওয়ার জন্য প্রস্তুত সবজি
ঘ. ফোটানো এবং নির্বীজিত বোতলজাত পানি

15. শারীরিক দূষণ: খাবারের কাছে ঘটে যাওয়া যেকোনো মানবিক কার্যকলাপ শারীরিক দূষণের ফলে হতে পারে - সত্য বা মিথ্যা?

ক. সত্য
খ. মিথ্যা

16. খাদ্যে রাসায়নিক বিপদার্থক উপাদান: নিম্নলিখিত কোনটি খাদ্যে পাওয়া যায় এমন একটি রাসায়নিক বিপদ নয়?

ক. ছত্রাক মাইকোটক্সিন
খ. মলাস্ক এবং ক্রাস্টেসিয়ান
গ. সোডিয়াম নাইট্রেট
ঘ. কীটনাশক এবং তৃণনাশক

17. জ্বরের সংজ্ঞা: জ্বর কীভাবে সংজ্ঞায়িত করা হয়?

ক. ৩৮°C এর কম শরীরের তাপমাত্রা থাকা
খ. শরীরে তাপের সাধারণ অনুভূতি
গ. লক্ষণ হিসাবে ডায়রিয়া এবং বমি হওয়া
ঘ. ৩৮°C এর বেশি শরীরের তাপমাত্রা থাকা

18. খাদ্য-জাতীয় রোগ ধরার পরিস্থিতি: নিম্নলিখিত কোনটি এমন একটি পরিস্থিতি নয় যেখানে আপনি খাদ্য-জাতীয় রোগ ধরতে পারেন?

ক. যখন খাবার সঠিকভাবে রান্না করা হয় না
খ. যখন খাবার সঠিকভাবে পুনরায় গরম করা হয় না
গ. যখন খাবার স্বাস্থ্যকরভাবে প্রস্তুত করা হয়
ঘ. যখন খাবার খুব বেশি সময়ের জন্য বাইরে রাখা হয়

19. খাদ্য উৎপাদনে দূষণকারী পদার্থ: উৎপাদনের যেকোনো পর্যায়ে দূষণকারী পদার্থ খাদ্যে প্রবেশ করতে পারে - সত্য বা মিথ্যা?

ক. সত্য
খ. মিথ্যা

20. খাদ্য পরিচালক এবং অসুস্থতা: খাদ্য পরিচালকরা খাদ্য-জাতীয় রোগের একটি নগণ্য উৎস - সত্য বা মিথ্যা?

ক. সত্য
খ. মিথ্যা

21. তত্ত্বাবধায়কের দায়িত্ব: আইন অনুযায়ী, তত্ত্বাবধায়কদের তাদের কর্মীদের নিম্নলিখিত সকল বিষয়ে জোর দিতে হবে তবে একটি ব্যতীত - কোনটি?

ক. উচ্চ ব্যক্তিগত স্বাস্থ্যবিধি মান
খ. চুলের স্টাইল এবং দৈর্ঘ্য
গ. প্রতিরক্ষামূলক পোশাক পরা
ঘ. অসুস্থতার রিপোর্ট

22. হাত ধোয়ার ব্যতিক্রম: নিম্নলিখিত সকলের পরে কর্মীদের হাত ধোয়া দরকার তবে একটি ব্যতীত - কোনটি?

ক. চুল আঁচড়ানো
খ. রান্নাঘর পরিষ্কার করা
গ. গ্লাভস পরা
ঘ. কাঁচা খাবার পরিচালনা করা

23. জমা খাবারে ব্যাকটেরিয়াল স্পোর: জমা খাবারের ভিতরে থাকা ব্যাকটেরিয়াল স্পোর গলানোর পর স্থির থাকে - সত্য বা মিথ্যা?

ক. সত্য
খ. মিথ্যা

24. ডিজিটাল প্রোব থার্মোমিটারের ক্যালিব্রেশন: ডিজিটাল প্রোব থার্মোমিটার কার দ্বারা ক্যালিব্রেট করা উচিত?

ক. একটি শাসক দিয়ে তাদের পরিমাপ করে
খ. রান্না করা মাংসে রেখে
গ. বরফ এবং উষ্ণ পানিতে রেখে
ঘ. ফ্রিজে রেখে

25. ফ্রিজের তাপমাত্রা চেক: ফ্রিজের তাপমাত্রা কমপক্ষে নেওয়া উচিত...?

ক. মাসিক
খ. প্রতি ঘন্টায়
গ. দিনে দুইবার
ঘ. সাপ্তাহিক

26. ডিজিটাল প্রোব থার্মোমিটার কার দ্বারা ক্যালিব্রেট করা উচিত?

ক. একটি শাসক দিয়ে তাদের পরিমাপ করে
খ. রান্না করা মাংসে রেখে
গ. বরফ এবং উষ্ণ পানিতে রেখে
ঘ. ফ্রিজে রেখে

27. ফ্রিজের তাপমাত্রা কমপক্ষে নেওয়া উচিত...?

ক. মাসিক
খ. প্রতি ঘন্টায়
গ. দিনে দুইবার
ঘ. সাপ্তাহিক

সমাপ্ত

www.ingramcontent.com/pod-product-compliance
Lightning Source LLC
LaVergne TN
LVHW100226051026
849517LV00006B/1820